普通高等院校护理学类专业"十三五"规划教材

内科护理学

——导教·导学·导考

程　颖　**主　编**

肖铃令　　白　灵　**副主编**

西南交通大学出版社

·成　都·

图书在版编目（CIP）数据

内科护理学：导教·导学·导考/程颖主编. —
成都：西南交通大学出版社，2017.8（2023.10 重印）
ISBN 978-7-5643-5719-1

Ⅰ. ①内… Ⅱ. ①程… Ⅲ. ①内科学 – 护理学 – 高等
学校 – 教材 Ⅳ. ①R473.5

中国版本图书馆 CIP 数据核字（2017）第 217447 号

内科护理学
——导教·导学·导考

程　颖　主编

责任编辑	秦　薇
封面设计	何东琳设计工作室
出版发行	西南交通大学出版社 （四川省成都市金牛区二环路北一段 111 号 西南交通大学创新大厦 21 楼）
营销部电话	028-87600564　028-87600533
邮政编码	610031
网址	http://www.xnjdcbs.com
印刷	成都蜀通印务有限责任公司
成品尺寸	170 mm×230 mm
印张	17.75
字数	326 千
版次	2017 年 8 月第 1 版
印次	2023 年 10 月第 6 次
书号	ISBN 978-7-5643-5719-1
定价	39.00 元

前　言

　　"内科护理学"是护理专业重要的医学临床课程，学好内科护理学并取得理想的成绩，是广大师生的共同心愿。为了帮助护理专业学生提高学习效率和掌握内科护理知识，启示串讲辅导重点，更好地把握全国护士执业资格考试脉络，编者以长期的内科教学之方法积淀和辅导护士执业资格考试之成效经验，编写了本书。

　　本书内容和章节编排以卫生部规划教材《内科护理学》为依据，围绕健康观、整体护理、护理程序和护士执业资格考试（以下简称护考）"四位一体"有机融合这条主线，呈现章节重点、难点、疑点和考点知识。全书内容包括呼吸系统疾病病人的护理、循环系统疾病病人的护理、消化系统疾病病人的护理、泌尿系统疾病病人的护理、血液系统疾病病人的护理、内分泌与代谢性疾病病人的护理、风湿性疾病病人的护理、神经系统疾病病人的护理等八章。

　　本书对教材中各章节重点知识加以归纳、概括、标注，对教与学中的疑点、难点进行精析，对高频考点加以强调，对新护考涉及或可能涉及的考点加以备注，使之真正成为"导教·导学·导考"的助手。让读者学有所启、学有所用、学有所获，能有效掌握核心知识和考点取向，从而提高学习效率；同时，各章节配有切合护士执业资格考试的各类题型及参考答案，可帮助读者知晓考点，把握重点和难点，以形成分析和解决实际护理问题的能力，从容应对护士执业资格考试及护士职称的考试。

本书为内科护理专业的教学参考书，是大中专学校护理专业学生升华内科护理知识的读本，可供同步学习之用，也可供串讲辅导之用，还可作为护士执业资格考试和护士职称考试的导考手册。

　　本书实行分工负责制，肖铃令承担"疾病病因""流行病学""健康指导"等资料和内容的收集和编写工作；白灵承担"护理诊断""护理措施"等资料和内容的收集和编写工作。全书统稿、编辑和校对由程颖完成。

程　颖

2021 年 9 月

目 录

第一章 呼吸系统疾病病人的护理

第一节 概 述

呼吸系统由呼吸道、肺和胸膜组成。主要功能是从外界吸入 O_2，呼出 CO_2。在正常情况下，呼吸中枢发出冲动，依赖血液中 CO_2 浓度的变化。外周化学感受器对高 CO_2 刺激的敏感性不如中枢化学感受器，但对低 O_2 的反应完全依靠外周化学感受器。

一、呼吸道

以环状软骨为界，分为上、下呼吸道。

（1）上呼吸道：由鼻、咽、喉组成，是气体进出的通道，可防止异物吸入。

（2）下呼吸道：由气管、支气管组成。施行气管切开的部位是 2～4 软骨环处。胸骨角为左、右两主支气管分叉水平，是支气管镜检时的重要标记。右主支气管短、粗且陡直，异物或气管插管易进入右肺。从主支气管到肺泡，大约有 24 个分支，其中，肺的导气部是指主支气管、肺叶支气管、肺段支气管到终末细支气管；肺的呼吸部是指呼吸性细支气管以下各段均不同程度地出现肺泡（气体交换的场所）。

二、肺和胸膜

（1）肺：肺是气体交换的器官，具有肺通气和肺换气的功能。位于胸腔内，纵隔的两侧。左肺分为左肺上叶与左肺下叶；右肺分为右肺上叶、右肺中叶和右肺下叶。肺泡是进行气体交换的场所。肺泡上皮细胞有 I 型细胞、II 型细胞和巨噬细胞 3 种，I 型细胞是气体交换的主要场所；II 型细胞分泌表面活性物质，其功能在于降低肺泡表面张力，防止肺泡萎缩。

（2）胸膜：肺表面被胸膜覆盖，胸膜腔是由脏层和壁层胸膜围成的密闭、负压、少液、无气潜在腔隙。

三、小儿呼吸系统特点

（1）咽鼓管宽、短、直，呈水平位，因此鼻咽炎易致中耳炎。

（2）小儿肺部含血量相对多而含气量少，易于肺部感染及肺不张。

（3）婴幼儿体内免疫球蛋白含量低，尤其是分泌型 IgA 低，易患呼吸道感染。

【考点练习】

1. 左、右两主支气管分叉水平（　　）。

A. 胸骨柄　　　　　　B. 胸骨角　　　　　　C. 胸骨体

D. 第七颈椎　　　　　E. 第三胸椎水平

2. 正常情况下，呼吸中枢发出冲动，依赖血液中何种物质浓度的变化（　　）。

A. 氧气　　　　　　　B. 二氧化碳　　　　　C. 一氧化碳

D. HCL　　　　　　　E. 碳酸氢根

3. 气体交换的场所是（　　）。

A. 肺泡　　　　　　　B. 肺　　　　　　　　C. 肺段支气管

D. 肺叶支气管　　　　E. 终末细支气管

4. 属于下呼吸道的是（　　）。

A. 鼻　　　　　　　　B. 咽　　　　　　　　C. 喉

D. 会厌　　　　　　　E. 气管

5. 导致婴幼儿呼吸道感染的主要原因是（　　）。

A. 呼吸浅、快　　　　　B. 呼吸系统发育不完善

C. 以胸式呼吸为主　　　D. 含气量相对多而含血量少

E. 分泌型 IgA 低

【参考答案】

序号	1	2	3	4	5						
答案	B	B	A	E	E						

第二节 呼吸系统疾病常见症状体征的护理

一、咳嗽、咳痰

1. 咳嗽、咳痰的病因

有感染因素、理化因素、过敏因素，其中感染是呼吸系统疾病最常见病因。

2. 咳嗽性质

（1）急性干咳：见于上呼吸道炎症、气管异物、胸膜炎等。

（2）刺激性呛咳：见于呼吸道刺激、支气管肺癌等。

（3）夜间咳嗽明显者：多见于左心衰竭、肺结核。

（4）慢性连续性咳嗽：常见于慢性支气管炎、支气管扩张、肺脓肿和空洞型肺结核等。

（5）犬吠样咳嗽：见于会厌、喉部疾病和气管受压或异物吸入。

（6）金属音调咳嗽：见于纵隔肿瘤、主动脉瘤或支气管癌压迫气管等。

（7）嘶哑性咳嗽：多见于喉炎、喉结核、喉癌和喉返神经麻痹等。

3. 痰液的性质、气味和量

透明黏液痰多见于支气管炎、支气管哮喘；黄色脓痰多为葡萄球菌感染；草绿色痰多为铜绿假单胞菌感染；铁锈样痰多为肺炎链球菌感染；粉红色泡沫痰提示急性左心衰竭；有恶臭气味痰提示厌氧菌感染。

咳痰按严重程度分为：轻度咳痰 < 10 ml/d，中度咳痰 10 ml ~ 150 ml/d，重度咳痰 > 150 ml/d。大量咳痰是指 24 小时咳痰量 > 100 ml。

4. 护 理

（1）保持室内空气流通，温湿度适宜；避免诱因，保暖。

（2）每日饮水量应在 1500 ml 以上，摄入高热量、高蛋白、高维生素饮食。

（3）促进有效排痰。

① 指导患者深呼吸和有效咳嗽，适用于神志清醒，尚能咳嗽者。（**注意：**肺气肿患者不宜剧烈咳嗽，否则易引起气胸）。

② 湿化和雾化疗法：适于痰液黏稠和排痰困难者。

③ 胸部叩击与胸壁振荡：适用于久病体弱、长期卧床、排痰无力者。方法为：患者取侧卧位或坐位，护士五指并拢，掌心微弯曲呈空心状（而非

扇形张开），自下而上、由外向内迅速而有节律地叩击患者胸壁，避开心脏及骨突部位。每次叩击时间 5~15 分钟，每一肺叶叩击 1~3 分钟，每分钟叩击 120~180 次，在餐前 30 分钟到餐后 2 小时进行，以免叩击引发患者呕吐。

④ 体位引流：适用于肺脓肿、支气管扩张有大量痰液排出不畅。

⑤ 机械吸痰：适用于痰较多而咳嗽反射弱的患者，尤其是昏迷或已行气管切开患者。每次吸引少于 15 秒，两次抽吸间隔时间大于 3 分钟。

二、咯　血

1. 咯血的评估

（1）咯血的病因：主要是呼吸系统疾病，也见于循环系统及其他系统疾病。我国引起咯血的前三位病因是肺结核、支气管扩张症和支气管肺癌。

（2）咯血量的判断：临床上咯血量分为痰中带血，少量咯血 < 100 ml/d，中等量咯血 100~500 ml/d，大量咯血 > 500 ml/d，或 1 次 300 ml。

2. 窒息先兆及表现

窒息先兆：咯血不畅，胸闷气促，表情紧张，面色灰暗，喉有痰鸣。窒息表现：表情恐怖，张口瞪目，双手乱抓，抽搐，大汗，神志突然丧失。

3. 护　理

（1）保持情绪稳定，给予心理疏导。

（2）保持呼吸道通畅：头偏向一侧或患侧卧位。

（3）卧床休息：大咯血时绝对卧床，减少活动，保持安静。

（4）饮食要求：大咯血者暂禁食，小量咯血宜进食少量温凉流质饮食，避免饮用浓茶、咖啡等刺激性饮料。

（5）遵医嘱应用药物。

① 止血药：咯血量较大时常用垂体后叶素静脉滴注，观察有无恶心、心悸、面色苍白等药物不良反应。冠心病、高血压及妊娠者禁用。

② 镇静药：烦躁不安者可用地西泮（安定）肌内注射或水合氯醛灌肠，禁用吗啡、哌替啶，以免抑制呼吸。

③ 镇咳药：大咯血伴剧烈咳嗽者给予可待因口服或皮下注射，年老体弱、肺功能不全者慎用。

（6）窒息的预防和抢救。

① 预防：咯血时注意咯血量、呼吸和血压，嘱患者勿屏气，备齐抢救药品。

② 抢救：大咯血患者发生窒息时的首要护理措施是维持呼吸道通畅。窒息时体位引流，置患者头低脚高 45°俯卧位，轻拍背部使血块排出；若气道通畅后，患者自主呼吸未恢复，应行人工呼吸；高流量吸氧或按医嘱给予呼吸兴奋药，警惕再窒息的可能。

【考点练习】

1. 咳铁锈色痰常见于（　　）。

A. 革兰阴性杆菌肺炎　　　　　　B. 肺炎支原体肺炎

C. 军团菌肺炎　　　　　　　　　D. 肺炎球菌肺炎　　E. 肺真菌病

2. 大量咯血是指 24 小时咯血量超过（　　）。

A. 200 ml　　　　　　　　B. 300 ml　　　　　　　　C. 500 ml

D. 600 ml　　　　　　　　E. 1000 ml

3. 大量咳痰是指（　　）。

A. 24 小时咳痰量 > 50 ml　　　　B. 24 小时咳痰量 > 100 ml

C. 24 小时咳痰量 > 200 ml　　　　D. 24 小时咳痰量 > 250 ml

E. 24 小时咳痰量 300 ml

4. 咯血最常见的病因是（　　）。

A. 慢性支气管炎　　　　　　　　B. 慢性肺源性心脏病

C. 支气管扩张　　　　　　　　　D. 气胸　　　　　　E. 肺结核

5. 患者，男性，63 岁。因咳嗽、咳痰入院，痰液有恶臭味，患者感染的细菌可能是（　　）。

A. 肺炎链球菌　　　　　　　　　B. 铜绿假单胞菌（绿脓杆菌）

C. 厌氧菌　　　　　　　　　　　D. 肺炎克雷伯杆菌

E. 金黄色葡萄球菌

6. 妊娠期患者出现咯血应禁用的止血药为（　　）。

A. 卡巴克络　　　　　　　　B. 垂体后叶素　　　　C. 维生素 K

D. 云南白药　　　　　　　　E. 氨基己酸

7. 最常见的呼吸系统疾病致病因素是（　　）。

A. 感染　　　　　　　　　　B. 理化因素　　　　　C. 过敏因素

D. 变态反应　　　　　　　　E. 全身性疾病

8. 患者，男性，65 岁。久病体弱，长期卧床，排痰无力，护士可协助胸部叩击以排痰，下列叩击方法错误的是（　　）。

A. 护士五指并拢形成空心状　　B. 患者取坐位或侧卧位

C. 叩击应由内向外　　　　　　D. 叩击力最应适中　　E. 叩击应自下而上

（9~11题共用题干）

患者，女性，43岁。支气管扩张，反复间断咯血5年。近一周咯血加重，从痰中带血到小量咯血。

9. 预防窒息措施错误的是（　　）。

A. 让病人情绪放松 　　　　B. 解释咯血原因

C. 取患侧卧位 　　　　　　D. 借助屏气以减少出血

E. 必要时将血吸出

10. 剧烈咳嗽后，病人咯血200 ml后表情恐怖、张口瞪目、双手乱抓。此时护士应做的首要措施是（　　）。

A. 准确记录咯血量 　　　　B. 指导病人有效咳嗽

C. 立即清除呼吸道内血块 　D. 给予氧气吸入 　　E. 给予呼吸兴奋剂

11. 此时护士应该将病人置于（　　）。

A. 端坐卧位 　　　　　　　B. 患侧卧位

C. 健侧卧位 　　　　　　　D. 头低脚高位 　　E. 头高脚低位

【参考答案】

序号	1	2	3	4	5	6	7	8	9	10	11
答案	D	C	B	E	C	B	A	C	D	C	D

第三节　肺　炎

一、肺炎概述

肺炎是指终末气道、肺泡、肺泡间质的炎症，可由病原微生物、理化因素、免疫因素所致，以细菌性肺炎最多见。

1. 按解剖位置分类

（1）大叶性（肺泡性）肺炎：炎症起于肺泡，通过间孔向其他肺泡蔓延，以致一个肺段、肺叶发生炎症。致病菌多为肺炎链球菌。

（2）小叶性（支气管性）肺炎：引起细支气管、终末细支气管、肺泡的炎症，又称支气管肺炎。

（3）间质性肺炎：以肺间质为主的炎症。

2. 按病因分类

（1）细菌性肺炎：最常见，致病菌常为肺炎链球菌。

（2）非典型病原体所致肺炎：如军团菌、支原体和衣原体等。

（3）病毒性肺炎：如冠状病毒、腺病毒。

（4）肺真菌病：如白色念珠菌、隐球菌等。

3. 按患病环境分类

（1）社区获得性肺炎：是指在医院外罹患的肺炎，常见病原体为肺炎链球菌。

（2）医院获得性肺炎：是指患者入院 48 小时后（也包括出院 48 小时内）在医院内发生的肺炎，常见病原体为革兰阴性杆菌，如铜绿假单胞菌、肺炎杆菌。

二、肺炎链球菌肺炎

肺炎链球菌肺炎是由肺炎链球菌所引起的肺炎，典型病变呈大叶性分布。以冬、春季为高发季节。多见于既往健康的男性青壮年或有全身及呼吸道慢性疾病的抵抗力下降者。

1. 病因与发病机制

本病由肺炎链球菌感染发病，肺炎链球菌为革兰阳性双球菌。当免疫力降低时发病，诱因有受凉、淋雨、上呼吸道感染、COPD，糖尿病、醉酒、全身麻醉等。

2. 病　理

典型的病理改变分为充血期、红肝变期、灰肝变期及消散期。

3. 临床表现

（1）症状：发病前有上呼吸道感染、受凉、淋雨、疲劳等诱因。

全身感染中毒症状：起病急骤，寒战、高热，体温可在数小时内达 39～41℃（可呈稽留热型）。

呼吸系统症状：咳嗽、咳铁锈色痰液（特征性症状）；患侧胸痛；呼吸困难，全身肌肉酸痛。

（2）休克型肺炎的临床表现：多发生在发病 24~72 小时。表现为烦躁不安、面色苍白、四肢厥冷、少尿或无尿；体温不升或升高，最突出的表现是血压常降至 80/50 mmHg 以下。

（3）体征：急性病容，面颊绯红，鼻翼扇动，呼吸浅快，口唇青紫。典型者可有肺实变体征，表现为视诊患侧呼吸运动减弱，触诊语颤增强，叩诊浊音，听诊支气管呼吸音和湿啰音。

4. 辅助检查

（1）血常规检查：白细胞计数多在（10~20）×10^9/L，中性粒细胞多增至80%以上，并可见中毒颗粒及核左移现象。

（2）痰培养：为明确诊断应首选痰培养检查，于24~48小时可确定病原体。

（3）X线检查：早期仅见肺纹理增多，或受累的肺段、肺叶稍模糊，实变期可见大片均匀一致的致密阴影。

5. 治疗要点

（1）抗感染治疗：首选青霉素。抗生素疗程一般为7天，或热退后3天即可停药。（注意：肺炎链球菌肺炎、猩红热、梅毒、破伤风等均首选青霉素；支原体肺炎和衣原体肺炎首选大环内酯类：如红霉素。）

（2）尽量不用退热药，避免大量出汗而影响临床判断。

（3）休克型肺炎的抢救：首先应补充血容量，首选低分子右旋糖酐，快速建立两条静脉通路输液（宜先多后少，先快后慢）；监测中心静脉压；使用血管活性药物维持收缩压在90~100 mmHg。2~3种广谱抗生素、联合、大剂量、静脉给药。

6. 护理问题

①体温过高；②疼痛；③清理呼吸道无效；④潜在并发症：为休克型肺炎。

7. 护理措施及健康教育

（1）避免受凉增强体质。患者卧床休息，胸痛时取患侧卧位。气急发绀时行半卧位，给氧（氧流量2~4 L/min）。

（2）给予高热量、高蛋白、高维生素、易消化（流质或半流质）饮食，多饮水（每天1 500~2 000 ml）。（注意：高热病人予以"三高易消化多饮水"的饮食）。

（3）高热的护理：高热时给予物理降温（头部、腋下、腹股沟等处置冰袋或乙醇拭浴）。降温尽量不用阿司匹林等解热药，或遵医嘱给予小剂量，以免大量出汗影响临床判断。（注意：高热常在抗菌药物治疗后24小时内消退，或数日内逐渐下降。体温3天后不降或降而复升时，应考虑脓胸、脓气胸等并发症）。

（4）休克型肺炎的护理。

① 密切观察生命体征和尿量变化，下列情况考虑休克型肺炎的可能：如烦躁不安，意识迷糊，血压下降至 80/50 mmHg 以下，脉压减小，脉搏细速，四肢厥冷，少尿或无尿。

② 休克者绝对卧床，中凹卧位，头胸抬高 20°，下肢抬高 30°，建立静脉通路，遵医嘱扩容，应用抗休克及抗感染药物。输液量宜先多后少，输液速度不宜过快，防止心力衰竭和肺水肿的发生。忌用热水袋保暖，慎用解热药，避免大量出汗。

③ 休克病情好转的指标：神志逐渐清醒，口唇红润，脉搏有力，呼吸平稳，皮肤及四肢温暖，收缩压 > 90 mmHg，尿量>30 ml/h。

【考点练习】

1. 肺炎患者咳大量黄色脓痰，最有可能提示感染的是（　　）。

A. 肺炎链球菌　　　　　　　B. 金黄色葡萄球菌

C. 冠状病毒　　　　　　　　D. 白色链球菌

E. 肺炎支原体

2. 不属于肺炎链球菌肺炎的病理分期是（　　）。

A. 消散期　　　　　　B. 红色肝变期　　　　C. 溃疡期

D. 灰色肝变期　　　　E. 充血期

3. 肺炎球菌肺炎最具特征性的症状是（　　）。

A. 胸痛　　　　　　　B. 咳嗽　　　　　　　C. 咳铁锈色痰

D. 寒战、高热　　　　E. 大量咯血

4. 肺炎患者出现高热，其饮食原则不包括（　　）。

A. 高热量　　　　　　B. 高蛋白　　　　　　C. 高脂肪

D. 高维生素　　　　　E. 多饮水

5. 治疗支原体肺炎首选的抗生素是（　　）。

A. 庆大霉素　　　　　B. 氨苄青霉素　　　　C. 头孢噻肟

D. 青霉素　　　　　　E. 红霉素

6. 肺炎球菌肺炎首选的抗生素是（　　）。

A. 庆大霉素　　　　　B. 氨苄青霉素　　　　C. 头孢噻肟

D. 青霉素　　　　　　E. 红霉素

7. 异常支气管呼吸音常见于（　　）。

A. 肺炎链球菌肺炎　　　B. 肺气肿　　　　　　C. 胸腔积液

D. 自发性气胸　　　　　　　　E. 支气管哮喘

8. 社区获得性肺炎最常见的病原菌是（　　）。

A. 葡萄球菌　　　　　　　　　B. 大肠埃希菌

C. 肺炎链球菌　　　　　　　　D. 铜绿假单胞菌

E. 克雷伯杆菌

9. 下列细菌感染常见铁锈色痰的是（　　）。

A. 肺炎链球菌　　　　　　　　B. 肺炎克雷伯杆菌

C. 铜绿假单胞菌　　　　　　　D. 支原体　　　　　　E. 厌氧菌

10. 肺炎链球菌肺炎高热时不宜采用的降温措施是（　　）。

A. 温水擦身　　　　　　　　　B. 乙醇擦浴

C. 足量退热药　　　　　　　　D. 大血管区放置冰袋

E. 易消化饮食

11. 休克性肺炎的患者应用抗生素和补液治疗。提示患者病情好转，血容量已补足的体征不包括（　　）。

A. 口唇红润　　　　　　　　　B. 肢端温暖

C. 尿量 > 30 ml/小时　　　　　D. 收缩压 > 90 mmHg

E. 心率 120 次/分

12. 肺炎出现下列症状提示有中毒型肺炎可能的是（　　）。

A. 体温 38.5 ~ 39.5℃　　　　　B. 血压多在 80/60 mmHg 以下

C. 脉搏 > 90 次/分　　　　　　D. 四肢温暖、潮湿

E. 白细胞 $10×10^9$/L

13. 休克型肺炎最突出的表现是（　　）。

A. 血压降低　　　　　　　　　B. 高热　　　　　　　C. 意识障碍

D. 少尿　　　　　　　　　　　E. 四肢湿冷

14. 休克型肺炎病人取（　　）。

A. 头低脚高位，头偏向一侧　　B. 去枕仰卧位　　　　C. 中凹位

D. 端坐位　　　　　　　　　　E. 患侧卧位

15. 下列不属于肺炎病因学分类的是（　　）。

A. 细菌性肺炎　　　　　　　　B. 间质性肺炎　　　　C. 病毒性肺炎

D. 非典型病原体肺炎　　　　　E. 真菌性肺炎

16. 肺炎患者胸痛时宜（　　）。

A. 头低足高位　　　　　　　　B. 头胸抬高 15°~30°　C. 平卧位

D. 健侧卧位　　　　　　　　　E. 患侧卧位

17. 患者，女性，40 岁。因持续高热、咳嗽、咳铁锈色痰入院。经检查

医生诊断为肺炎链球菌肺炎。1 天后，患者突然出现面色苍白、冷汗，测血压 80/45 mmHg，心率 150 次/分。护士采取的护理措施中正确的是（　　）。

A. 端坐卧位　　　　　　　　B. 维持收缩压在 90~100 mmHg

C. 给予退热药，迅速退热　　D. 热水袋保暖

E. 输液速度尽可能快

18. 患者，男性，50 岁。重症肺炎并发感染性休克入院。护士配合抢救时实施静脉输液的过程中错误的是（　　）。

A. 尽快建立两条静脉通道　　B. 妥善安排输液顺序

C. 输液量宜先少后多　　　　D. 保持输液通畅，防止药液外渗

E. 血管活性药物时应根据血压随时调整滴速

19. 患者，男性，25 岁。因受凉后出现高热两天，咳铁锈色痰就诊，治疗后突然出现意识模糊。查体：体温 36.8℃，脉搏 120 次/min，呼吸 30 次/min，口唇发绀。目前患者最主要的护理诊断或合作性问题是（　　）。

A. 体温过高　　　　　　　B. 气体交换受损　　　C. 疼痛：胸痛

D. 潜在并发症：感染性休克　E. 肺脓肿

20. 患者，男性，68 岁。诊断肺炎入院，经 2 日抗感染及对症治疗，病情未见好转，平素体弱。为防止病情恶化，应特别注意观察（　　）。

A. 血压变化　　　　　　　　B. 体温变化

C. 肺部体温变化　　　　　　D. 血白细胞变化

E. 呼吸系统症状变化

21. 患者，男性，36 岁。平素体健，淋雨后发热、咳嗽两天，右上腹痛伴气急、恶心一天。为明确诊断，应进行的检查是（　　）。

A. 血常规　　　　　　　　B. 血细胞涂片　　　C. 血气分析

D. 痰涂片或培养　　　　　E. 肺功能测定

22. 患者，男性，40 岁。因寒战、高热、咳嗽、胸痛来院急诊，胸透右上肺有云絮状阴影。查肺炎链球菌（＋），该病人血象可能的改变是（　　）。

A. 嗜酸性粒细胞增加　　　B. 淋巴细胞增加

C. 中性粒细胞增加　　　　D. 大单核细胞增加

E. 嗜碱性细胞增加

23. 患者，男性，25 岁。因受凉后突然畏寒、高热伴右胸部疼痛一天入院。胸部透视，见右中肺有大片浅淡的阴影。诊断为"右下肺炎"入院治疗，给予抗生素治疗，疗程一般为（　　）。

A. 3 天　　　　　　　　　B. 退热后就停药

C. 4 天　　　　　　　　　D. 7 天　　　　　　E. 1 天

24. 患者，女性。因发热、胸痛、咳嗽两日入院。体检：体温40℃，右下肺闻及湿啰音。血白细胞计数 $12×10^9$/L，入院诊断：发热待查：肺炎？该患者首优护理问题是（　.　）。

　　A. 发热待查　　　　　　　B. 肺炎　　　　　　　C. 体温过高

　　D. 肺部啰音　　　　　　　E. 白细胞计数增高

25. 患者，男性，25岁。因受凉后突然畏寒、高热伴右胸部疼痛1天入院。胸部透视见右中肺有大片浅淡的阴影，诊断为"右下肺炎"入院治疗，其饮食原则是给予（　　）。

　　A. 低盐饮食　　　　　　　B. 普食

　　C. 少渣半流　　　　　　　D. 低脂饮食

　　E. 高蛋白、高热量、高维生素、易消化的流质或半流质

26. 患者，男性，58岁，淋雨后寒战高热，咳嗽咳痰，胸闷，肺部闻及湿啰音，以肺炎收入院治疗。对该患者的护理措施内容错误的是（　　）。

　　A. 鼓励患者多饮水　　　　　B. 高热时给予阿司匹林迅速降温

　　C. 注意观察生命体征　　　　D. 卧床休息，做好口腔护理

　　E. 提供足够高热量、高蛋白、高维生素的流质或半流质

27. 某肺炎球菌性肺炎患者，在应用常规青霉素治疗后，病程延长且退热后又发冷发热，白细胞增高，应首先考虑的是（　　）。

　　A. 青霉素剂量不足　　　　　B. 支持疗法不当　　　　C. 机体抵抗力差

　　D. 发生了并发症　　　　　　E. 细菌产生耐药性

28. 下列不属于肺炎球菌性肺炎实变体征的是（　　）。

　　A. 呼吸运动减弱　　　　　　B. 语颤增强　　　　　　C. 叩诊浊音

　　D. 支气管呼吸音　　　　　　E. 语颤减弱

29. 肺炎球菌肺炎患者的典型临床表现不包括（　　）。

　　A. 寒战、高热　　　　　　　B. 咳嗽　　　　　　　　C. 咳铁锈色痰

　　D. 胸痛　　　　　　　　　　E. 腹胀

【参考答案】

序号	1	2	3	4	5	6	7	8	9	10
答案	B	C	C	C	E	D	A	C	A	C
序号	11	12	13	14	15	16	17	18	19	20
答案	E	B	A	C	B	E	B	C	D	A
序号	21	22	23	24	25	26	27	28	29	30
答案	D	C	D	C	E	B	D	E	E	

第四节　支气管扩张症

支气管扩张症是由于不同病因引起气道及其周围肺组织的慢性炎症，造成气道壁损伤，继之管腔扩张和变形，临床以慢性咳嗽、大量咳痰、反复咯血为特征。

一、病因与发病机制

婴幼儿时期的麻疹、百日咳、支气管肺炎导致的支气管-肺组织感染和支气管阻塞，为最常见病因。支气管扩张多见于两肺下叶，且左肺下叶较右肺下叶多见。

二、临床表现

多数在 12 岁以前发病，呈慢性过程。

（1）慢性咳嗽、大量脓痰：痰量与体位有关，常在晨起和夜间卧床时咳嗽、嗽痰加重，每日痰量可达 100 ml 以上。静置后分为 3 层，上层为泡沫，中层为浆液，下层为脓性黏液和坏死组织。如有厌氧菌感染，呼吸和痰液均有臭味。

（2）反复咯血、反复肺感染：反复咯血为本病的特点，部分病人仅有咯血，称为干性支气管扩张。

（3）体征：病变部位听到局限性、固定的湿啰音。部分患者由于慢性缺氧可有杵状指。

三、辅助检查

（1）影像检查：X 线检查可见蜂窝状透亮阴影或沿支气管的卷发状阴影，感染时阴影内有液平面。CT 检查示管壁增厚呈柱状扩张或囊性改变。

（2）纤维支气管镜检查

四、治疗要点

1. 控制感染

急性感染根据病情、痰培养及药物敏感试验选用合适的抗生素。常用阿莫西林、环丙沙星或头孢类抗生素，如有厌氧菌混合感染可加用甲硝唑、替硝唑等。

2. 痰液引流

痰液引流是重要的治疗措施，它可保持呼吸道通畅，减少继发感染和减轻全身中毒症状。

（1）祛痰药：常用复方甘草合剂或盐酸氨溴索、溴己新口服。痰液黏稠加用超声雾化吸入，有喘息者加支气管扩张药。

（2）体位引流：根据病变部位采取不同体位进行引流。

3. 手术治疗

内科治疗无效应考虑手术治疗。

五、护理问题

① 清理呼吸道无效；② 有窒息的危险；③ 焦虑；④ 恐惧。

六、护理措施及健康教育

（1）休息、饮食：大咯血者绝对卧床，并禁食；小量咯血者静卧，给予流质饮食。日常给予高热量、高蛋白、高维生素、易消化饮食。鼓励病人多饮水，每天 1 500 ml 以上，以利于排痰。（注意：支气管扩张饮食是三高易消化多饮水）。

（2）体位引流：引流宜在饭前或饭后 1～2 小时进行，早晨清醒后立即进行效果最好。引流前用生理盐水超声雾化或用支气管扩张剂。原则：抬高患肺位置，引流支气管开口向下；时间：从每次 5～10 分钟增加到每次 15～20 分钟；引流过程中辅以：腹式深呼吸或胸部叩击，若患者出现咯血、发绀、出汗等不适，应中止引流；引流完毕后给予漱口，主要是减少感染机会，同时促进食欲。禁忌症：高血压、呼吸衰竭和（或）心力衰竭、高龄及危重患者。

（3）咯血时要保持情绪稳定，尽量将血咯出。

【考点练习】

1. 支气管扩张患者出现反复咯血，有窒息的危险。患者最可能出现的心理反应是（   ）。

A. 抑郁   B. 悲伤   C. 恐惧

D. 愤怒   E. 震惊

2. 支气管扩张最常发生在肺的（　　）部分。

A. 左上肺　　　　　　　　　B. 右上肺　　　　　　　C. 双上肺

D. 右下肺　　　　　　　　　E. 左下肺

3. 对支气管扩张患者进行口腔护理是为了（　　）。

A. 祛除口臭　　　　　　　　B. 促进唾液分泌　　　　C. 减少感染机会

D. 增进食欲　　　　　　　　E. 减少痰量

4. 某支气管扩张患者，胸片提示病变位于左肺下叶底段，体位引流选择的合适体位是（　　）。

A. 取坐位或健侧卧位　　　　B. 左侧卧位

C. 右侧卧位　　　　　　　　D. 左侧卧位，床脚抬高 30~50 cm

E. 右侧卧位，床脚抬高 30~50 cm

5. 支气管扩张最常见的原因是（　　）。

A. 肺结核　　　　　　　　　B. 肿瘤压迫

C. 肺囊性纤维化　　　　　　D. 严重的支气管-肺感染和支气管阻塞

E. 支气管内结核

6. 为支气管扩张患者叩背的基本顺序是（　　）。

A. 1、2、3、4、5

B. 1、5、4、3、2

C. 4、3、2、1、5

D. 2、3、4、5、1

E. 5、4、3、2、1

7. 干性支气管扩张的唯一症状是（　　）。

A. 慢性咳嗽　　　　　　　　B. 大量脓痰　　　　　　C. 咯血

D. 咳痰与体位变化有关　　　E. 呼吸困难

8. 支气管扩张患者一天中咳嗽、咳痰最重的时间为（　　）。

A. 晨起　　　　　　　　　　B. 白天　　　　　　　　C. 睡前

D. 凌晨　　　　　　　　　　E. 下午

9. 患者，男性，52 岁。既往支气管扩张症 10 年，2 天来出现高热、咳嗽、咳痰剧烈，其治疗原则应为（　　）。

A. 促进排痰和控制感染　　　B. 加强痰液引流　　　　C. 手术治疗

D. 控创感染和增加营养　　　E. 促进排痰和卧床休息

10. 患者，男性，56 岁。诊断为支气管扩张，咯血 100 ml 后突然出现胸闷气促、张口瞪目、两手乱抓、大汗淋漓、牙关紧闭。此时患者应取（　　）。

A. 头低足高位，头偏向一侧　　B. 去枕平卧位

C. 平卧位，头偏向一侧　　　　D. 端坐位　　　　　E. 患侧卧位

11. 为减少支气管扩张患者肺部继发性感染和全身中毒症状，最关键的措施是（　　）。

A. 加强痰液引流　　　　　　　B. 选择广谱抗生素

C. 使用呼吸兴奋剂　　　　　　D. 使用支气管扩张剂

E. 注射流感疫苗

12. 患者，女性，65 岁。因支气管扩张合并感染入院，现患者高热、咳嗽、痰多不易咳出。该患者可能存在的体征是（　　）。

A. 固定而持久的局限性湿啰音　B. 呼吸音减弱

C. 叩诊呈过清音　　　　　　　D. 语颤减弱

E. 两肺底满布湿啰音

13. 患者，女性，22 岁。因咳嗽、痰中带血 3 日，以"支扩"收住院。今晨突然大咯血 100 ml，该患者最主要的护理诊断或合作性问题是（　　）。

A. 焦虑　　　　　　　　　　　B. 活动无耐力

C. 潜在的并发症：窒息　　　　D. 知识缺乏　　　　E. 有感染的危险

（14~15 题共用题干）

患者，男性，23 岁。患支气管扩张症，间断咯血，近日来因受凉咳大量黄色脓痰入院治疗。

14. 导致病人支气管扩张的可能因素是幼年时患过（　　）。

A. 百日咳　　　　　　　　　　B. 猩红热

C. 水痘　　　　　　　　　　　D. 腮腺炎　　　　　E. 风疹

15. 根据病情，病人目前最主要的护理诊断是（　　）。

A. 气体交换受损　　　　　　　B. 低效性呼吸形态

C. 清理呼吸道无效　　　　　　D. 营养失调：低于机体需要量

E. 潜在并发症：窒息

16. 患者，女性，56 岁。反复咳嗽、咳脓痰 15 年，伴发热 5 天。体位引流痰液时，不正确的操作是（　　）。

A. 向患者说明引流目的和注意事项

B. 根据病变部位选择引流体位

C. 引流宜选择饭后立即进行

D. 引流可配合胸部叩击

E. 引流过程中应观察患者的反应

17. 患者，男性，52 岁。支气管扩张 10 余年，近 2 周来咳嗽、咳痰加重，痰呈血性，每日约 200 ml，若患者发生大咯血窒息应采取的体位是（　　）。

A. 平卧位　　　　　　　B. 端坐位　　　　　　　C. 半卧位

D. 头低脚高俯卧位　　　E. 患侧卧位

18. 痰液分三层，是（　　）病。

A. 支气管肺炎　　　　　B. 支气管炎　　　　　　C. 支气管扩张

D. 肺水肿　　　　　　　E. 桶状胸

【参考答案】

序号	1	2	3	4	5	6	7	8	9	10
答案	C	E	C	E	D	C	C	A	A	A
序号	11	12	13	14	15	16	17	18	19	20
答案	A	A	C	A	C	C	D	C		

第五节　肺结核

肺结核是结核分枝杆菌引起的肺部慢性传染性疾病。结核分枝杆菌可侵及全身多个脏器，但以肺部最为常见。

一、病因与发病机制

（1）病因：由结核分枝杆菌感染。结核菌属分枝杆菌，染色具有抗酸性。结核杆菌在阴湿处可生存 5 个月以上，黏附在尘埃上保持传染性 8 ~ 10 天，在干燥痰内可存活 6 ~ 8 个月。紫外线消毒 30 分钟、70%乙醇接触 2 分钟、烈日暴晒 2~7 小时、煮沸 5 分钟等可杀灭结核菌。

（2）传播途径：主要为呼吸道传播，也可通过消化道传染。（排菌的结核患者是重要传染源）

（3）发病机制：只有在受大量毒力强的结核菌入侵而机体免疫力又下降时，才会发病。结核菌侵入人体后 4 ~ 8 周，身体组织对结核菌及其代谢产物所发生的反应称为变态反应。

二、临床表现

1. 症　状

（1）全身中毒症状：午后低热、盗汗，乏力、食欲不振、体重下降。女性出现月经失调或闭经，此为结核杆菌毒素所致。

（2）呼吸系统症状：主要有咳嗽、咳痰（是肺结核最常见的症状，以干咳为主）、咯血（50%患者有不同程度的咯血）、胸痛、呼吸困难，继发感染时有脓性痰。约有 1/3 患者有不同程度的咯血，临床引起咯血最常见的原因为肺结核，大咯血时可发生失血性休克，血块阻塞大气管时，可发生窒息。胸痛可为结核性胸膜炎首发或主要症状。

2. 体　征

早期可无异常体征，病变范围较大者，患侧呼吸运动减弱，叩诊为浊音，听诊呼吸音减低。因成人肺结核好发于肺尖，故在肩胛间区或锁骨上下可闻及局部固定的湿啰音时，对诊断有重要意义。

三、辅助检查

（1）痰结核菌检查：痰中找到结核杆菌是确诊肺结核的最特异性方法，是制订化疗方案和评价治疗效果的主要依据，痰菌阳性说明病灶是开放的，具有传染性。

（2）结核菌素试验：确定人体是否受结核菌感染，目前多采用 PPD，在左前臂屈侧皮内注射 0.1 ml，即 5 结素单位（IU），48～72 小时测量皮肤硬结直径。

表 1-5-1　结核菌素试验

结果	标准	分类	临床意义
阴性	＜5 mm	阴性（－）	①没有结核菌感染； ②人体免疫力受抑制（如应用糖皮质激素、营养不良、麻疹、百日咳、严重结核病、HIV 感染或老年人等）； ③结核菌感染（4~8 周内）。
阳性	5～9 mm	弱阳性（+）	①接种过卡介苗或曾有结核菌感染，但不一定患病； ②若呈强阳性，常提示活动性结核； ③3 岁以下呈强阳性者，则提示为新近感染的活动性结核病。
	10～19 mm	阳性（++）	
	＞20 mm ＜20 mm（局部有水疱、坏死）	强阳性（+++）	

（3）X 线：可早期发现肺结核的主要方法，常见 X 线征象有渗出性、干酪样、空洞、纤维钙化的硬结病灶。

（4）血沉：活动性肺结核的血沉可增快，但对诊断无特异性。

（5）纤维支气管镜检查：对诊断和鉴别有重要价值。

四、治疗要点

1. 抗结核化学药物治疗

（1）早期、联用、适量、规律和全程治疗是化疗的原则。

（2）常用化疗药物有：杀菌剂有异烟肼、利福平、链霉素、吡嗪酰胺。异烟肼、利福平为全杀菌药；链霉素、吡嗪酰胺为半杀菌药；乙胺丁醇为抑菌药。以上均为一线治疗药物。其他抗结核药物还有对氨基水杨酸、卡那霉素、氧氟沙星等。

（3）化疗方法：有常规治疗（12 ~ 18 个月）、短程治疗（6 ~ 9 个月）。现多采用短程治疗（以异烟肼、利福平为基础的 6 ~ 9 个月疗程），分为强化和巩固治疗两个阶段。

2. 对症治疗

（1）毒性症状：如中毒症状较重，加用糖皮质激素以减轻炎症和变态反应，促进渗出液吸收，减少纤维组织形成及胸膜粘连。

（2）咯血：痰中带血或小量咯血，以卧床休息（患侧卧位）、镇咳、镇静等对症治疗为主，年老体弱、肺功能不全者慎用强镇咳药，以免抑制咳嗽反射和呼吸中枢，使血块不能排出而窒息。中量或大咯血应严格卧床休息，采取患侧半卧位。应用止血药物如垂体后叶素，严防窒息的发生。

（3）胸腔穿刺抽液：每次抽液量不超过 1 L，抽液不可过多，否则可引起纵隔复位太快，导致循环障碍；抽液过多，可发生肺水肿。如抽液过程中出现头晕、出冷汗、面色苍白、心悸脉细、四肢发凉等胸膜反应，应立即停止抽液，让患者平卧，必要时皮下注射 0.1%肾上腺素 0.5 ml，密切观察血压变化，预防休克。

五、护理问题

① 活动耐力；② 体温过高；③ 营养失调；④ 潜在并发症：有窒息危险。

六、护理措施

1. 一般护理

有明显中毒症状及咯血的患者卧床休息，饮食给予高热量、高蛋白、高维生素。

2. 对症护理

盗汗者及时擦干身体，更换衣被。

3. 用药指导

强调规律、全程、合理用药的重要性，注意观察药物的不良反应。

表1-5-2　几种常见抗结核药物

药名	毒副作用	巧记方法
异烟肼	周围神经炎	一周（异周）
乙胺丁醇	球后视神经炎	以后（乙后）
链霉素	听力障碍、肾功能损害	练听力（链听力）
利福平	肝功能损害	立干（利肝）
吡嗪酰胺	肝功能损害、胃肠道损害、高尿酸血症	比酸（吡酸）

4. 咯血的护理

（1）稳定病人情绪：消除患者紧张情绪，必要时遵医嘱给予小剂量镇静、镇咳药。

（2）休息、体位、饮食：小量咯血宜进少量温凉的流质饮食；大咯血者暂禁食。中量或大量咯血绝对卧床休息，咯血时取患侧卧位，有利于健侧通气，还可防止病灶扩散。

（3）窒息预防和处理：咯血时不要屏气，将血轻轻咯出，否则易诱发喉头痉挛，造成窒息。如有窒息应立即报告医生，采取头低脚高位，迅速排出血块，必要时机械吸引，做好气管插管或气管切开的准备。

（4）垂体后叶素的护理：观察有否恶心、便意、心悸、面色苍白等不良反应。冠心病、高血压患者及孕妇禁用。

5. 做好隔离，预防传染

（1）控制传染源：控制传染源是预防肺结核传染的最主要措施，关键是发现和彻底治愈肺结核病人。条件允许时，患者应单居一室，室内保持通风。对患者进行呼吸道隔离，外出应该戴口罩。

（2）切断传播途径：患者咳嗽或打喷嚏时，用双层纸巾遮住口鼻处。将痰吐在纸上用火焚烧是最简便有效的处理方法，每日用紫外线空气消毒。病人用餐具煮沸消毒，同桌共餐时使用公筷。被褥、书籍暴晒6小时以上。（**注意：**被肺结核、破伤风、气性坏疽污染的敷料和纸张，常用焚烧处理是最简便有效的处理方法。)

（3）保护易感人群：接种卡介苗是最有效的预防措施，可使未受感染的人体产生对结核菌的获得性免疫力。对高危人群给予异烟肼和（或）利福平进行药物预防。

（4）指导患者定期检查 X 线胸片和肝、肾功能，及时调整治疗方案。

【考点练习】

1. 肺结核化学治疗原则的描述，错误的是（　　）。

A. 早期使用抗结核药　　　　　B. 联合使用两种以上药物

C. 间断使用抗结核药　　　　　D. 严格遵照适当的药物剂量

E. 坚持完成规定疗程

2. 肺结核的化疗原则不包括（　　）。

A. 早期　　　　　　　　　B. 规律　　　　　　　C. 全程

D. 足量　　　　　　　　　E. 联合

3. 肺结核患者在家休养治疗期间，最简便有效的处理痰液的方法是（　　）。

A. 75%乙醇浸泡　　　　　　B. 深埋　　　　　　　C. 焚烧

D. 煮沸　　　　　　　　　　E. 5%苯酚消毒

4. 可使人体产生对结核菌获得性免疫力的预防措施是（　　）。

A. 进行卡介苗接种　　　　　B. 加强锻炼，增强体质

C. 及早发现并治疗病人　　　D. 消毒衣物，隔离病人

E. 普及结核菌防治知识

5. 预防肺结核流行的最重要的措施是（　　）。

A. 加强营养　　　　　　　B. 接种卡介苗　　　　C. 加强登记管理

D. 做好痰液处理　　　　　E. 隔离和有效治疗排痰阳性的病人

6. 最容易引起听神经损害的抗结核药物是（　　）。

A. 异烟肼　　　　　　　　　B. 利福平

C. 链霉素　　　　　　　　　D. 吡嗪酰胺　　　　　E. 乙胺丁醇

7. 结核病作为慢性消耗性疾病，饮食护理应（　　）。

A. 高热量、高蛋白、低维生素饮食

B. 高热量、高蛋白、高维生素饮食

C. 低热量、低蛋白、低维生素饮食

D. 高热量、低蛋白、高维生素饮食

E. 低热量、高蛋白、高维生素饮食

8. 对肺结核大咯血病人的护理措施，不妥的是（　　）。

A. 暂禁食　　　　　　　　　　B. 静卧休息

C. 心理安慰　　　　　　　　　D. 屏气以止血　　　　E. 取患侧卧位

9. 患者，男性，30岁。咳嗽3个月，咳白色黏痰，内带血丝，午后低热，面颊潮红，疲乏无力，常有心悸、盗汗，较前消瘦，痰结核菌素试验阳性，对该患者的护理措施，正确的有（　　）。

A. 不需隔离　　　　　　　　　B. 常到室外晒太阳

C. 服药至症状消失即可　　　　D. 加强活动锻炼，增强体质

E. 做好用具、餐具、病室和痰的消毒

10. 对肺结核咯血患者不正确的护理措施是（　　）。

A. 消除紧张情绪　　　　　　　　B. 卧床休息，尽快止血

C. 保持呼吸道通畅，预防窒息　　D. 协助患者健侧卧位

E. 必要时遵医嘱给予小剂量镇静、镇咳药

11. 肺结核化学治疗的原则，不正确的是（　　）。

A. 早期使用抗结核药　　　　　B. 多种药物联合使用

C. 间断使用抗结核药　　　　　D. 严格遵照医嘱要求规律用药

E. 保证完成规定的治疗期

12. 关于肺结核患者咯血时的护理措施的叙述，不正确的是（　　）。

A. 绝对卧床休息　　　　　　　B. 消除紧张情绪

C. 鼓励患者轻咳将血排出，不可屏气

D. 协助患者健侧卧位，轻拍患者后被刺激咳嗽

E. 发现窒息先兆时立即报告医生

13. 肺结核最主要的传播途径是（　　）。

A. 飞沫　　　　　　　　B. 尘埃　　　　　　　　C. 食物和水

D. 皮肤接触　　　　　　E. 毛巾或餐具

14. 儿童肺结核的主要类型是（　　）。

A. 急性粟粒性肺结核　　　　　B. 纤维空洞型肺结核

C. 原发型肺结核　　　　　　　D. 结核性脑膜炎　　　E. 肠结核

15. 异烟肼长期应用可出现的不良反应是（　　）。

A. 周围神经炎　　　　　　　　B. 肝损害

C. 眩晕、听力障碍　　　　　　D. 高尿酸血症　　　　E. 视神经炎

16. 对肺结核患者的痰液简单有效的处理方法是（　　）。

A. 深埋　　　　　　　　B. 焚烧　　　　　　　　C. 阳光下暴晒

D. 用开水煮沸　　　　　E. 过氧乙醇浸泡

17. 肺结核诊断最可靠的依据是（　　）。

A. 结核菌素试验　　　　　　B. 红细胞沉降率　　　C. 胸部 X 线片

D. 痰结核菌检查　　　　　　E. 肺部 CT 检查

18. 早期发现肺结核的最主要方法是（　　）。

A. 询问病史　　　　　　　　B. 胸部 X 线检查　　　C. 痰菌检查

D. 血沉检查　　　　　　　　E. 结核菌素检查

19. 结核菌素试验注射后，观察结果的时间为（　　）。

A. 12 小时　　　　　　　　　B. 12～24 小时

C. 24～48 小时　　　　　　　D. 48～72 小时　　　E. 72 小时后

20. 判断结核菌素试验结果的最重要指标是（　　）。

A. 红斑直径　　　　　　　　B. 风团大小　　　　　C. 硬结直径

D. 发疹时间　　　　　　　　E. 有无水疱

21. PPD 实验结果可直接判断为强阳性的是皮肤红硬平均直径在（　　）。

A. 3～5 mm　　　　　　　　B. 6～9 mm　　　　　　C. 12～14 mm

D. 15～19 mm　　　　　　　E. ＞20 mm

22. 患者，男性，20 岁。确诊为原发型肺结核，护士对其家属实施健康教育，不恰当的是（　　）。

A. 定期复查

B. 避免患者与其他急性传染病患者接触

C. 给予高热量、高蛋白、高维生素饮食

D. 全程正规服药，出现毒副作用亦不可停用或减量

E. 对患者的呼吸道分泌物、餐具、痰杯应消毒处理

23. 应用抗结核药物短程治疗的时间是（　　）。

A. 1～3 个月　　　　　　　　B. 3～6 个月　　　　　C. 6～9 个月

D. 9～12 个月　　　　　　　E. 12～18 个月

24. 患儿，男性，1 岁半。PPD 试验硬结直径 13 mm，未接种过卡介苗。护士应考虑该患儿可能是（　　）。

A. 免疫功能低下　　　　　　B. 体内有新的结核病灶

C. 非典型结核分枝杆菌感染

D. 原发免疫缺陷病　　　　　E. 既往有结核感染

25. 患者，女性，43 岁。患肺结核 2 年，现使用乙胺丁醇抗结核治疗，用药期间应注意监测（　　）。

A. 肝功能　　　　　　　　　B. 视力检查　　　　　C. 肾功能

D. 肺功能　　　　　　　　　E. 胃肠功能

（26～27题共用题干）

患者，男性，31岁。2月来出现午后低热、盗汗、乏力、消瘦、食欲减退，近1周高热、咳嗽、咳痰，痰中带血。痰结核分枝杆菌阳性。应用链霉素抗结核治疗。

26. 链霉素长期应用可出现的不良反应是（　　）。

    A. 周围神经炎　　　　　　　　B. 肝损害

    C. 眩晕、听力障碍　　　　　　D. 高尿酸血症　　　　E. 视神经炎

27. 对患者的痰液简单有效的处理方法是（　　）。

    A. 深埋　　　　　　　　　　　B. 焚烧　　　　　　　C. 阳光下暴晒

    D. 用开水煮沸　　　　　　　　E. 过氧乙醇浸泡

（28～29题共用题干）

患者，男性，35岁。3个月来发热、乏力、盗汗，食欲减退。查体：体重减轻，一般状况尚可。实验室检查：痰结核分枝杆菌阳性，初步诊断为肺结核收住入院。医嘱行PPD试验。

28. PPD试验结果阳性的判定标准为皮肤硬结直径达（　　）。

    A. ≥4 mm　　　　　　　　　　B. 5～9 mm　　　　　C. 10～19 mm

    D. ≥20 mm　　　　　　　　　 E. ≥25 mm

29. 护士对患者营养失调的护理措施不正确的是（　　）。

    A. 制订合理的饮食营养计划　　B. 采用增进食欲的食谱

    C. 检测体重变化　　　　　　　D. 给予高蛋白、高热量饮食

    E. 给予低蛋白、低脂饮食

（30～33题共用题干）

患者，男性，23岁。干咳伴乏力、低热、夜间盗汗、体重减轻2月余。X线胸片：右上肺阴影。疑诊肺结核收住入院。

30. 为明确诊断应进行的检查是（　　）。

    A. 纤维支气管镜检查　　　　　B. 痰结核菌检查

    C. 呼吸功能检查　　　　　　　D. 腹部B超　　　　　E. 结核菌素实验

31. 经检查确诊为肺结核，拟异烟肼、利福平和吡嗪酰胺治疗。利福平的药物副作用是可以引起（　　）。

    A. 胃肠道反应　　　　　　　　B. 听力障碍

    C. 球后视神经炎　　　　　　　D. 周围神经炎　　　　E. 肝损害

32. 应采取的隔离措施是（　　）。

    A. 床边隔离　　　　　　　　　B. 呼吸道隔离

    C. 保护性隔离　　　　　　　　D. 接触隔离　　　　　E. 消化道隔离

33. 在治疗过程中，患者突然大量咯血，应采取的体位是（　　）。

　　A. 右侧卧位　　　　　　　　B. 坐位　　　　　　　　C. 俯卧位

　　D. 仰卧位　　　　　　　　　E. 左侧卧位

（34～35题共用题干）

　　患者，女性，38岁。因肺结核咯血收住入院。夜班护士查房时发现该患者咯血约 200 ml 后突然中断，呼吸极度困难，喉部有痰鸣音，表情恐怖，两手乱抓。

34. 护士应首先采取的措施是（　　）。

　　A. 立即通知医生　　　　　　B. 立即气管插管

　　C. 清除呼吸道积血　　　　　D. 给予高流量氧气吸入

　　E. 应用呼吸兴奋剂

35. 此患者最有可能发生的并发症是（　　）。

　　A. 出血性休克　　　　　　　B. 窒息　　　　　　　　C. 肺不张

　　D. 肺部感染　　　　　　　　E. 贫血

36. 患儿，女性，10岁半。近来每天午后发热、咳嗽、盗汗、啼哭。X线检查示右侧肺门阴影，现结核菌素试验检查呈强阳性反应，提示患儿（　　）。

　　A. 新近感染活动性肺结核　　B. 曾有过结核感染　　C. 营养不良

　　D. 皮肤过敏反应　　　　　　E. 应用糖皮质激素

37. 患者，男性，28岁。自感低热、乏力、食欲缺乏，有盗汗，诊断为浸润型肺结核，痰结核菌检查阳性。为了预防肺结核，对于与该患者密切接触的家庭成员可服用（　　）。

　　A. 链霉素　　　　　　　　　B. 异烟肼　　　　　　　C. 吡嗪酰胺

　　D. 乙胺丁醇　　　　　　　　E. 对氨基水杨酸

【参考答案】

序号	1	2	3	4	5	6	7	8	9	10
答案	C	D	C	A	E	C	B	D	E	D
序号	11	12	13	14	15	16	17	18	19	20
答案	C	D	A	C	A	B	D	B	D	C
序号	21	22	23	24	25	26	27	28	29	30
答案	E	D	C	B	B	C	B	C	E	B
序号	31	32	33	34	35	36	37	38	39	40
答案	E	B	B	A	C	B	A	B		

第六节　慢性阻塞性肺疾病

慢性支气管炎（简称慢支）是指气管、支气管黏膜及其周围组织的慢性、非特异性炎症。临床上以咳嗽、咳痰、喘息及反复发作的炎症为特征，每年发病持续 3 个月，连续 2 年或 2 年以上。

肺气肿是由慢性支气管炎引起的气流排出受阻和肺泡弹性减弱或破坏，融合成肺大泡所致。病人在咳嗽、咳痰的基础上，出现进行性加重的呼气性呼吸困难。

慢性支气管炎和慢性阻塞性肺气肿出现气流受限不完全可逆为特征的疾病称为慢性阻塞性肺疾病即 COPD。

一、病　因

（1）吸烟：为疾病重要的发病因素。

（2）感染：是 COPD 发展的重要因素，主要是病毒感染与细菌感染。

（3）其他因素：大气污染、遗传因素（α1-抗胰蛋白酶缺乏）等。

二、临床表现

（1）慢性支气管炎：表现为慢性咳嗽、咳痰或伴有喘息及反复发作的炎症（即"咳""痰""喘""炎"四主症）。反复咳嗽、咳痰为其最突出的症状，清晨起床或体位变动时咳嗽、咳痰较明显，痰多为白色黏液或泡沫状，感染时呈黄色脓性痰。

（2）慢性阻塞性肺气肿：除有慢性支气管炎症状外，同时伴有进行性加重的呼气性呼吸困难。

（3）体征：慢性支气管炎急性发作时，肺部可闻及湿啰音。

典型肺气肿体征：视诊桶状胸，触诊语颤减弱，叩诊过清音、心浊音界缩小、肝上界下移，听诊呼吸音减弱，呼气延长。

（4）并发症：慢性肺源性心脏病、自发性气胸、肺部感染、呼吸衰竭等。

三、辅助检查

（1）血常规：急性发作期，白细胞计数和中性粒细胞增多，喘息型嗜酸性粒细胞增高。慢性阻塞性肺气肿患者由于长期缺氧，可有红细胞计数和血红蛋白增多。

（2）X线检查：两肺纹理增粗、紊乱。肺气肿时两肺野透亮度增加，肋间隙增宽。

（3）呼吸功能测定：是判断气流受限的主要客观指标。COPD时，残气容积增加；第 1 秒用力呼气量/肺活量（FEV_1/FVC）比值低于 70% 及 FEV_1 <80% 预计值，可确定为不完全可逆的气流受限的金标准。

（4）动脉血气分析：PaO_2 下降，$PaCO_2$ 升高。可出现代偿性呼吸性酸中毒，pH 降低。

四、治疗要点

1. 稳定期的治疗

（1）戒烟，增强体质，脱离污染环境。

（2）药物治疗：可用支气管扩张剂、祛痰药、糖皮质激素等。

（3）长期家庭氧疗：给予鼻导管持续、低流量、低浓度吸氧，可减轻呼吸困难，延长生存期。

（4）呼吸肌功能锻炼：包括腹式呼吸法和缩唇呼吸法。

2. 急性加重期的治疗

抗炎（广谱抗生素），镇咳、祛痰，解痉、平喘（氨茶碱、沙丁胺醇等），低流量、低浓度吸氧。对年老体弱及痰多者，不应使用可待因等强镇咳药，避免加重呼吸道阻塞。痰稠不易咳出者，慎用利尿剂。

五、护理问题

① 气体交换受损；② 清理呼吸道无效；③ 营养失调；④ 知识缺乏。

六、护理措施及健康教育

（1）休息与饮食：急性发作期卧床休息，进食高热量、高蛋白、高维生素、易消化饮食，多饮水（每天 2 000 ml 以上）。

（2）合理氧疗：给予鼻导管持续、低流量、低浓度吸氧，氧流量 1～2 L/min，氧浓度 25%～29%，给氧时间为 10~15h/d 以上，尤其夜间不可间断。（注意：COPD 患者，由于长期 CO_2 潴留，呼吸中枢对 CO_2 不敏感，依赖低氧刺激外周化学感受器。如果给予高浓度吸氧，解除了低 O_2 对外周化学感受器的刺激，反而会对呼吸中枢有抑制作用。）

（3）指导呼吸训练

① 缩唇呼吸：在呼气时将口唇缩成吹笛子状，气体经缩窄的口唇缓慢

呼出，其作用是提高支气管内压，防止呼气时小气道过早陷闭。

　　② 腹式呼吸：通过腹肌的主动舒张和收缩加强腹肌训练，作用是使呼吸阻力降低，肺泡通气量增加，提高呼吸效率。用鼻吸气，经口呼气。吸气时腹肌放松，腹部鼓起；呼气时腹肌收缩，腹部下陷。吸气与呼气时间比例为（1∶2～3），每日训练3～4次，每次重复8～10次。（注意：缩唇呼吸、腹式呼吸的要领均是用鼻深吸气，经口慢呼气，鼻吸口呼1∶2～3）。

【考点练习】

1. 慢性支气管炎的最突出症状是（　　）。

A. 反复发热　　　　　　　B. 反复咳嗽、咳痰

C. 少量咯血　　　　　　　D. 胸部刺痛　　　　　　E. 间断喘息

2. 对阻塞性肺气肿的诊断，最有价值的检查结果是（　　）。

A. 肺活量低于正常　　　　B. 中性粒细胞增高　　　　C. PaO_2 下降

D. PaO_2 升高　　　　　　E. FEV_1/FVC 比值减少

3. 慢性支气管炎发生的主要原因是（　　）。

A. 吸烟　　　　　　　　　B. 感染　　　　　　　　　C. 大气污染

D. 气温下降　　　　　　　E. 过敏

4. 与肺气肿的发生有密切关系的因素是（　　）。

A. 缺乏前列腺素　　　　　B. 缺乏淋巴因子　　　　　C. 缺乏白三烯

D. 缺乏组胺　　　　　　　E. 缺乏 α1 抗胰蛋白酶

5. 慢性阻塞肺疾病急性发作期患者，长期卧床，咳痰无力，为促进排痰，护士给予胸部叩击，叩击方法中错误的是（　　）。

A. 患者取侧卧位　　　　　B. 叩击顺序由外向内

C. 叩击顺序由下而上　　　D. 叩击者的手扇形张开

E. 叩击者手指向掌心微弯曲

6. 预防慢性阻塞性肺疾病急性发作的措施不包括（　　）。

A. 戒烟　　　　　　　　　B. 防止感冒　　　　　　　C. 合理膳食

D. 适当运动　　　　　　　E. 冬季停止一切户外运动

7. 慢性支气管炎最常见的并发症是（　　）。

A. 老年性肺气肿　　　　　B. 代偿性肺气肿　　　　　C. 阻塞性肺气肿

D. 间质性肺气肿　　　　　E. 局灶性肺气肿

8. 慢性阻塞性肺气肿最常继发于（　　）。

A. 支气管哮喘　　　　　　B. 慢性纤维空洞型肺结核

C. 慢性支气管炎　　　　　D. 原发性支气管肺癌　　　E. 肺源性心脏病

9. 慢性支气管炎并发肺气肿时，除慢支炎症状外主要症状为（　　）。

A. 突发性呼吸困难　　　　B. 夜间阵发性呼吸困难

C. 逐渐加重呼吸困难，以活动后为重

D. 发绀　　　　　　　　　E. 心悸

10. 诊断 COPD 必须具备的条件是（　　）。

A. 慢性支气管炎　　　　　B. 阻塞性肺气肿

C. 支气管狭窄　　　　　　D. 可逆性气流受限

E. 不完全可逆性气流受限

11. COPD 患者发生肺心病、呼吸衰竭的并发症的主要诱因是（　　）。

A. 精神应激　　　　　B. 过度劳累　　　　　C. 呼吸道感染

D. 输液过快　　　　　E. 营养不良

12. 符合慢性阻塞性肺气肿的体征是（　　）。

A. 叩诊呈鼓音　　　　　　B. 单侧语颤减弱

C. 单侧呼吸运动减弱　　　D. 气管偏移　　　　　E. 呼气时间延长

13. 某慢性阻塞性肺气肿病人，剧烈咳嗽后突然出现右侧剧烈胸痛、呼吸困难加重，右胸叩诊鼓音，应考虑的并发症为（　　）。

A. 慢性肺心病　　　　　B. 肺炎　　　　　C. 自发性气胸

D. 肺不张　　　　　　　E. 胸膜炎

14. 持续低浓度吸氧，吸氧浓度一般为（　　）。

A. 5%～10%　　　　　B. 15%～20%　　　　　C. 25%～30%

D. 35%～40%　　　　　E. 45%～50%

15. 慢性阻塞性肺部疾病患者，进行呼吸功能锻炼的方法是（　　）。

A. 加强胸式呼吸，用鼻吸气，经口用力快速呼气

B. 加强腹式呼吸，用鼻深吸，经口缓呼，呼气时口唇收拢

C. 加强腹式呼吸，用鼻吸气，经口用力快速呼气

D. 加强胸式呼吸，经鼻用力呼气

E. 同时加强胸式呼吸和腹式呼吸

16. 患者，男性，68 岁。被人搀扶步入医院，分诊护士见其面色发绀，口唇呈黑紫色，呼吸困难，家属称其"肺心病又发作"。需立即对其进行的处理是（　　）。

A. 为患者挂号　　　　　　B. 不作处理，等待医生到来

C. 吸氧，测量血压　　　　D. 叩背

E. 让患者去枕平卧于平车上

17. 患者，女性，68 岁。有慢性哮喘史 15 年。近日感冒后病情加重，

夜间咳嗽频繁，痰量多。以急性呼吸衰竭入院治疗。经治疗后病情缓解，准备出院。但 PaO_2 仍低（55 mmHg）。为防止心脏进一步受累，最有效的措施是（　）。

　　A. 作腹式呼吸运动加强膈肌运动　　　B. 避免吸入有害气体

　　C. 保持室内清洁　　　　　　　　　　D. 进行家庭氧疗

　　E. 坚持步行或慢跑等全身运动

18. 患者，男性，75 岁。慢性阻塞肺疾病急性发作期患者。痰多黏稠，翻身时突然出现面色发绀，烦躁不安。护士应采取的措施是（　）。

　　A. 给患者吸氧　　　　　B. 给患者吸痰

　　C. 协助患者取坐位　　　D. 指导患者有效咳嗽　　　E. 湿化气道

19. 患者，男性，66 岁。患慢性阻塞性肺部疾病多年，护士在指导进行呼吸训练时，吸气与呼气时间比最好的是（　）。

　　A. 吸气∶呼气=1∶2　　　B. 吸气∶呼气=1∶1

　　C. 吸气∶呼气=1.5∶1　　D. 吸气∶呼气=2∶1

　　E. 吸气∶呼气=2.5∶1

20. 患者，女性，65 岁。患有 COPD。患者进行腹式呼吸锻炼时，护士应予以纠正的动作（　）。

　　A. 吸气时腹部尽力挺出　　B. 呼气时腹部尽力收缩

　　C. 鼻吸口呼　　　　　　　D. 慢吸气　　　　　　E. 快呼气

21. 患者，男性，62 岁。因慢性阻塞性肺部疾病合并慢性呼吸衰竭入院治疗，现病情缓解准备出院。在进行出院指导时，以下不妥的是（　）。

　　A. 应适当散步做操　　　B. 坚持腹式呼吸锻炼

　　C. 定时进行深呼吸咳嗽　D. 长期规则服用抗生素

　　E. 预防受凉感冒

22. 患者，女性，65 岁。被人用轮椅推入医院就诊，护士看见其面色发绀，呼吸困难，有慢性阻塞性肺部疾病史，给予吸氧流量是（　）。

　　A.1~2 L/分钟　　　　B. 2~4 L/分钟　　　　C.4~6 L/分钟

　　D. 6~8 L/分钟　　　　E.8~10 L/分钟

23. 患者，男性，86 岁。有 COPD 病史 30 年。平素体弱，三天前受凉后再次出现咳嗽、咳痰，痰白质黏量多，伴有气急。此时患者应避免使用（　）。

　　A. 溴己新　　　　　　B. 氨茶碱　　　　　　C. 可待因

　　D. 盐酸氨溴索　　　　E. 沙丁胺醇气雾剂

24. 患者，女性，60 岁。慢性病面容，因自发性气胸入院，为了解发病原因，护士应着重收集的信息是（　）。

A. 是否长期卧床　　　　B. 是否有上呼吸道感染

C. 是否长期接触粉尘　　D. 是否有慢性阻塞性肺病

E. 是否长期吸烟

25. 患者，女性，62 岁。慢性支气管炎、慢性阻塞性肺气肿病史 5 年，经治疗后病情好转准备出院，护士进行出院健康指导时告诉患者缩唇呼吸训练的目的是（　　）。

A. 减少胸痛　　　　　　B. 减轻呼吸困难　　　C. 增加肥胖通气量

D. 避免小气道塌陷　　　E. 提高呼吸效率

26. 患者，男性，66 岁。因慢性阻塞性肺疾病，肺部感染住院治疗，经吸氧抗炎平喘治疗后，患者拟近日出院，护士对其进行腹式呼吸指导。其中正确的是（　　）。

A. 呼与吸时间比为 2∶1～3∶1　　B. 呼与吸时间比为 2∶1～1∶1

C. 呼与吸时间比为 1∶3～1∶2　　D. 呼与吸时间比为 3∶1～1∶1

E. 呼与吸时间比为 1∶2～1∶1

27. 患者，女性，60 岁。慢性支气管炎病史 30 年。一周前感冒后再次出现咳嗽、咳痰。痰白质黏，伴有呼吸困难、乏力。以"慢性支气管炎合并慢性阻塞性肺气肿"入院治疗。指导患者加强腹式呼吸的原因是（　　）。

A. 有利于痰液排出　　　B. 增加肺泡张力

C. 借助腹肌进行呼吸　　D. 使呼吸阻力减低，增加肺泡通气量

E. 间接增加肋间肌活动

28. 判断气道阻塞的重要指标是第 1 秒用力呼气量/用力肺活量比值（FEV1/FVC）低于（　　）。

A. 70%　　　B. 90%　　　C. 80%　　　D. 50%　　　E. 30%

29. 患者，男性，69 岁。慢性肺气肿病史 30 多年，2 周前感冒后出现发热、咳嗽，咳大量黏液脓痰，近三日来咳嗽无力，痰不易咳出，气急、发绀。不可采取的护理措施是（　　）。

A. 湿化呼吸道　　　　　B. 胸部叩击　　　　　C. 体位引流

D. 指导有效咳嗽　　　　E. 按医嘱用祛痰药

30. 患者，女性，66 岁。有慢性咳喘史 10 年，2 日前上呼吸道感染咳嗽加重、痰量增多。查体：神志清，口唇轻度发绀，桶状胸，两肺叩诊过清音。动脉血气分析：PaO_2 70 mmHg，$PaCO_2$ 42 mmHg，经治疗后病情缓解准备出院。护士进行健康教育，首先应做到（　　）。

A. 加强腹式呼吸　　　　B. 定量行走锻炼　　　C. 长期家庭氧疗

D. 避免吸入有害气体　　E. 保持室内适当的温、湿度

31. 慢性阻塞性肺疾病患者需接受持续低流量吸氧，每天给氧时间不少于（　　）。

A. 6 小时　　B. 10 小时　　C. 12 小时　　D. 15 小时　　E. 18 小时

（32～33 题共用题干）

患者，男性，89 岁。患慢性支气管炎 17 年，近两周来急性发作入院。患者入院后出现频繁咳嗽、咳痰，痰稠不易咳出。2 分钟前夜班护士发现患者剧烈咳嗽，突然呼吸极度困难，喉部有痰鸣音，表情恐怖，两手乱抓。

32. 护士应判断患者最可能发生了（　　）。

A. 急性心肌梗死　　　　　　　B. 患者从噩梦中惊醒

C. 出现急性心力衰竭　　　　　D. 呼吸道痉挛导致缺氧

E. 痰液堵塞气道导致窒息

33. 此时护士最恰当的处理是（　　）。

A. 立即通知医生　　　　　　　B. 给予氧气吸入

C. 应用呼吸兴奋剂　　　　　　D. 立即清除呼吸道痰液

E. 立即配合医生行气管插管

（34～35 题共用题干）

患者，男性，68 岁。慢性支气管炎病史 20 年，突发胸痛 2 小时，以 COPD 合并自发性气胸入院。查体：体温 36.8℃，脉搏 90 次/分，呼吸 25 次/分；右侧胸部肋间隙增宽，语颤消失，叩诊鼓音。

34. 其肝浊音界的改变是（　　）。

A. 下移　　B. 上移　　　C. 左移　　D. 右移　　E. 不变

35. 触诊气管移向哪侧（　　）。

A. 左移　　B. 右移　　　C. 上移　　D. 下移　　E. 不变

36. 患者，男性，65 岁。慢性阻塞性肺疾病，患者询问氧气是否能再调大一点，护士为其解释，下列正确的是（　　）。

A. 氧流量高低一样

B. 高流量氧会使痰液干燥

C. 高流量氧抑制呼吸中枢，使通气不足加剧

D. 高流量氧引起支气管痉挛

E. 高流量氧对肺实质有毒性作用

37. 患者，男性，68 岁。慢性支气管炎病史 31 年，频繁咳嗽、咳痰，痰稠不易咳出，下列使排痰可能加重的药物是（　　）。

A. 泼尼松　　　　　B. 沙丁胺醇　　　　　C. 氨茶碱

D. 氨溴索　　　　　E. 呋塞咪

【参考答案】

序号	1	2	3	4	5	6	7	8	9	10
答案	B	E	A	E	D	E	C	C	C	E
序号	11	12	13	14	15	16	17	18	19	20
答案	C	E	C	C	B	C	D	B	A	E
序号	21	22	23	24	25	26	27	28	29	30
答案	D	A	C	D	D	A	D	A	C	C
序号	31	32	33	34	35	36	37	38	39	40
答案	B	E	D	A	A	C	E			

第七节　支气管哮喘

　　支气管哮喘是由多种细胞（如嗜酸性粒细胞、肥大细胞等）参与的气道慢性炎症性和气道高反应性疾病，并出现广泛的、可逆性气流阻塞。典型表现为反复发作性的喘息、伴哮鸣音的呼气性呼吸困难。（注意：支气管哮喘的本质是在过敏原的作用下，气道慢性炎症+气道高反应性，引起气道痉挛症状。）

一、病　因

1. 遗传因素

哮喘家族患病率高于群体患病率，并且血缘关系越近，患病率越高。

2. 环境因素

（1）吸入性过敏原（为主要因素）：如尘螨、花粉、动物的毛屑、真菌、寄生虫等。

（2）感染：病毒、细菌、原虫、寄生虫。

（3）食物：如鱼、虾、蟹等海产品，蛋类、牛奶等。

（4）药物：最常见的为阿司匹林，此外还有β受体阻滞剂（普萘洛尔）、血管紧张素转换酶抑制剂（ACEI）等。

（5）其他因素：有气候变化、精神因素、剧烈运动、妊娠等。

二、临床表现

（1）前驱症状：发作前常有打喷嚏、流鼻涕、眼痒、流泪、干咳或胸闷等。

（2）典型表现：为反复发作、伴哮鸣音的、呼气性呼吸困难，伴有胸闷、咳嗽、咳白色泡沫痰，患者常被迫坐起。哮喘大多有季节性，在夜间或清晨发作和加重是哮喘的特征之一。

（3）重症哮喘及哮喘持续状态：哮喘发作持续 24 小时不缓解称为哮喘持续状态。表现为极度的呼吸困难、发绀、大汗淋漓，甚至呼吸、循环衰竭。

（4）体征：两肺闻及弥漫性哮鸣音，呼气音延长，可有心率增快、奇脉、寂静胸、胸腹反常运动、发绀体征。

（5）并发症：哮喘发作时可出现自发性气胸、纵隔气肿和肺不张等并发症，长期反复发作易导致阻塞性肺气肿。

（6）分期：急性发作期、慢性持续期、缓解期。

三、辅助检查

（1）血液检查：嗜酸性粒细胞增多，外源性哮喘 IgE 增高。

（2）X 线检查：发作时两肺透明度增加，呈过度通气状态。

（3）动脉血气分析：可有不同程度的低氧血症、低碳酸血症及呼吸性碱中毒、呼吸性酸中毒。

（4）痰液检查涂片：可见大量嗜酸性粒细胞、黏液栓等。

（5）其他：呼吸功能检查、特异性变应原检测。

表 1-7-1　哮喘急性发作病情严重程度的分级

临床特点	轻度	中度	重度	危重
体位	可平卧	喜坐位	端坐前弓位	
讲话方式	连续成句	中断	单字	不能讲话
气短	步行、上楼	稍事活动	休息	
呼吸频率	轻度增加	增加	>30 次/min	
精神状态	尚安静	时有焦虑和烦躁	常有焦虑和烦躁	嗜睡、意识模糊
脉搏（次/min）	<100	100~120	>120	>120，变或慢和不规则
奇脉	无	有	有	无
血气分析（mmHg）	正常	PaO_2 60~80 $PaCO_2 < 45$	$PaO_2 < 60$ $PaCO_2 > 45$	

四、治疗要点

1. 脱离变应原

是防治哮喘最有效的方法。

2. 药物治疗

表 1-7-2　支气管哮喘常用药物

药物		作用机制	代表药物	临床应用	不良反应
支气管解痉药	β₂受体激动剂	松弛支气管平滑肌	沙丁胺醇	控制哮喘的首选药物，首选吸入法	心悸和骨骼肌震颤
	茶碱类	松弛支气管平滑肌	氨茶碱	口服（夜间哮喘）静脉（重症哮喘）	胃肠道心血管症状呼吸中枢兴奋、抽搐
	抗胆碱药	平滑肌松弛，气道分泌物减少	异丙托溴铵	吸入法对夜间哮喘、痰多者适用	口苦、口干
抗炎药物	糖皮质激素	抑制气道变应性炎症，降低气道的高反应性	泼尼松、氢化可的松	控制哮喘最有效的抗炎药物用于中、重度哮喘，吸入制剂效果不佳时，应尽早静脉用药	吸入后应漱口，防口腔真菌感染。口服宜在饭后
	色甘酸钠	稳定肥大细胞膜，预防变应炎症	色甘酸钠	预防运动及过敏原诱发的哮喘最有效	可有咽部不适

五、护理问题

① 低效性呼吸型态；② 清理呼吸道无效；③ 知识缺乏；④ 潜在并发症。

六、护理措施及健康教育

1. 环　境

室温在 18℃~22℃，湿度 50%~60%，避免接触过敏原，禁放花草、地毯；防止灰尘飞扬。

2. 饮　食

禁食某些过敏性食物如鱼、虾、蟹、奶、蛋等。

3. 氧　疗

应遵医嘱给予鼻导管或面罩吸氧，氧流量 1~3 L/分，氧浓度＜40%。

4. 促进排痰

患者端坐位或半坐位；有效咳嗽，翻身拍背；多饮水，每日入量 2 500 ml 以上，以稀释痰液。

5. 病情观察

严密观察神志、面容、出汗、发绀，及时发现呼吸衰竭及自发性气胸征兆。

6. 用药护理

（1）β_2 受体激动剂：观察心悸和骨骼肌震颤等不良反应。

（2）茶碱类：饭后整片吞服可减轻胃肠道反应；静脉注射浓度不宜过高，速度不宜过快，应大于 10 分钟。副作用有：心动过速、恶心、呕吐、心律失常、血压下降。

（3）糖皮质激素：长期用药应注意观察和预防不良反应，如骨质疏松。吸入治疗后应漱口，防止口腔真菌感染。指导患者不得自行减量或停药。（注意：使用几种气雾剂治疗，正确的使用顺序是先用支气管扩张气雾剂，再用激素类气雾剂。）

【考点练习】

1. 哮喘的本质是（　　）。

A. β-肾上腺素受体功能低下　　　　　B. 迷走神经兴奋

C. 气道反应性降低　　　　　D. 免疫介导气道慢性炎症

E. 交感神经兴奋

2. 支气管哮喘的主要临床表现是（　　）。

A. 吸气性呼吸困难伴三凹征　　　　　B. 发作呼吸困难伴窒息感

C. 反复发作带哮鸣音的呼气性呼吸困难

D. 带哮鸣音的混合型呼吸困难　　　　　E. 呼吸困难伴哮鸣音

3. 通过兴奋 β_2 肾上腺素能使受体缓解支气管痉挛的药物是（　　）。

A. 氨茶碱　　　　　B. 麻黄碱　　　　　C. 阿托品

D. 肾上腺素　　　　　E. 沙丁胺醇

4. 以呼气性呼吸困难为主要表现的是（　　）。

A. 急性喉炎　　　　　　　　B. 肺炎　　　　　　　C. 慢性支气管炎

D. 支气管哮喘和肺气肿　　　E. 胸腔积液

5. 与支气管哮喘发作有关的免疫球蛋白是（　　）。

A. IgA　　　　　　　　　　B. IgG　　　　　　　C. IgE

D. IgD　　　　　　　　　　E. IgM

6. 支气管哮喘最主要的激发因素是（　　）。

A. 过敏原吸入　　　　　　　B. 感染　　　　　　　C. 食物

D. 气候变化　　　　　　　　E. 剧烈运动

7. 哮喘持续状态是指严重哮喘持续时间达（　　）。

A. 6 小时　　　　　　　　　B. 10 小时　　　　　C. 24 小时

D. 48 小时　　　　　　　　E. 12 小时

8. 支气管哮喘长期反复发作最常见的并发症是（　　）。

A. 上呼吸道感染　　　　　　B. 肺结核　　　　　　C. 阻塞性肺气肿

D. 肺不张　　　　　　　　　E. 肺癌

9. 缓解支气管哮喘症状的首选药是（　　）。

A. β_2 受体激动剂　　　　　B. 糖皮质激素　　　　C. 抗胆碱能药物

D. 茶碱类　　　　　　　　　E. 肥大细胞膜稳定剂

10. 患者，女性，55 岁。因发作性胸闷、咳嗽就诊，诊断为支气管哮喘。医嘱予糖皮质激素吸入治疗。下列用药指导中正确的是（　　）。

A. 吸入激素的主要作用是快速缓解

B. 如果哮喘症状不缓解，即可停止用药

C. 吸入激素不会有任何副作用

D. 吸入激素后要漱口

E. 如果您要进行运动，可在此前预防性吸入激素

11. 患者，女性，40 岁。毛绒玩具车间工人，有哮喘史 5 年。防止哮喘发作最有效的方法是（　　）。

A. 脱离变应原　　　　　　　B. 药物治疗　　　　　C. 免疫治疗

D. 对症治疗　　　　　　　　E. 长期治疗

12. 患者，男性，43 岁。患有支气管哮喘史 20 余年，每年急性发作数次，经用药治疗后可以缓解。患者在与护士交流时询问：由于自觉症状消失后即停止服药，因此下次发作时是否可以服用上次剩余药物？护士首先要向患者重点说明的是（　　）。

A. 应每天定时口服支气管扩张剂

B. 需认识到长期规范治疗哮喘，不得自行停药

C. 鼓励多做运动，锻炼身体

D. 应当寻求医生帮助，及时解决用药问题

E. 应当寻找发病原因，避免复发，以减少用药

13. 患者，男性，50 岁。因支气管哮喘发作到某医院急诊就诊，因护士操作不当，快速静脉推注某药后，患者出现头晕、心悸、心律失常、血压剧降，此类药物可能是（　　）。

　　A. 沙丁胺醇　　　　　　　B. 氨茶碱　　　　　　　C. 异丙阿托品

　　D. 地塞米松　　　　　　　E. 色甘酸钠

14. 某重症哮喘患者突然出现胸痛、极度呼吸困难、发绀，左侧肺部哮鸣音消失，叩诊呈鼓音。考虑并发（　　）。

　　A. 休克　　　　　　　　　B. 呼吸衰竭　　　　　　C. 心力衰竭

　　D. 自发性气胸　　　　　　E. 肺不张

15. 患者，女性，25 岁。诊断支气管哮喘入院。2 分钟前患者哮喘急性发作，护士应立即协助患者采取的体位是（　　）。

　　A. 去枕平卧　　　　　　　B. 中凹卧位　　　　　　C. 屈膝俯卧位

　　D. 侧卧位　　　　　　　　E. 端坐位

16. 患者，男性，50 岁。支气管哮喘患者。受凉后出现胸闷，呼气性呼吸困难，双肺布满哮鸣音入院。既往上呼吸道感染后有类似发作史。对其健康教育最重要的是（　　）。

　　A. 清淡饮食　　　　　　　B. 不饲养宠物　　　　　C. 避免接触花草

　　D. 保持乐观情绪　　　　　E. 预防上呼吸道感染

17. 患者，男性，48 岁。患有哮喘 20 年。一天前凌晨因感冒受凉再次发作，经口服氨茶碱、支气管扩张剂仍不能控制，下午来医院急诊。气急明显，口唇发绀，鼻翼翕动，不能平卧，应拟诊为（　　）。

　　A. 外源性哮喘　　　　　　B. 内源性哮喘　　　　　C. 混合性哮喘

　　D. 心源性哮喘　　　　　　E. 哮喘持续状态

18. 患者，女性，37 岁。因支气管哮喘发作，医嘱：氨茶碱缓慢滴注。这是因为快速静脉注射氨茶碱后，常见的副作用是（　　）。

　　A. 口干和皮疹　　　　　　　B. 心律失常和低血压

　　C. 腹绞痛和腹泻　　　　　　D. 耳鸣和高血压

　　E. 红斑和视力模糊

19. 患者，女性，25 岁。因春游赏花出现咳嗽、咳痰伴喘息，呼气性呼吸困难。查体：喘息貌，口唇发绀，肺部可闻及广泛哮鸣音。医疗诊断为支气管哮喘。下列最有效的抗炎药物是（　　）。

A. 氨茶碱　　　　　　　　B. 糖皮质激素　　　　　C. 色甘酸钠

D. 氯苯那敏　　　　　　　E. 沙丁胺醇

20. 患者，男性，50 岁。患有哮喘 20 年，一天前凌晨因感冒受凉再次发作，经口服氨茶碱、支气管扩张剂仍不能控制，下午来医院急诊时气急明显，口唇发绀，鼻翼翕动，不能平卧，诊为哮喘持续状态。护理重症哮喘患者时，错误的是（　　）。

A. 守护在床边，加强心理护理

B. 安排舒适的半卧位或坐位

C. 给予低流量鼻导管吸氧

D. 限制水的摄入

E. 痰多黏稠者可作药物雾化吸入

21. 患者，男性，20 岁。因发作性呼气性困难 1 小时入院。既往有类似病史，体检：呼吸 28 次/min，两肺可闻哮鸣音，心率 95 次/min，为缓解病情，首选的药物是（　　）。

A. 色甘酸钠　　　　　　　B. 地塞米松　　　　　　C. 多饮水

D. 持续吸氧　　　　　　　E. 翻身拍

22. 患者，男性，18 岁。支气管哮喘 2 年，同时使用几种气雾剂治疗，正确的使用顺序是（　　）。

A. 先用支气管扩张气雾剂，再用激素类气雾剂

B. 先用激素类气雾剂，再用支气管扩张气雾剂

C. 先用激素类气雾剂，再用茶碱类气雾剂

D. 先用支气管扩张气雾剂，再用茶碱类气雾剂

E. 先用茶碱类气雾剂，再用支气管扩张气雾剂

（23~25 题共用题干）

患者，男性，58 岁。患有哮喘 20 年。一天前因感冒受凉现胸闷，呼吸困难，夜间不能平卧，自行吸入 β_2 受体激动剂效果不佳，患者紧张不已。血气分析：PaO_2 50 mmHg

23. 患者可能出现了（　　）。

A. 吸气性呼吸困难　　　　　B. 呼气性呼吸困难

C. 混合性呼吸困难　　　　　D. 心源性呼吸困难

E. 精神性呼吸困难

24. 患者目前哮喘的程度为（　　）。

A. 轻度　　　　　　　　B. 中度　　　　　C. 重度

D. 危重　　　　　　　　E. 急危重

25. 正确的处理是（　　）。

A. 给予镇静药　　　　　B. 给予支气管扩张剂

C. 低流量吸氧　　　　　D. 给予抗生素

E. 静脉使用糖皮质激素

【参考答案】

序号	1	2	3	4	5	6	7	8	9	10	11
答案	D	C	E	D	C	A	C	C	A	D	A
序号	12	13	14	15	16	17	18	19	20	21	22
答案	B	B	D	E	E	E	B	B	D	B	A
序号	23	24	25
答案	B	C	E

第八节　慢性肺源性心脏病

慢性肺源性心脏病（简称慢性肺心病）是由肺组织、肺动脉血管或胸廓的慢性病变引起肺组织结构和功能的异常，造成肺血管阻力增高，肺动脉高压，以致右心室肥厚，甚至发生右心衰竭的心脏病。

一、病　因

以慢性支气管炎伴发慢性阻塞性肺气肿（COPD）为最多见，占 80% ~ 90%。

二、病理生理

（1）肺动脉高压：是慢性肺心病发病的关键环节。COPD 引起病人缺氧、二氧化碳潴留、高碳酸血症，使肺血管平滑肌收缩，导致肺动脉高压。其中，缺氧是肺动脉高压形成的重要因素。

（2）右心功能不全：肺动脉高压使右心室负荷加重，诱发右心衰竭。

三、临床表现

有咳嗽、咳痰、气急、喘息等 COPD 病史。

1. 肺、心功能代偿期

肺动脉高压体征是肺动脉第二心音（P2）亢进；右心室肥大时，剑突下心脏搏动增强。

2. 肺、心功能失代偿期

（1）呼吸衰竭：突出的表现是呼吸困难、发绀。加重时出现神志恍惚、谵妄、睡眠颠倒；球结膜充血、皮肤潮红多汗（高碳酸血症时）等肺性脑病的表现。肺性脑病是肺心病死亡的首要原因。

（2）心力衰竭（右心衰竭）。

① 症状：心悸、气促、食欲下降、上腹部胀痛、尿少。

② 体征：发绀，下肢乃至全身水肿，颈静脉怒张，肝颈静脉回流征阳性，肝大和压痛等。

四、辅助检

（1）血液检查：红细胞和血红蛋白增高。

（2）血气分析：如发生呼吸衰竭，$PaO_2 < 60$ mmHg，$PaCO_2 > 50$ mmHg。

（3）X 线检查：右下肺动脉干扩张、肺动脉段凸出和右心室肥大是诊断慢性肺心病的主要依据。

（4）心电图：右心室肥厚、肺型 P 波等。

五、治疗要点

肺心病的治疗以治肺为本，治心为辅为原则。

1. 急性加重期

（1）控制感染：是急性加重期治疗的关键，根据痰培养和药物敏感试验选择抗生素。

（2）维持呼吸道通畅，纠正缺氧和 CO_2 潴留：采用低浓度低流量持续给氧，流量 1～2 L/min，24 小时不间断给氧。

（3）控制心力衰竭：慢性肺心病患者经过积极的抗感染、改善呼吸功能后心力衰竭能得到控制。但对治疗效果欠佳者，可适当使用利尿剂、正性肌力药、血管扩张药。利尿原则是选用缓慢、小量、间歇利尿剂。肺心病患者容易发生洋地黄中毒，故使用洋地黄应以快速、小剂量为原则。

（4）纠正心律失常及抗凝治疗。

2. 缓解期

积极治疗原发病，即COPD。提高机体免疫力。家庭氧疗改善呼吸功能，每天吸氧时间为10~15小时以上。

六、护理问题

①气体交换受损；②清理呼吸道无效；③活动无耐力；④体液过多；⑤潜在并发症：肺性脑病、上消化道出血、弥散性血管内凝血（DIC）、心律失常等。（**注意**：慢性肺心病最常见的并发症、最常见的死因是肺性脑病。）

七、护理措施及健康教育

（1）去除病因和诱因。

（2）长期家庭氧疗：采取低流量、低浓度、持续给氧，氧流量1~2 L/min、浓度为25%~29%、吸氧时间10~15小时/d。

（3）水肿患者限制水、钠摄入，记录24小时出入量，做好皮肤护理。

（4）给予高蛋白、高维生素、高热量、易消化的饮食，少食多餐。避免高糖饮食，防止痰液黏稠。

（5）加强呼吸功能锻炼，增强抵抗力。为避免诱发或加重肺性脑病，慎用镇静药。

【考点练习】

1. 慢性肺源性心脏病发生的关键环节是（　　）。

A. 肺动脉高压　　　　　　B. 左心室扩大　　　C. 右心室扩大

D. 体循环淤血　　　　　　E. 心功能不全

2. 下面哪种疾病是慢性肺源性心脏病最常见的原发病（　　）。

A. 支气管哮喘　　　　　　B. 胸廓畸形　　　　C. 肺结核

D. 慢性支气管炎并发阻塞性肺气肿　　　　　　E. 支气管扩张

3. 诊断肺心病的主要依据是（　　）。

A. 肺动脉高压及右心室肥厚　　B. 肺性脑病

C. 肺气肿体征　　　　　　　　D. 长期慢支炎及肺部疾病史

E. 心电图见"肺型P波"

4. 肺性脑病不能用高浓度吸氧，主要是因为（　　）。

A. 缺氧不是主要因素　　　B. 可能引起氧气中毒

C. 可解除颈动脉窦的兴奋性　D. 促进二氧化碳排出过快

E. 诱发代谢性碱中毒

5. 慢性肺源性心脏病急性加重期患者应慎用（　　）。

A. 镇静剂　　　　　　　　B. 祛痰剂　　　　　　　C. 解痉平喘药

D. 呼吸兴奋剂　　　　　　E. 抗感染药物

6. 慢性肺源性心脏病最常见的病因是（　　）。

A. COPD　　　　　　　　B. 睡眠呼吸暂停综合征

C. 支气管扩张　　　　　　D. 肺动脉栓塞　　　　　E. 支气管哮喘

7. 慢性肺源性心脏病的心脏形态改变主要是（　　）。

A. 左心室肥厚　　　　　　B. 二尖瓣关闭不全

C. 肺动脉瓣狭窄　　　　　D. 主动脉扩大

E. 右心室扩大

8. 在正常情况下，呼吸中枢发出呼吸冲动，依赖血液中物质浓度变化刺激的是（　　）。

A. 二氧化碳　　　　　　　B. 氧　　　　　　　　　C. 一氧化碳

D. 碳酸氢根　　　　　　　E. 酸碱度

9. 患者，男性，67 岁。以"肺心病"入院治疗，经过抗感染、吸氧等治疗后，仍有下肢水肿。为其强心治疗的原则是（　　）。

A. 缓慢、大剂量　　　　　B. 缓慢、中剂量　　　　C. 缓慢、小剂量

D. 快速、大剂量　　　　　E. 快速、小剂量

10. 患者，男性，60 岁。以"肺心病"入院治疗，护士对患者进行身体评估发现下列症状，其中提示其右心功能不全的是（　　）。

A. 口唇发绀　　　　　　　B. 呼吸急促　　　　　　C. 表情痛苦

D. 肝颈回流征阳性　　　　E. 双肺底可闻及散在湿罗音

11. 患者，女性，69 岁。慢性肺心病急性发作。患者出现头痛、昼睡夜醒，神志恍惚时应考虑（　　）。

A. 窒息先兆　　　　　　　B. 呼吸性酸中毒

C. 休克早期　　　　　　　D. 肺性脑病　　　　　　E. DIC

12. 患者，女性，68 岁。因慢性肺源性心脏病并发肺炎、右心衰竭住院治疗。护士核对医嘱时，应提出质疑的是（　　）。

A. 氢氯噻嗪 25 mg，po，bid　B. 持续吸氧 6 L/ min

C. 一级护理

D. 沐舒坦 30 mg + 0.9%氯化钠 100 ml，ivgtt，tid

E. 头孢美唑钠 2.0g + 5%葡萄糖 100 ml, ivgtt, q12h

13. 患者，男性，65 岁。3 年前被诊断为"肺心病"，近日因感冒后呼吸困难加重入院。护士对该患者所采取的氧疗方式正确的是（　　）。

A. 间歇高流量给氧　　　　　　　B. 间歇低流量给氧

C. 持续高流量给氧　　　　　　　D. 持续低流量给氧

E. 高压给氧

14. 患者，男性，62 岁。诊断"COPD，Ⅱ型呼衰，肺性脑病"，护理人员应避免使用的处理措施是（　　）。

A. 持续低流量给氧　　　　　　　B. 静脉滴注抗生素

C. 肌注呋塞米　　　　　　　　　D. 烦躁时使用镇静剂

E. 口服解痉平喘类药物

15. 患者，男性，80 岁。因慢性阻塞性肺部疾病并发感染住院，提示肺性脑病先兆的表现是（　　）。

A. 瞳孔不等大　　　　　　　　　B. 心率加快，血压升高

C. 呼吸急促　　　　　　　　　　D. 烦躁、嗜睡　　　　E. 尿量减少

16. 患者，女性，50 岁。5 年前被诊断为"肺心病"，受凉后呼吸费力，明显发绀入院治疗，诊断为慢性呼吸衰竭。给予多种药物治疗，患者突然出现痰液黏稠，排痰困难。导致患者病情变化最有可能的药物是（　　）。

A. 可拉明　　　　　　　B. 青霉素　　　　　　　C. 溴己新

D. 呋塞米　　　　　　　E. 异丙托溴铵

17. 肺心病患者并发呼吸衰竭，缺氧的典型表现是（　　）。

A. 颜面发红　　　　　　B. 颈静脉怒张　　　　　C. 发绀

D. 神志恍惚　　　　　　E. 球结膜水肿

18. 患者，男性，64 岁。慢性咳嗽、咳痰、偶有喘息十余年，活动后心悸、呼吸困难 7 天。查体：颈静脉怒张，肝大有压痛，下肢水肿，呼吸 22 次/min，心率 115 次/min。应首先考虑（　　）。

A. 风湿性心脏病　　　　B. 心肌炎　　　　　　　C. 心力衰竭

D. 慢性肺源性心脏病　　E. 冠状动脉硬化性心脏病

（19～20 题共用题干）

患者，男性，76 岁。肺心病下肢水肿，哮喘严重并呈端坐呼吸。

19. 护理人员应重点观察（　　）。

A. 体温　　　　　　　　　　B. 尿量

C. 呼吸、血压、脉搏的变化　D. 输液点滴情况

E. 患者的饮食状况

20. 为警惕患者肺性脑病的发生，还应注意观察（　　）。

A. 体温　　　　　　B. 饮食状况　　　　　　C. 姿势和步态

D. 意识状态　　　　E. 皮肤黏膜

（21～23 题共用题干）

患者，男性，52 岁。患 COPD 15 年，肺心病 3 年。近 3 天因急性上感病情加重，体温 37.8℃，神志恍惚，昼睡夜醒，气促，不能平卧，痰色黄，黏稠，不易咳出。血气分析示 PaO_2 56 mmHg，$PaCO_2$ 67 mmHg。

21. 考虑此病人发生了（　　）。

A. 电解质紊乱　　　B. 呼吸性酸中毒　　　　C. 脑疝先兆

D. 肺性脑病　　　　E. 自发性气胸

22. 护理诊断不包括（　　）。

A. 气体交换受损　　B. 活动无耐力

C. 体温过高　　　　D. 清理呼吸道无效

E. 体液过多

23. 氧疗时的给氧浓度和氧流量应为（　　）。

A. 29%，2 L/min　　B. 33%，3 L/min　　　　C. 37%，4 L/min

D. 41%，5 L/min　　E. 45%，6 L/min

【参考答案】

序号	1	2	3	4	5	6	7	8	9	10
答案	A	D	A	C	A	A	E	A	E	D
序号	11	12	13	14	15	16	17	18	19	20
答案	D	B	D	D	D	D	C	D	C	D
序号	21	22	23	24	25	26	27	28	29	30
答案	D	E	A							

第九节　呼吸衰竭

呼吸衰竭指各种原因引起的肺通气和（或）换气功能严重障碍，导致低氧血症伴（或不伴）高碳酸血症，进而引起一系列的病理生理改变和相应的临床表现的一种综合征。

诊断标准：动脉血氧分压（PaO_2）< 60 mmHg，伴或不伴有二氧化碳分压（$PaCO_2$）> 50 mmHg。

分型：I 型和 II 型呼吸衰竭；单纯 PaO_2 < 60 mmHg 为 I 型呼吸衰竭（缺氧性呼吸衰竭）；若伴 $PaCO_2$ > 50 mmHg，则为 II 型呼吸衰竭（高碳酸性呼吸衰竭）。

分类：急性呼吸衰竭、慢性呼吸衰竭，以后者多见，以下主要讲述慢性呼吸衰竭。

一、病　因

支气管-肺部疾病（如 COPD），是最常见的病因。

二、临床表现

（1）呼吸困难：是最早出现和最突出的症状。

（2）发绀：是慢性呼吸衰竭最典型的表现。

（3）精神、神经症状：慢性呼吸衰竭伴 CO_2 潴留时，表现为先兴奋后抑制现象。早期表现：烦躁不安，昼睡夜醒（**注意**：此时切忌用镇静、催眠药，以防加重 CO_2 潴留，促发肺性脑病）；严重时出现神志淡漠、抽搐、昏迷等 CO_2 麻醉现象，称肺性脑病。

（4）循环系统症状：早期血压升高、心动过速、头痛，严重者血压下降、心动过缓和心律失常。（**注意**：CO_2 潴留可使皮肤血管充血，皮肤温暖多汗；球结膜充血水肿；脑血管扩张产生搏动性头痛）。

（5）其他：上消化道出血、蛋白尿或氮质血症、黄疸等。

三、辅助检查

动脉血气分析是诊断呼吸衰竭最主要的依据。诊断标准同上。

四、治疗要点

（1）保持呼吸道通畅是纠正缺氧和 CO_2 潴留的重要措施。

（2）氧疗：缺氧和伴有 CO_2 潴留的患者低浓度持续给氧。

（3）呼吸兴奋剂的应用：可增加通气量。使用原则：① 保持呼吸道通畅前提下使用；② 以中枢抑制为主，通气量不足引起的呼吸衰竭；③ 以肺换气功能障碍为主所导致的呼吸衰竭患者，不宜使用。常用药物有尼可刹米、咯贝林等，以尼可刹米（可拉明）最常用。

（4）纠正酸碱平衡失调和电解质紊乱。

（5）抗感染及并发症的治疗。

五、护理问题

① 气体交换受损；② 清理呼吸道无效。

六、护理措施及健康教育

（1）保持呼吸道通畅的前提下，合理用氧：Ⅱ型呼吸衰竭采用低流量（1～2 L/分）、低浓度（25%～29%）鼻导管持续给氧。吸氧后患者呼吸困难缓解、发绀减轻、心率减慢，表明氧疗有效；呼吸过缓或意识障碍加深，警惕 CO_2 潴留。

（2）病情观察：密切观察生命体征及神志改变，及时发现肺性脑病及上消化道出血。对烦躁不安的患者慎用吗啡等镇静药，以防引起呼吸抑制。

（3）用药护理：应用呼吸兴奋药后，如出现颜面潮红、面部肌肉震颤、烦躁不安等现象，表示呼吸兴奋药过量。

【考点练习】

1. 呼吸衰竭的患者，在临床上出现最早的症状是（　　）。

A. 胸部疼痛　　　　　　B. 呼吸困难　　　　　　C. 咯血

D. 发绀　　　　　　　　E. 精神错乱

2. 吸气性呼吸困难严重可出现"三凹症"，是指（　　）。

A. 胸骨上窝、锁骨上窝、肋间隙在吸气时明显下陷

B. 胸骨上窝、锁骨上窝、肋间隙在呼气时明显下陷

C. 胸骨上窝、锁骨上窝、纵膈在吸气时明显下陷

D. 胸骨上窝、锁骨上窝、纵膈在呼气时明显下陷

E. 胸骨上窝、锁骨下窝、纵膈在吸气时明显下陷

3. 呼吸衰竭发生时，最早因缺氧发生损害的组织器官是（　　）。

A. 大脑　　　　　　　　B. 心脏　　　　　　　　C. 肝脏

D. 肾脏　　　　　　　　E. 肺脏

4. 呼吸衰竭的患者，呼吸中枢兴奋性下降，应使用的药物是（　　）。

A. 卡托普利　　　　　　B. 酚妥拉明　　　　　　C. 头孢曲松

D. 可拉明　　　　　　　E. 沙丁胺醇

5. 慢性呼吸衰竭的患者，医嘱给予洛贝林静脉滴注，提示患者可能存

在（　　）。

　　A. 心功能衰竭　　　　　B. 外周循环衰竭　　　C. 尿量减少

　　D. 呼吸中枢抑制　　　　E. 严重感染

6. 患者，男性，65 岁。确诊慢性阻塞性肺部疾病多年，加重 1 周入院。现痰多不易咳出，昼睡夜醒，头痛、烦躁，神志恍惚。晨间护理时发现患者神志淡漠，应考虑（　　）。

　　A. 呼吸性碱中毒　　　　B. 痰液阻塞　　　　　C. 肺性脑病先兆

　　D. 休克早期　　　　　　E. 脑疝先兆

7. 慢性呼吸衰竭患者最早、最突出的临床表现是（　　）。

　　A. 神经精神症状　　　　B. 发热　　　　　　　C. 咳嗽

　　D. 发绀　　　　　　　　E. 呼吸困难

8. 纠正缺氧和二氧化碳潴留最重要的措施是（　　）。

　　A. 氧气疗法　　　　　　B. 保持气道的通畅　　C. 增加通气量

　　D. 纠正酸碱平衡失调　　E. 提高呼吸系统兴奋性

9. 呼吸衰竭患者出现下列哪种情况可考虑使用呼吸兴奋剂（　　）。

　　A. 吸氧后仍有呼吸困难　　B. 吸氧后仍有嗜睡、神志恍惚现象

　　C. 吸氧后心率增快、血压下降明显

　　D. 吸氧后呼吸明显受到抑制，通气量不足时

　　E. 导致呼吸衰竭的原发病因为 COPD

10. 患者，男性，66 岁。因近日咳嗽、咳痰、气促明显，神志不清、发绀而入院。既往有肺气肿病史。动脉血气分析：pH 7.13，PaO_2 52 mmHg，$PaCO_2$ 61 mmHg，应考虑（　　）。

　　A. 肺心病　　　　　　　B. 肺炎　　　　　　　C. 左心衰竭

　　D. 呼吸衰竭　　　　　　E. 肺癌

11. 患者，男性，68 岁。肺心病，近半个月来咳嗽、咳痰，今晨呼吸困难加重，神志恍惚，烦躁不安。查体：体温 36.4℃，脉搏 120 次/分，血压 130/80 mmHg，呼吸 38 次/min，口唇发绀，两肺底闻及湿啰音。患者最可能出现的并发症是（　　）。

　　A. 心力衰竭　　　　　　B. 上消化道出血　　　C. 急性肾衰竭

　　D. 呼吸衰竭　　　　　　E. DIC

12. 患者，男性，65 岁。因慢性支气管炎、肺部感染、呼吸衰竭入院。护理体检：气促，不能平卧，痰粘呈黄色，不易咳出。血气分析：PaO_2 45 mmHg，$PaCO_2$ 75 mmHg。给其氧疗时氧浓度和氧流量应为（　　）。

　　A. 29%，2 L/min　　　　B. 33%，3 L/min

C. 37%，4 L/ min　　　　　　D. 41%，5 L/ min

E. 45%，6 L/ min

13. 患者，男性，67 岁。因呼吸衰竭入院，应用辅助呼吸和呼吸兴奋剂过程中，出现恶心、呕吐、烦躁、面颊潮红、肌肉颤动等现象，考虑为（　　）。

A. 肺性脑病先兆　　　　B. 呼吸兴奋剂过量　　　　C. 痰液堵塞

D. 通气量不足　　　　　E. 呼吸性酸中毒

14. 患者，男性，78 岁。诊断为 Ⅱ 型呼吸衰竭，表现为呼吸困难，发绀明显，血气分析结果为：PaO_2 50 mmHg，$PaCO_2$ 76 mmHg，该患者的氧疗方式应是（　　）。

A. 2~4L/min 鼻导管吸氧　　　　B. 2~4L/min 间歇呼吸

C. 1~2L/min 持续鼻导管吸氧　　　　D. 低流量间歇吸氧

E. 4~6L/min 酒精湿化吸氧

15. 患者，女性，66 岁。慢性阻塞性肺气肿 10 年，慢性肺源性心脏病 5 年，本次因慢性呼吸衰竭入院，护士查房时发现患者兴奋、多汗、颜面发红、球结膜水肿。考虑该患者发生了（　　）

A. Ⅰ 型呼吸衰竭　　　　B. 二氧化碳潴留　　　　C. 电解质紊乱

D. 呼吸兴奋药过量　　　　E. 并发心力衰竭

【参考答案】

序号	1	2	3	4	5	6	7	8	9	10
答案	B	A	A	D	D	C	E	B	D	D
序号	11	12	13	14	15	16	17	18	19	20
答案	D	A	B	C	B					

第二章　循环系统疾病病人的护理

第一节　概　述

循环系统由心脏、血管和调节血液循环的神经体液系统组成。血液循环可分为体循环与肺循环两个部分。

一、心　脏

心脏有 4 个腔：左心房、右心房、左心室和右心室。左心房、室之间通过二尖瓣相通，右心房、室之间通过三尖瓣相通。

心壁由内向外可分为心内膜、心肌层和心外膜三层。正常情况下心室的除极方向是由心内膜到心外膜。心内膜衬贴于心房、心室的内面，薄而光滑。心外膜被覆于心肌表面，为浆膜心包的脏层，其与心包壁层形成心包腔，心包腔内液体有 15 ~ 50 ml，可起到润滑的生理作用。

心脏自身的血液供应主要来自于冠状动脉，有左、右冠状动脉两支。左冠状动脉分为前降支和回旋支，主要负责左心房、左心室前壁、侧壁及室间隔前 2/3 部位心肌的血液供应。右冠状动脉主要供给右心房、右心室、左心室后壁、室间隔后 1/3 部位的心肌和窦房结、房室交界区等。

心脏的正常心电活动起源于窦房结，沿心脏的特殊传导系统（窦房结、结间束、房室结、希氏束、左束支、右束支、浦肯野纤维）通道下传。

二、血　管

分为动脉、静脉和毛细血管。动脉将心脏输出的血液运送到全身器官；静脉则把全身各器官的血液带回心脏。毛细血管是位于动脉与静脉之间的微小血管，是进行物质交换的场所。

三、神经体液调节

支配心脏的传出神经为交感神经系统的心交感神经和副交感神经系统

的迷走神经。

【考点练习】

1. 二尖瓣的解剖位置是（　　）。

A. 左心房与左心室之间　　B. 左心房与肺静脉之间

C. 右心室与肺动脉之间　　D. 左心房与主动脉之间

E. 右心房与右心室之间

2. 心包腔内液体的生理作用是（　　）。

A. 维持心包腔内压力　　　B. 润滑作用　　　　C. 营养心肌

D. 免疫作用　　　　　　　E. 维持心肌张力

3. 心脏自身的血液供应主要来自于（　　）。

A. 主动脉　　　　　　　　B. 锁骨下动脉　　　C. 冠状动脉

D. 肺动脉　　　　　　　　E. 肺静脉

4. 下列具有自律性的心肌细胞为（　　）。

A. 心房肌细胞　　　　　　B. 心室肌细胞　　　C. 乳头肌细胞

D. 心内膜细胞　　　　　　E. 窦房结

5. 心脏正常窦性心律的起搏点是（　　）。

A. 心房　　　　　　　　　B. 窦房结　　　　　C. 房室结

D. 希氏束　　　　　　　　E. 左心室

6. 正常情况下心室的除极方向是（　　）。

A. 由心内膜到心外膜　　　B. 由心外膜至心内膜

C. 由心底到心尖　　　　　D. 由心尖到心底　　E. 由右到左

7. 三尖瓣的解剖位置是（　　）。

A. 左心房与左心室之间　　B. 左心房与肺静脉之间

C. 右心室与肺动脉之间　　D. 左心房与主动脉之间

E. 右心房与右心室之间

8. 不属于心脏传导系统的是（　　）。

A. 窦房结　　　　　　　　B. 房室结　　　　　C. 冠状窦

D. 浦肯野纤维网　　　　　E. 结间束

【参考答案】

序号	1	2	3	4	5	6	7	8
答案	A	B	C	E	B	A	E	C

第二节　循环系统疾病常见症状体征的护理

一、心源性呼吸困难及护理

特点：劳累加重，休息缓解；平卧时加重，坐位时减轻。

1. 病　因

最常见的病因是左心衰竭。

2. 临床表现

（1）劳力性呼吸困难：是最早出现，也是最轻的呼吸困难。

（2）阵发性夜间呼吸困难：是心源性呼吸困难最典型的表现。常发生在夜间睡眠中突然憋醒，被迫坐起，呼吸深快，可闻及哮鸣音，称为"心源性哮喘"。（**注意**：阵发性夜间呼吸困难发生机制：①平卧时回心血量增加，肺淤血加重；②夜间迷走神经兴奋，小支气管收缩；③横膈抬高，肺活量减小。）

（3）端坐呼吸：被迫高枕卧位、半卧位、端坐时，呼吸困难才能减轻。体位越高，左心衰的程度越重。

（4）急性肺水肿：是心源性呼吸困难最严重的表现，其特异性的症状是咳粉红色泡沫痰。

3. 护理措施

（1）提高活动耐力：根据心功能情况，制订活动计划。

（2）给氧：根据缺氧程度调节氧流量，中等流量（2～4L/min）、中等浓度（29%～37%）。

（3）用药观察：静脉输液时严格控制滴速，20～30 滴/ min，防止急性肺水肿发生。

二、心前区疼痛及护理

1. 病　因

冠心病（心绞痛、心肌梗死）是引起心前区疼痛最常见的原因。

2. 临床表现

典型疼痛位于胸骨后，呈阵发性压榨样痛，常伴有焦虑、濒死感。心绞痛常因活动或情绪激动等诱发，休息或含服硝酸甘油多能缓解。心肌梗死时休息或含服硝酸甘油多不能缓解，还可有冷汗、血压下降等现象。

3. 护理措施

（1）病情观察：注意观察心前区疼痛的部位、性质、程度、时间、诱因、伴随症状等。

（2）减轻疼痛，预防复发：创建良好的休息环境，遵医嘱给予镇静药、镇痛药及病因治疗。

（3）心理护理：消除对疼痛的恐惧感。

三、心悸及护理

1. 病　因

各种心律失常是引起心悸最常见的原因。心悸是心律失常最常见的表现。

2. 护理措施

（1）病情观察：观察脉搏、心率，时间不少于 1 分钟，必要时做心电图和血压的监护。

（2）心理护理：向患者说明发病原因和对患者有何影响，减轻焦虑。

（3）增加休息时间：睡前可用小剂量镇静药以改善睡眠，指导患者不食刺激性食物和饮料及易引起心悸的药物。

四、心源性水肿及护理

1. 病　因

引起心源性水肿的主要原因是右心衰竭或全心衰竭。

2. 临床表现

心源性水肿的特点是对称、下垂、凹陷。站立位首先出现足踝部、胫前，卧床常发生在背、骶尾、会阴部。

3. 护理措施

（1）休息与饮食：多卧床休息，下肢抬高，给予低盐，限制液体摄入量。

（2）病情观察：定期测体重，观察尿量、体重及水肿消长情况，监测血电解质变化。严格记录 24 小时出入液量，入液量为前 1 天尿量加 500 ml。

（3）皮肤护理：如需使用热水袋取暖，水温不宜过高，以 40℃～50℃为宜；保持会阴部皮肤清洁、干燥；预防压疮。

【考点练习】

1. 区别心源性、肺源性呼吸困难主要观察（　　）。

A. 是否有端坐位呼吸　　　　B. 是否为劳力性呼吸困难

C. 是否有发绀和杵状指　　　　D. 是否有呼吸急促和三凹征

E. 是否易在夜间发作

2. 心源性水肿一般最先发生于（　　）。

A. 胸部　　　　　　　　　B. 眼睑　　　　　　　　　C. 腹部

D. 背部　　　　　　　　　E. 踝部

3. 护理心悸明显的病人不正确的方法是（　　）。

A. 卧床休息　　　　　　　B. 清除焦虑　　　　　　　C. 不能用镇静剂

D. 心电监护　　　　　　　E. 调整饮食

4. 心源性水肿病人不妥的护理措施是（　　）。

A. 保持会阴部清洁　　　　B. 观察尿量和体重的变化

C. 输液一般 20～30 滴/分为宜　D. 每日入液量 500 ml 左右

E. 钠盐的限制应根据心功能情况而定

5. 急性肺水肿特异性的表现是（　　）。

A. 大汗淋漓　　　　　　　B. 发绀　　　　　　　　　C. 烦躁不安

D. 咳粉红色泡沫痰　　　　E. 呼吸困难

6. 心前区疼痛最常见的原因，正确的是（　　）。

A. 冠心病　　　　　　　　B. 急性心包炎　　　　　　C. 急性心肌炎

D. 肋间神经炎　　　　　　E. 急性主动脉夹层动脉瘤

7. 心源性呼吸困难最严重的为（　　）。

A. 劳力性呼吸困难　　　　B. 阵发性夜间呼吸困难

C. 端坐呼吸　　　　　　　D. 心源性哮喘　　　　E. 急性肺水肿

8. 心源性水肿最常见的原因是（　　）。

A. 左心衰竭　　　　　　　B. 心包炎　　　　　　　　C. 右心衰竭

D. 心肌炎　　　　　　　　E. 心肌病

9. 心源性水肿常首先表现为（　　）。

A. 心前区水肿　　　　　　B. 眼睑水肿　　　　　　　C. 腹水

D. 胸腔积液或心包积液　　E. 足踝部、胫骨前水肿

10. 患者，女性，30 岁。风湿性心脏病二尖瓣狭窄 10 年。近 1 个月常于夜间憋醒，呼吸深快，伴有哮鸣音，端坐后可稍缓解。对夜间易发生喘憋的机制，正确的叙述是（　　）。

A. 平卧回心血量增加　　　　B. 隔肌抬高/下降
C. 交感神经张力增加　　　　D. 小支气管舒张
E. 全身小动脉痉挛

【参考答案】

序号	1	2	3	4	5	6	7	8	9	10
答案	E	E	C	D	D	A	E	C	E	A

第三节　心力衰竭

在静脉回流正常的情况下，由于原发性的心脏损害，心肌收缩力下降，心排血量减少，致肺循环和（或）体循环静脉淤血，不能维持机体代谢需要的一组临床综合征，称为心力衰竭。心力衰竭按发生的部位可分为左心、右心和全心衰竭；按发展速度可分为急性心力衰竭和慢性心力衰竭，以慢性心力衰竭居多。

一、慢性心力衰竭

特征性的症状为呼吸困难和乏力，特征性的体征为水肿。

1. 心功能测评

（1）心功能分级。根据患者的自觉活动能力将心功能分为四级。

表 2-3-1　心功能分级

分级	表　现	护　理
I 级	体力活动不受限制	避免重体力劳动和剧烈运动
II 级	体力活动轻度受限，日常活动即引起乏力、气急、心悸	适当轻体力工作和家务劳动
III 级	体力活动明显受限，稍事活动即引起乏力、气急、心悸	严格限制一般的体力劳动
IV 级	体力活动重度受限，休息时亦乏力、气急、心悸	绝对卧床休息
注意：心功能分级总结（一不限、二小限、三大限、四全限）。活动要求（一正二轻三受限，四级卧床是关键）		

（2）心衰分度。测定6分钟步行距离，患者尽可能快走，步行距离＜150m为重度心衰，150~450m为中度心衰，＞450m为轻度心衰。

2. 病　因

（1）原发性心肌损害：如冠心病、心肌梗死、心肌疾病等。

（2）心脏负荷过重。

表2-3-2　心脏负荷过重所见疾病

分类	所见疾病	巧记
容量负荷（前负荷）	心脏瓣膜关闭不全（如二尖瓣、主动脉瓣关闭不全）； 间隔缺损（房间隔缺损、室间隔缺损、动脉导管未闭）； 全身血容量增多疾病	两不全 两缺损 血量多
压力负荷（后负荷）	高压（高血压、肺动脉高压） 狭窄（主动脉瓣狭窄、肺动脉瓣狭窄）	两高压 两狭窄
注意：左心室后负荷过重（高血压、主动脉瓣狭窄）；右心室后负荷过重（肺动脉高压、肺动脉瓣狭窄）		

3. 诱　因

感染是最重要的诱因，特别是呼吸道感染，其他包括心律失常、血容量增加、情绪激动、过度劳累、洋地黄用量不足或过量等。（**注意**：心力衰竭、呼吸衰竭、肾功能衰竭最重要的诱因均为感染）。

4. 临床表现

（1）左心衰竭：主要表现为肺循环淤血和心排血量降低。

①症状：最早出现的是劳力性呼吸困难，最典型的是阵发性夜间呼吸困难，最严重者可发生急性肺水肿。早期出现咳嗽、咳白色泡沫样痰为其特点。发生急性肺水肿则咳大量粉红色泡沫痰。

②体征：心率加快，心尖区舒张期奔马律，两肺底湿啰音。交替脉是左心衰竭的特征性体征。

（2）右心衰竭：主要表现为体循环静脉淤血。

①症状：恶心、呕吐、食欲缺乏、少尿、夜尿、肝区胀痛等。

②体征：出现低垂部位的水肿。颈静脉怒张是右心衰竭的主要体征。肝颈静脉回流征阳性则更具特征性。（**注意**：颈静脉怒张除了右心衰竭外，还见于缩窄性心包炎、上腔静脉阻塞。）

5. 辅助检查

（1）X 线检查：是慢性肺淤血的主要依据。

（2）超声心动图：是诊断心力衰竭最主要的仪器检查，能更准确反映心腔大小、瓣膜结构及心脏收缩功能。射血分数（LVEF）可反应心脏收缩功能，正常射血分数 > 50%。

（3）其他检查：血浆 B 型利钠肽（BNP）、放射性核素检查、心-肺吸氧运动试验、有创性血流动力学检查。

6. 治疗要点

主要有病因治疗、一般治疗及药物治疗 3 类。药物治疗的主要原则为强心、利尿、扩血管。

（1）病因治疗：治疗基础疾病，消除诱因。

（2）减轻心脏负荷。

① 休息：限制体力活动，避免精神紧张，减轻心脏负荷。

② 饮食护理：限制钠盐摄入，少食多餐。水肿明显时应限制水摄入量。

③ 吸氧：2 ~ 4 L/min 持续给氧。

④ 利尿药：是心力衰竭治疗中最常用的药物，通过排钠、排水减轻液体潴留，减轻容量负荷。利尿药分排钾和保钾两类。

a. 排钾类利尿药：常用药有襻利尿药如呋塞米，噻嗪类利尿药如氢氯噻嗪等，利尿的机制为阻碍钠、钾、氯化物的重吸收。不良反应是易引起低钠、低钾、低氯性碱中毒，干扰糖和胆固醇代谢。

b. 保钾类利尿药：常用药有螺内酯、氨苯蝶啶等。与排钾类合用以防止低钾血症的发生。

（3）扩血管药物：通过扩张动脉，减轻心脏后负荷；通过扩张静脉，减轻心脏前负荷。

表 2-3-3　扩血管药物

种类	代表药物	作用机制	减轻负荷
硝酸酯制剂	硝酸甘油	扩张小静脉	减轻心脏前负荷
血管紧张素转换酶抑制剂（ACEI）	卡托普利、依那普利	扩张小动脉	减轻心脏后负荷
血管紧张素受体拮抗剂（ARB）	氯沙坦、缬沙坦	扩张小动脉	减轻心脏后负荷
α_1 受体阻滞剂	哌唑嗪	扩张小动脉为主	减轻心脏后负荷

（4）正性肌力药：是治疗心衰的主要药物，适用于收缩性心力衰竭，伴快速心律失常的患者作用最佳。

①洋地黄制剂：是临床最常用的强心药。机制是增强心肌收缩力，减慢心室率。

1）适应症：

对充血性心力衰竭，尤其对伴有心房颤动和心室率增快的心力衰竭效果较好。对心房扑动和室上性心动过速也均有效。

2）禁忌症：

绝对禁忌症：洋地黄类中毒或过量者。

禁忌症：急性心肌梗死24小时内、重度二尖瓣狭窄、严重房室传导阻滞、梗阻性肥厚型心肌病等。

3）洋地黄类治疗心力衰竭有效的指标：

用药后呼吸困难缓解，水肿消退，尿量增加，发绀减轻，是强心苷治疗有效的指标。

4）洋地黄类制剂：

a. 地高辛：为口服制剂，维持量为 0.25mg，1 次/d（维持量法治疗）连续口服 7 天后血浆浓度可达稳态。常用于中度或慢性心力衰竭的维持治疗。

b. 毛花苷 C：常为静脉注射制剂，作用较地高辛快，每次 0.2~0.4mg/次，稀释后静脉注射，24 小时总量 0.8~1.2mg。适用于急性心力衰竭或慢性心力衰竭加重时，尤其适用于心力衰竭伴快速心房颤动者。

5）毒性反应的表现：

a. 心脏反应：是较严重的毒性反应，表现为各种心律失常，室早二联律最为常见。常有室上性心动过速伴房室传导阻滞、窦性心动过缓。（注意：长期使用洋地黄后心律变得不规则，心电图示 ST 出现鱼钩样改变，应注意有发生洋地黄中毒的危险。）

b. 胃肠道反应：是最常见的中毒症状，表现为食欲缺乏、恶心、呕吐。

c. 神经系统反应：头痛、头晕、倦怠、视物模糊、黄绿视等。

②β 受体兴奋剂：常用药物有多巴胺和多巴酚丁胺，特别适用于急性心肌梗死伴心力衰竭者。

③磷酸二酯酶抑制剂：常用药有米力农和氨力农，具有正性肌力作用和扩张周围血管作用。

（5）β 受体阻滞剂：对抗交感神经的活性，抑制心肌重塑。从小剂量开始，逐渐增加并长期维持。有支气管哮喘、心动过缓、房室传导阻滞或不能耐受者禁用，常用药物有普萘洛尔等。

二、心力衰竭的护理

1. 护理问题

① 气体交换受损；② 体液过多；③ 有皮肤完整性受损的危险；④ 活动无耐力；⑥ 潜在并发症：洋地黄中毒。

2. 护理措施

（1）休息与活动：身心休息。焦虑患者，必要时给予镇静药。长期卧床的患者做下肢被动运动和肌肉按摩，用温水浸泡下肢促进血液循环，防止下肢静脉血栓形成，下肢静脉血栓脱落最易导致肺栓塞。

（2）饮食护理：限制食盐 < 5 g/d，以减少水钠潴留，减轻右心前负荷。给予富含营养、高蛋白、高维生素、高纤维、易消化的清淡饮食，少食多餐，避免过饱。（注意：当出现胃肠道淤血症状时，应避免粗纤维饮食，以免刺破胃肠道血管引起出血。）

（3）病情观察：① 观察有无呼吸困难加重、心率增快、烦躁、面色苍白、尿量减少等症状；② 定期观察水、电解质变化及酸碱平衡情况，每日测体重，准确记录出入量。

（4）保持大便通畅：饮食中增加膳食纤维，大便时勿用力，必要时使用缓泻药，但禁忌大剂量灌肠，以免增加心脏负担。

（5）吸氧：慢性心力衰竭给予中等流量（2 ~ 4 L/min）、中等浓度（29% ~ 37%）吸氧。

（6）控制输液速度，一般 20 ~ 30 滴/min。

（7）用药护理。

① 利尿药：宜在早晨或白天使用。

a. 排钾利尿药：易出现低血钾表现（腹胀、肠鸣减弱、乏力、心电图见明显 U 波），口服钾盐应在饭后或与果汁同服；严密观察水、电解质变化，以防出现低钾、低镁、低钠血症。

b. 保钾利尿药：易致高血钾，少尿、无尿者慎用。

② 血管扩张药：严密监测血压，防止发生直立性低血压。硝酸酯制剂不良反应有头痛、面红、心动过速、血压下降等。硝普钠静脉滴注时应严格掌握滴速。

③ 洋地黄类药物：心肌损害、低血钾、严重缺氧、肾衰竭、高血钙，老年人等易导致洋地黄中毒。

1) 毒性反应处理：

a. 停用洋地黄类药。

b. 对快速心律失常，停用排钾利尿药，补充钾盐、镁盐。

C. 纠正心律失常：对缓慢心律失常，可使用阿托品治疗。对快速心律失常，使用苯妥英钠或利多卡因。

2) 用药注意事项：

a. 当患者脉搏 < 60 次/min 或节律由规则变为不规则（如果婴幼儿脉搏 < 80 次/min），应暂停服药并通知医生。

b. 静脉给药时务必稀释后缓慢静注，观察患者用药后的反应，同时监测心律、脉率、心电图及血压变化。

C. 如与钙剂合用，应间隔 4 小时以上。

三、急性心力衰竭

临床最常见的是急性左心衰竭。主要表现为急性肺水肿和心源性休克。

1. 病因

见于急性广泛心肌梗死、高血压急症、严重心律失常、输液过多过快等。

2. 临床表现

突发严重呼吸困难（呈端坐呼吸，呼吸频率达 30 ~ 50 次/min），频繁咳嗽，咳大量粉红色泡沫样痰甚至休克。查体：两肺布满湿啰音和哮鸣音，心尖区舒张期奔马律。

3. 治疗要点

（1）体位：取坐位或半卧位，两腿下垂以减少静脉回流。

（2）吸氧：给予高流量（6 ~ 8 L/min），可减少肺泡内毛细血管渗出液；乙醇湿化（浓度 20% ~ 30%），可降低肺泡及气管内泡沫的表面张力，改善肺泡通气。

（3）遵医嘱用药：多静脉给药。

① 吗啡：具有镇静、扩张静脉和小动脉的作用，减轻心脏负荷。注意有无呼吸抑制。

② 利尿药：静脉推注呋塞米 20~40mg，具有扩张静脉，快速利尿、降低心脏前负荷的作用。

③ 血管扩张药：硝普钠缓慢静脉滴注。扩张小动脉和小静脉，降低心脏前、后负荷。现用现配，避光滴注，监测血压，用药时间不能连续超过 24

小时；硝酸甘油扩张小静脉，降低心脏前负荷。

④ 强心药：毛花苷丙 0.4mg 缓慢静脉注射，观察有无洋地黄中毒。

⑤ 平喘药：氨茶碱缓慢静脉滴注，缓解支气管痉挛。

【考点练习】

1. 下列药物静脉滴注过程中需严密监测血压的是（　　）。

A. 利多卡因　　　　　　B. 氨茶碱　　　　　C. 胺碘酮

D. 硝普钠　　　　　　　E. 呋塞米

2. 服用下列药物时，需常规测量脉搏或心率的是（　　）。

A. 普萘洛尔　　　　　　B. 地西泮　　　　　C. 洋地黄

D. 泼尼松　　　　　　　E. 氯丙嗪

3. 导致左心室压力负荷过重的病因是（　　）。

A. 二尖瓣关闭不全　　　B. 主动脉瓣关闭不全

C. 甲状腺功能亢进　　　D. 高血压　　　　　E. 肺动脉瓣狭窄

4. 慢性左心衰竭患者最主要的临床表现是（　　）。

A. 咳嗽　　　　　　　　B. 心悸　　　　　　C. 下肢水肿

D. 肝脏肿大　　　　　　E. 呼吸困难

5. 右心衰竭主要临床症状出现的病理生理基础是（　　）。

A. 肺循环淤血　　　　　B. 体循环淤血　　　C. 心肌损害

D. 心室重构　　　　　　E. 血流动力学改变

6. 右心衰竭患者的特征性体征是（　　）。

A. 肺动脉瓣区第二心音亢进　　　　　　B. 肝大和压痛

C. 水肿　　　　　　　　D. 肝颈静脉反流征阳性

E. 双肺可闻及哮鸣音

7. 急性左心衰竭的护理诊断首先是（　　）。

A. 体液增加　　　　　　B. 气体交换受损　　C. 恐惧

D. 心排出量减少　　　　E. 主动脉高压

8. 导致左心衰竭症状的原因主要是（　　）。

A. 高血压　　　　　　　B. 肺循环淤血　　　C. 体循环淤血

D. 循环血量减少　　　　E. 心室重构

9. 临床治疗心力衰竭时，应用洋地黄的主要目的是（　　）。

A. 增强心肌收缩力　　　B. 增快心室率　　　C. 调节心肌耗氧量

D. 抑制心脏传导系统　　E. 提高异位起搏点的自律性

10. 需避光使用的药物是（　　）。

A. 垂体后叶素　　　　　B. 尼可刹米　　　　　C. 硝普钠

D. 脂肪乳　　　　　　　E. 复方氨基酸

11. 冠心病引起心力衰竭的原因是（　　）。

A. 长期高脂饮食　　　　B. 心肌收缩无力　　　C. 长期高血糖

D. 长期吸烟　　　　　　E. 高血压

12. 慢性心功能衰竭患者经保守治疗，病情好转出院。患者做出以下哪项陈述，表明其还没充分了解出院指导（　　）。

A. 如果我睡不好觉，只能坐能睡着，我应当来复诊。

B. 如果我呼吸越来越短，越来越急，我应当来复诊。

C. 如果我饮食没变化，但体重越来越重，我应当来复诊。

D. 如果我把开的药都吃完，病情没什么变化，就来复诊继续开药。

E. 如果我咳嗽、发烧，应当先把剩下的抗生素吃掉，然后来复诊。

13. 护士准备按医嘱给患者注射西地兰 0.1 mg，西地兰针剂的剂型是 0.4 mg/2 ml。护士应该注射的毫升数是（　　）。

A. 0.1 ml　　　　　　　B. 0.2 ml　　　　　　C. 0.3 ml

D. 0.4 ml　　　　　　　E. 0.5 ml

14. 心脏前负荷过重见于（　　）。

A. 高血压　　　　　　　B. 主动脉瓣狭窄　　　C. 二尖瓣狭窄

D. 肺动脉高压　　　　　E. 二尖瓣关闭不全

15. 减轻心脏前负荷的护理措施不包括（　　）。

A. 低盐饮食　　　　　　B. 高热量饮食　　　　C. 半卧位

D. 两腿下垂　　　　　　E. 控制输液速度

16. 直接引起心脏后负荷加重的瓣膜病为（　　）。

A. 主动脉瓣狭窄　　　　B. 主动脉瓣关闭不全　C. 二尖瓣狭窄

D. 二尖瓣关闭不全　　　E. 三尖瓣关闭不全

17. 引起右心室压力负荷过重的疾病是（　　）。

A. 严重贫血　　　　　　B. 肺动脉高压

C. 肺动脉瓣关闭不全　　D. 三尖瓣关闭不全　　E. 高血压

18. 左心功能不全最早出现的呼吸困难是（　　）。

A. 端坐呼吸　　　　　　B. 阵发性夜间呼吸困难

C. 急性肺水肿　　　　　D. 劳力性呼吸困难　　E. 心源性哮喘

19. 慢性左心衰竭最典型的临床表现是（　　）。

A. 劳力性呼吸困难　　　B. 夜间阵发性呼吸困难

C. 端坐呼吸　　　　　　D. 咳嗽咳痰　　　　　E. 嗜睡

20. 左心衰竭的早期脉搏表现是（　　）。

A. 脉搏短绌　　　　　　　B. 缓脉　　　　　　　　C. 奇脉

D. 交替脉　　　　　　　　E. 水冲脉

21. 以下属于右心衰竭的表现是（　　）。

A. 咳嗽　　　　　　　　　B. 咳痰　　　　　　　　C. 交替脉

D. 肝脏肿大　　　　　　　E. 肺部湿啰音

22. 对心力衰竭病人输液，应严格限制滴速在每分钟（　　）。

A. 20～30 滴　　　　　　　B. 30～40 滴　　　　　　C. 40～50 滴

D. 不超过 60 滴　　　　　　E. 不超过 80 滴

23. 左心室的射血分数正常值为（　　）。

A. >50　　　　B. >60　　　　C. >40　　　　D. >30　　　　E. >70

24. 下列心衰治疗中不属于减轻心脏负荷的措施是（　　）。

A. 身心休息　　　　　　　B. 低盐饮食、给氧

C. 使用利尿剂　　　　　　D. 应用扩血管药物

E. 使用洋地黄类药物

25. 患者，女性，56 岁。因胸闷、咳嗽、咳痰、呼吸困难、尿少就诊，既往有风湿性心脏病二尖瓣狭窄。考虑患者出现了心力衰竭，在饮食护理上患者要低盐饮食。其原因是（　　）。

A. 提高心肌收缩力　　　　B. 减轻肾脏负担

C. 减轻肺水肿　　　　　　D. 减少液体潴留　　　　E. 避免肝脏受损

26. 一位长期接受治疗的心力衰竭病人，再次出现乏力、腹胀、心慌等症状，心率 120 次/分，心电图见明显 U 波，正确的处理措施是（　　）。

A. 加大洋地黄用量　　　　B. 立即静脉推注呋塞米

C. 静脉滴注碳酸氢钠　　　D. 补充氯化钾　　　　　E. 肌注硫酸镁

27. 患者，男性，72 岁。患高血压性心脏病 9 年，近 1 年来患者明显感觉体力下降，低于平时一般活动即感心悸、呼吸困难。护士判断此患者目的心功能处于（　　）。

A. 代偿期　　　　　　　　B. Ⅰ级　　　　　　　　C. Ⅱ级

D. Ⅲ级　　　　　　　　　E. Ⅳ级

28. 洋地黄与钙剂应避免同时使用，如有必要至少应间隔（　　）。

A. 2 小时　　　　　　　　B. 4 小时　　　　　　　C. 7 小时

D. 8 小时　　　　　　　　E. 10 小时

29. 洋地黄类药物使用的禁忌证是（　　）。

A. 充血性心力衰竭　　　　B. 肥厚梗阻性心肌病　　　C. 心房颤动

D. 室上性心动过速　　　　E. 心房扑动

30. 下列不是治疗心力衰竭的正性肌力药物的是（　　）。

A. 单硝酸异山梨醇酯　　　B. 地高辛　　　　　C. 多巴胺

D. 毛花苷 C　　　　　　　E. 多巴酚丁胺

31. 心力衰竭病人的饮食，不妥的是（　　）。

A. 低盐　　　　　　　　　B. 高热量　　　　　C. 富含维生素

D. 适量纤维素　　　　　　E. 少量，多餐

32. 心力衰竭病人低盐饮食主要是为了减轻（　　）。

A. 左心前负荷　　　　　　B. 左心后负荷　　　C. 右心前负荷

D. 右心后负荷　　　　　　E. 右心前、后负荷

33. 患者，男性，55 岁。因心力衰竭收住入院。采用地高辛治疗。护士查房时，患者主诉食欲明显减退，视力模糊，护士测心率 50 次/分，心律不齐，上述症状最可能的原因是（　　）。

A. 心力衰竭加重　　　　　B. 颅内压增高　　　C. 心源性休克

D. 低钾血症　　　　　　　E. 洋地黄中毒

34. 患者，女性，50 岁。因发热、咳嗽 3 天，病情加重来诊。查体：烦躁不安，气促，口唇发绀。T39℃，P110 次/min，R32 次/min。肺部可闻及较多细湿啰音，心音低钝，肝肋下 3 cm。对该患者的护理错误的是（　　）。

A. 面罩给氧　　　　　　　B. 置患者于半卧位　C. 避免各种刺激

D. 加快输液速度　　　　　E. 备好抢救物品

35. 患者，女性，50 岁。因心力衰竭入院，诊断为心功能 Ⅱ 级。患者应表现为（　　）。

A. 不能从事任何体力活动

B. 日常活动后出现呼吸困难，休息后缓解

C. 轻微活动后出现呼吸困难，休息后不易缓解

D. 一般活动不引起疲乏，呼吸困难

E. 休息时即有呼吸困难

36. 患者，男性，70 岁。高血压 15 年。受凉后出现剧烈头痛、头晕、呕吐。查：血压 200/130 mmHg，遵医嘱给予硝普钠降压。用药护理正确的是（　　）。

A. 提前配剂　　　　　　　B. 肌内注射　　　　C. 静脉推注

D. 快速滴注　　　　　　　E. 避光滴注

37. 患者，男性，55 岁。因心力衰竭使用洋地黄进行治疗。治疗期间的下列医嘱中，护士应对下列医嘱提出质疑和核对的是（　　）。

A. 氯化钾溶液静滴 　　　B. 生理盐水静滴 　　　C. 5%葡萄糖溶液静滴

D. 葡萄糖酸钙溶液静滴 　　E. 乳酸钠溶液静滴

38. 患者，女性，69 岁。有高血压病史 10 年。最近骑车上班时感到胸闷、乏力、气急，休息后缓解。该患者的心功能为（　　）。

A. Ⅰ级 　　　　　　　B. Ⅱ级 　　　　　　　C. Ⅲ级

D. Ⅳ级 　　　　　　　E. Ⅴ级

39. 张女士，38 岁。有慢性风湿性心脏病二尖瓣狭窄病史。近日轻度活动感到心悸、气促。此病人心功能分级为（　　）。

A. Ⅰ级 　　　　　　　B. Ⅱ级 　　　　　　　C. Ⅲ级

D. Ⅳ级 　　　　　　　E. 不能确定

40. 患者，男性，54 岁。既往高血压病史 10 年，一个月前出现疲乏症状，近日出现劳力性呼吸困难，经休息后缓解，患者最可能出现（　　）。

A. 慢性左心衰竭 　　　B. 急性肺水肿 　　　C. 高血压危象

D. 慢性右心衰竭 　　　E. 急性左心衰竭

41. 马女士，有风湿性心脏病史，因心源性水肿给予噻嗪类利尿剂治疗时，应特别注意预防（　　）。

A. 低钾血症 　　　　　B. 高钠血症 　　　　C. 低钠血症

D. 高钾血症 　　　　　E. 低镁血症

42. 患者，女性，71 岁。患有风湿性心脏病二尖瓣狭窄、慢性心力衰竭，进行强心、利尿、扩血管治疗，在使用洋地黄药物时，要注意患者有无禁忌症。下列属于应用洋地黄类药物禁忌症的疾病是（　　）。

A. 充血性心力衰竭 　　B. 三度房室传导阻滞

C. 心房颤动 　　　　　D. 室上性心动过滤 　　　E. 心房扑动

43. 患者，女性，68 岁。入院诊断：慢性心力衰竭遵医嘱服用地高辛每日 0.125 mg，某日患者将白墙看成黄墙，提示患者出现（　　）。

A. 心衰好转征象 　　　B. 心律恢复正常

C. 洋地黄药物中毒 　　D. 血钾过低 　　　　　E. 血纳过高

44. 患者，女性，50 岁。有风湿性心脏病二尖瓣狭窄、心力衰竭，进行强心、利尿、扩血管治疗。用药期间要注意有无洋地黄中毒表现，观察心电图变化，洋地黄中毒引起的心电图改变是（　　）。

A. ST 段压低 　　　　　B. ST 段抬高

C. ST 段出现鱼钩样改变 　D. T 波倒置 　　　　E. 出现 Q 波

45. 女性，52 岁。患风湿性心脏病二尖瓣狭窄 7 年余，近日上呼吸道感染后出现心力衰竭表现，乏力，稍事活动就心慌、憋气，伴有食欲减退、肝区胀痛、双下肢轻度水肿、双肺底湿啰音，心率 116 次/ min。护士应如何指导病人休息（　　）。

　　A. 活动不受限制　　　　　　　B. 从事轻体力活动

　　C. 增加睡眠时间，可起床做轻微活动

　　D. 卧床休息，限制活动量　　　E. 严格卧床休息，采取半卧位

46. 某风湿性心脏病患者，卧床 4 个多月，每天需作下肢被动活动和按摩，其目的是（　　）。

　　A. 促进末梢循环减少回心血量　　B. 防止肢体肌肉萎缩

　　C. 防止下肢静脉血栓形成　　　　D. 防止足部发生褥疮

　　E. 使病人舒适，促进睡眠

47. 患者，女性，50 岁。因咳嗽、咳痰、尿少、呼吸困难加重，既往有风湿性心脏病二尖瓣狭窄、心力衰竭。医生考虑患者有急性左心衰，进行强心、利尿、扩血管治疗，利尿剂的最佳使用时间是（　　）。

　　A. 早晨　　　　　B. 中午　　　　　C. 下午

　　D. 傍晚　　　　　E. 夜间

48. 患者，女性，50 岁。有风湿性心脏病二尖瓣狭窄、心力衰竭，进行强心、利尿、扩血管治疗，使用前需测心率的药物是（　　）。

　　A. 甲氧氯普胺　　　　　　　　B. 地高辛　　　　　　C. 普萘洛尔

　　D. 硫糖铝片　　　　　　　　　E. 肠溶阿司匹林

49. 胡女士，20 岁。因心悸、气急伴双下肢水肿 3 年，加重 3 天入院，诊为风湿性心脏病二尖瓣狭窄兼主动脉瓣关闭不全，心功能Ⅲ级，给予地高辛等药物治疗。护士在给她地高辛前，下列不需做的选项是（　　）。

　　A. 测血压　　　　　　　　　　B. 询问有无恶心

　　C. 询问有无呕吐　　　　　　　D. 询问有无色视

　　E. 测脉搏、心率、心律

50. 患者，女性，50 岁。因咳嗽、咳痰、尿少、呼吸困难加重，既往有风湿性心脏病二尖瓣狭窄、心力衰竭。医生考虑患者有急性左心衰，其咳嗽、咳痰的性质是（　　）。

　　A. 白色浆液样痰　　　　　　　B. 偶尔咳嗽，咳粉红色泡沫样痰

　　C. 频频咳嗽，咳大量粉红色样痰　D. 偶尔咳嗽，咳白色泡沫状痰

　　E. 痰中带血丝

51. 患者，女性，78 岁。因间断胸闷一周，一天前，于夜间突然被迫坐起，频繁咳嗽，严重气急，咳大量粉红色泡沫痰，既往患冠心病 10 年。考虑其发生左心衰、急性肺水肿，为减轻呼吸困难首先应采取的护理措施

（　）。

A. 高浓度吸氧　　　　　　B. 利尿，低盐饮食

C. 端坐，双腿下垂　　　　D. 平卧，抬高双腿　　　E. 皮下注射吗啡

52. 患者，男性，65岁。间断胸闷一周，一天前于夜间突然被迫坐起，频繁咳嗽，严重气急，咳大量粉红色泡沫痰，既往患冠心病10年。考虑该患者发生了左心衰、急性肺水肿，给氧方式应采用（　）。

A. 高流量，20%～30%乙醇湿化　　B. 低流量，30%～50%乙醇湿化

C. 高流量，10%～20%乙醇湿化　　D. 低流量，10%～20%乙醇湿化

E. 持续低流量给氧

（53~55题共用题干）

患者，女性，62岁。因心脏病住院治疗，遵医嘱服用洋地黄类药物治疗，护士今天在观察患者脉搏时，发现每隔1次正常搏动后出现1次期前收缩。

53. 该护士考虑患者的异常脉搏为（　）。

A. 水冲脉　　　　　　B. 交替脉　　　　　　C. 丝脉

D. 奇脉　　　　　　　E. 二联律

54. 护士对于服用洋地黄类药物的患者，给药前应注意观察患者的（　）。

A. 脉搏和心律　　　　B. 液体出入量　　　　C. 血电解质

D. 体温　　　　　　　E. 血压

55. 护士应采取的护理措施是（　）。

A. 立即停药　　　　　B. 服用硝酸甘油　　　C. 通知医生

D. 嘱患者卧床休息，勿剧烈运动　　　　E. 做心电图

（56~57题共用题干）

患者，女性，63岁。因支气管扩张合并肺部感染，左心衰竭入院治疗，入院时体温39℃，呼吸急促，端坐呼吸。

56. 患者经抗炎利尿，强心治疗后体温降至正常，可平卧，现改用地高辛口服，护士给药时特别注意（　）。

A. 应饭后服药　　　　B. 应空腹服药　　　　C. 应准时服药

D. 用药前测脉搏　　　E. 服药后少饮水

57. 患者服用地高辛几天后出现恶心呕吐，视物模糊，应立即（　）。

A. 报告护士长　　　　B. 给予止吐药　　　　C. 做心电图检查

D. 做好患者心理护理　　　E. 停止服药并报告医生

58. 患者有骨质疏松，长期口服活性钙。护士应嘱咐患者（　）。

A. 立即停用　　　　　B. 自行间断服用　　　C. 改服其他钙剂

59. 患者，男性，45岁，因间断胸闷1周，1天前于夜间突然被迫坐起，频繁咳嗽，严重气急，咳大量粉红色泡沫痰。既往患冠心病10年，对该患者正确的护理是（　）。

　　A. 多食蔬菜蔬果　　　　　　　B. 端坐位，背部靠物支撑，双腿下垂

　　C. 给温开水饮用　　　　　　　D. 将硝酸甘油快速静脉推注

　　E. 与麻醉科联系给予气管插管

60. 急性肺水肿患者给予高流量氧吸入的目的是（　）。

　　A. 减低肺泡内泡沫的表面张力　　　B. 减少肺泡内毛细血管渗出液

　　C. 改善心肌缺氧而增加心肌收缩力　　D. 改善肺组织的缺氧状态

　　E. 减少回心血量

【参考答案】

序号	1	2	3	4	5	6	7	8	9	10
答案	D	C	D	E	B	D	B	B	A	C
序号	11	12	13	14	15	16	17	18	19	20
答案	B	E	E	E	B	A	B	D	B	D
序号	21	22	23	24	25	26	27	28	29	30
答案	D	A	A	E	D	D	D	B	B	A
序号	31	32	33	34	35	36	37	38	39	40
答案	B	C	E	D	B	E	D	B	C	A
序号	41	42	43	44	45	46	47	48	49	50
答案	A	B	C	C	D	C	A	B	A	C
序号	51	52	53	54	55	56	57	58	59	60
答案	C	A	E	A	A	D	E	A	B	B

第四节　心律失常

　　心律失常是指心脏冲动的频率、节律、起源部位、传导速度或激动次序的异常。按其发生原理，可分为冲动形成异常和冲动传导异常两类；按心率的快慢，分为快速性和缓慢性两类。

一、窦性心律失常

1. 窦性心动过速

成人窦性心率在 100～150 次/min，称窦性心动过速。常见原因为生理因素（吸烟、饮酒、咖啡因或茶、情绪激动等）。在某些疾病及药物（如发热、贫血、甲状腺功能亢进、阿托品等）。心电图特征为窦性 P 波规律出现，心率>100 次/min，P-P（或 R-R）间期＜0.6 秒。必要时可应用 β 受体阻滞剂如美托洛尔或地尔硫卓治疗。

2. 窦性心动过缓

成人窦性心率＜60 次/min，称窦性心动过缓。

生理因素：健康的青年人、运动员、睡眠状态，为迷走神经张力增高所致；病理情况：见于颅内压增高、高钾血症、阻塞性黄疸、甲减、严重缺氧等。某些药物：如 β 受体阻滞剂、洋地黄过量等也可引起。心电图特征为窦性 P 波规律出现，频率＜60 次/分钟，P-P（或 R-R）间期＞1 秒。必要时可使用阿托品、异丙肾上腺素等药物。

3. 窦性心律不齐

窦性心率在 60～100 次/min，但快慢不规则称窦性心律不齐。心电图特征为：窦性 P 波，P-P（或 R-R）间期长短不一，相差 0.12 秒以上。

二、期前收缩

期前收缩也称为早搏，是临床上最常见的心律失常。>5 个/min 称频发性期前收缩。每隔 1 个正常搏动后出现 1 次过早搏动，称二联律；每隔 2 个正常搏动后出现 1 次过早搏动，称三联律；每隔 1 个正常窦性搏动后出现 2 个过早搏动，称成对期前收缩。

1. 病　因

病因包括生理性和病理性。生理性出现在健康人身上，为过度劳累、情绪激动、大量吸烟和饮酒、饮浓茶和咖啡等。病理性出现在各种器质性心脏病人。

2. 临床表现

临床表现偶发期前收缩大多无症状，可有心悸或感到一次心跳加重，或有心跳暂停感。频发期前收缩使心排血量降低，引起头晕、乏力、胸闷等。

3. 心电图主要特征

（1）房性期前收缩：P 波提早出现，其形态与窦性 P 波不同；P-R 间期

≥0.12 秒，QRS 波群形态与正常窦性心律的 QRS 波群相同，期前收缩后有一不完全代偿间歇（见图 2-4-1）。

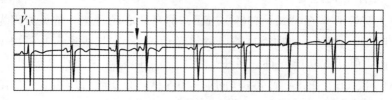

图 2-4-1　房性期前收缩

（2）房室交界区性期前收缩：QRS 波群提前出现，其形态与窦性心律相同；QRS 波群前或中或后有逆行的 P′波，P′-R 间期＜0.12 秒，R-P′间期＜0.20 秒，收缩后的代偿间歇大多完全（见图 2-4-2）。

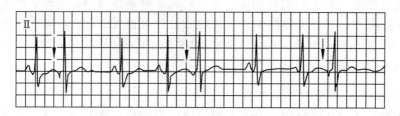

图 2-4-2　房室交界区性期前收缩

（3）室性期前收缩：QRS 波群提前出现，形态宽大畸形，QRS 时限＞0.12 秒，其前无相关的 P 波；T 波常与 QRS 波群的主波方向相反；期前收缩后有完全代偿间歇（见图 2-4-3）。

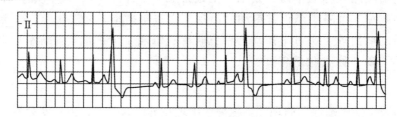

图 2-4-3　室性期前收缩

4. 治疗要点

（1）去除诱因，减少焦虑，治疗病因。

（2）偶发期前收缩，不需特殊治疗。

（3）频发房性、交界性期前收缩，常选用维拉帕米、β 受体阻滞剂；室性期前收缩应选用利多卡因。

三、阵发性心动过速

心脏的异位起搏点连续出现 3 次或 3 次以上的期前收缩，称为**阵发性心动过速。**

1. 病　因

（1）阵发性室上性心动过速：常见于无器质性心脏病的正常人；

（2）阵发性室性心动过速：多见于器质性心脏病患者，如冠心病，特别是心肌梗死。

2. 临床表现

（1）阵发性室上性心动过速突发突止，持续数秒至数小时或数天不等，发作时有心悸、胸闷、乏力、头痛等；

（2）阵发性室性心动过速可出现呼吸困难、心绞痛、血压下降和晕厥，随时有猝死的危险。

3. 心电图主要特征

（1）阵发性室上性心动过速：连续 3 次或 3 次以上快而规则的房性或交界性期前收缩（QRS 波群形态正常）；频率为 150～250 次/min，节律绝对规整，P 波不易分辨（见图 2-4-4）。

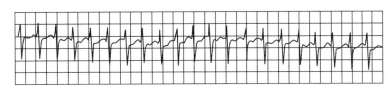

图 2-4-4　阵发性室上性心动过速

（2）阵发性室性心动过速：连续 3 次或 3 次以上室性期前收缩（QRS 波群宽大畸形，＞0.12 秒，T 波常与 QRS 波群主波方向相反），心室率为 100～250 次/min，节律可略不规则（见图 2-4-5）。

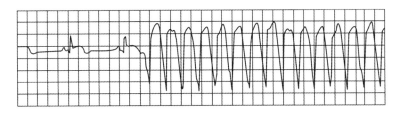

图 2-4-5　阵发性室性心动过速

4. 治疗要点

（1）阵发性室上性心动过速：对持续发作几分钟以上或原有心脏病患者，应采取兴奋迷走神经的方法，如刺激咽部引起的呕吐反射、屏气，按压颈动脉窦等，可终止发作；无效时，可首选腺苷治疗。

（2）阵发性室性心动过速：发作时首选利多卡因静注；如合并心肌梗死，首选胺碘酮；如无效，可施行同步直流电复律。（**注意**：洋地黄中毒引起的室性心动过速，不宜应用电复律。）

四、颤 动

颤动可分为心房颤动和心室颤动。

1. 心房颤动

（1）病因：常发生于器质性心脏病患者，如风湿性心瓣膜病、高血压性心脏病、甲状腺功能亢进症等。

（2）临床表现：患者有心悸、心前区不适等；心室率极快者（>150 次/分钟），可因心排血量降低而发生晕厥。

心脏听诊出现（三个不一致）：心律绝对不一致，第一心音强弱不一致，心率与脉率不一致（脉搏短绌现象）。持久性房颤易形成左心房附壁血栓，若脱落可引起动脉栓塞（如脑栓塞）。

（3）心电图主要特征：窦性 P 波消失，代之以大小形态及规律不一的基线波动（f 波），频率 350～600 次/min，QRS 波群形态正常，R-R 间期完全不规则，心室率极不规则，通常在 100～160 次/分钟（见图 2-4-6）。

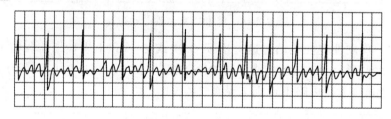

图 2-4-6 心房颤动

（4）治疗要点：

① 急性期应首选同步电复律治疗；② 控制心室律的药物有 β 受体阻滞剂、钙通道阻滞剂（维拉帕米、地尔硫卓）或洋地黄类药物；③ 对持续性心房颤动患者，如有恢复正常窦性心律指征时，可用同步直流电复律。华法林抗凝治疗以防附壁血栓形成。

2. 心室颤动

心室内心肌纤维发生快而微弱的、不协调的乱颤，心室完全丧失射血能力，是最严重、最危险的致命性心律失常。

（1）病因：最常见于急性心肌梗死，心室颤动往往也是心肌梗死 24 小时内死亡的最常见原因。

（2）临床表现：心室颤动一旦发生，表现为意识丧失、发绀、抽搐。体检：心音消失，脉搏触不到，血压测不到，继而呼吸停止，瞳孔散大甚至死亡。

（3）心电图改变：心室颤动，QRS 波群与 T 波消失，呈形状、振幅各异、完全无规则的波浪状曲线（见图 2-4-7）。

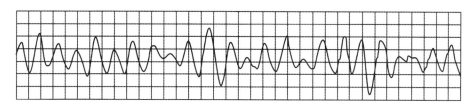

图 2-4-7　心室颤动

（4）治疗要点：心室颤动可致心脏骤停，一旦发生应立即施非同步直流电除颤，同时配合胸外心脏按压和人工呼吸，采取抢救措施，经静脉注射复苏及抗心律失常药物。

五、心律失常的护理

1. 护理问题

① 活动无耐力；② 焦虑；③ 有受伤的危险；④ 潜在并发症。

2. 护理措施

（1）身心休息：应注意劳逸结合。如影响心脏排血功能或有可能导致心功能不全者，应绝对卧床休息，避免左侧卧位

（2）饮食护理：宜选择低脂、易消化，避免过饱及刺激性食物，保持大便通畅。

（3）病情观察：密切观察生命体征及神志、面色（发绀或苍白）、出汗等全身变化，对严重心律失常患者进行心电监护。随时有猝死危险的心律失常：阵发性室性心动过速、心室颤动、三度房室传导阻滞等。心脏复苏首选肾上腺素。

（4）观察药物不良反应。

① 胺碘酮：长期应用可发生角膜色素沉积，个别患者出现最严重的为肺纤维化。

② 利多卡因：可引起中枢抑制，静脉注射过快、过量可致心脏传导阻滞、低血压、抽搐甚至呼吸抑制和心脏骤停。

（5）心脏电复律护理。

① 心脏电复律适应证：同步直流电复律适用于阵发性室性心动过速、心房颤动等；非同步直流电复律适用于心室颤动和持续性室性心动过速。

② 心脏电复律禁忌症：病史长、心脏明显扩大，同时伴有二度 II 型或三度房室传导阻滞的心房颤动和心房扑动患者；洋地黄中毒或低血钾患者。

③ 操作配合：心脏电复律时电极板分别置于胸骨右缘第 2、3 肋间和心尖区，紧贴皮肤。

④ 电复律后护理：患者绝对卧床 24 小时，严密观察心律、呼吸、血压，每 30 分钟测量并记录一次直至平稳，并注意患者面色、神志、肢体活动。

（6）心脏起搏器安置术后护理。心电监护 24 小时，注意起搏频率和心率是否一致。沙袋压迫止血 12~24 小时。绝对卧床 3 天，取平卧位或半卧位，不要压迫植入侧。静脉给予抗生素 3~5 天以预防感染。指导患者自测脉搏，是一种既简便又有效的方法，尤其在安置初期和电池电量将要耗尽时，自测脉搏更为重要。植入侧手臂、肩部避免过度活动，患者 6 周内应限制体力活动。告之病人避免进入强磁场和高电压的场所（如磁共振、激光、变电站）。外出须随时携带起搏器卡，如有任何不适立即就诊。

附：心电图检查

1. 常规心电图导联

（1）肢体导联：包括标准导联 I、II、III 及加压单极肢体导联 aVR（加压单极右上肢导联）、aVL（加压单极左上肢导联）、aVF（加压单极左下肢导联）。

（2）胸导联：包括 $V_{1~6}$ 导联。胸导联检测电极具体安放的位置为：V_1 位于胸骨右缘第 4 肋间；V_2 位于胸骨左缘第 4 肋间；V_3 位于 V_2 与 V_4 两点连线的中点；V_4 位于左锁骨中线与第 5 肋间相交处；V_5 位于左腋前线 V_4 水平处；V_6 位于左腋中线 V_4 水平处（见图 2-4-8）。

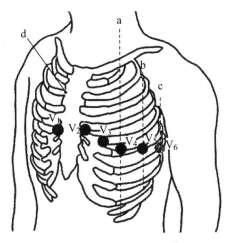

图 2-4-8　胸导联的连接

2. 心电图各波及间期的正常范围

心电图记录横竖交织的线形成标准的小格。竖线间 1 小格代表时间 0.04 秒；横线间 1 小格代表电压 0.1mV（见图 2-4-9）。

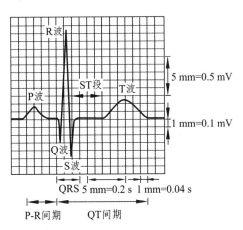

图 2-4-9　心电图各波及间期

（1）P 波：代表心房除极时的电位变化。

（2）P-R 间期：正常成人 P-R 间期为 0.12～0.20 秒。

（3）QRS 波群：心室除极综合波群。心室除极的方向为心内膜→心外膜（正常成人为 0.06～0.10 秒，最宽不超过 0.11 秒）。

（4）ST 段：分别代表心室缓慢和快速复极过程。在任何导联中，ST 段下移不应超过 0.05 mV；肢导联及 V_5～V_6 抬高≤0.1 mV，V_1～V_2 抬高 ≤0.2 mV，V_3～V_4 抬高≤0.3 mV。

（5）T 波：振幅大于同导联 R 波的 1/10。

（6）Q-T 间期：正常情况下为心室开始除极至心室复极完毕全过程时间。

（7）U 波：代表心室后继电位，一般与 T 波方向一致。

【考点练习】

1. 心动过缓是指安静状态下成人脉率每分钟少于（　　）。

A. 40 次　　　　　　　　B. 50 次　　　　　　　　C. 60 次

D. 70 次　　　　　　　　E. 80 次

2. 下列因素中，可能引起窦性心动过缓的是（　　）。

A. 严重缺氧　　　　　　B. 发热　　　　　　　　C. 失血性贫血

D. 甲亢　　　　　　　　E. 阿托品

3. 通过解除紧张情绪能缓解的心律失常是（　　）。

A. 窦性静止　　　　　　B. 房性期前收缩　　　　C. 心室颤动

D. 室性期前收缩　　　　E. 三度房室传导阻滞

4. 最危急的心律失常类型（　　）。

A. 窦性心动过速　　　　B. 心房颤动

C. 室上性心动过速　　　D. 房室传导阻滞　　　　E. 心室颤动

5. 窦性心律 P-R 间期的正常范围为（　　）。

A. 0.06 ～ 0.10 秒　　　B. 0.10 ～ 0.12 秒　　　C. 0.20 ～ 0.25 秒

D. 0.12 ～ 0.20 秒　　　E. 0.25 ～ 0.30 秒

6. 窦性心动过速心电图特征为：窦性 P 波规律出现，频率为（　　）。

A. 60 ～ 80 次/min　　　B. 80 ～ 100 次/ min

C. 100 ～ 150 次/ min　　D. 180 ～ 200 次/ min

E. 200 ～ 220 次/ min

7. 窦性心动过速的常见病因是（　　）。

A. 睡眠状态　　　　　　B. 应用受体阻滞剂时　　C. 健康运动员

D. 使用阿托品时　　　　E. 洋地黄过量时

8. 下列选项不会发生窦性心动过速的是（　　）。

A. 发热　　　　　　　　B. 甲状腺功能亢进症　　C. 运动

D. 贫血　　　　　　　　E. 甲状腺功能减退症

9. 频发性室性期前收缩的定义是（　　）。

A. 室性期前收缩 > 60 次/分钟　　　B. 室性期前收缩 > 30 次/分钟

C. 室性期前收缩 > 20 次/分钟　　　D. 室性期前收缩 > 10 次/分钟

E. 室性期前收缩 > 5 次/分钟

10. 以下因素不会诱发期前收缩的是（　　　）。

A. 过度劳累　　　　　　B. 大量饮酒　　　　　C. 高钠饮食

D. 饮浓茶　　　　　　　E. 情绪激动

11. 临床上最常见的心律失常为（　　　）。

A. 窦性心动过速　　　　B. 窦性心动过缓　　　　C. 窦性心律不齐

D. 期前收缩　　　　　　E. 心室颤动

12. 房性期前收缩心电图特征中，下列描述正确的是（　　　）。

A. P 波提早出现，形态与窦性 P 波相同

B. P-R 间期大于 0.20 秒

C. 期间收缩的代偿间歇多不完全

D. QRS 波群形态与正常窦性心律的形态不同

E. 房性期前收缩的 P 波后可无 QRS 波群

13. 关于室性期前收缩的心电图表现，叙述正确的是（　　　）。

A. 有提前出现的宽大畸形的 QRS 波

B. T 波与 QRS 主波方向相同　　　C. QRS 波群前出现倒 P 波

D. 代偿间歇不完全　　　　　　　　E. 室性融合波

14. 持久性心房颤动最常见的并发症是（　　　）。

A. 房室传导阻滞　　　　　　B. 室性期前收缩　　　　C. 肺感染

D. 感染性心内膜炎　　　　　E. 动脉栓塞

15. 心房颤动最常见的病因是（　　　）。

A. 休克　　　　　　　　　　B. 急性心肌梗死　　　　C. 心肌病

D. 心脏瓣膜病　　　　　　　E. 预激综合征

16. 心室颤动的临床表现不包括（　　　）。

A. 意识丧失　　　　　　　　B. 瞳孔缩小　　　　　　C. 血压测不到

D. 脉搏触不到　　　　　　　E. 心音消失

17. 非同步电复律适用于（　　　）。

A. 心房扑动　　　　　　　　B. 心房颤动　　　　　　C. 心室颤动

D. 室上性心动过速　　　　　E. 室性心动过速

18. 患者，女性，28 岁。诉心慌不适来诊，医嘱行心电图检查。护士在给患者作心电图检查时单极胸导联 V_1 电极应放在（　　　）。

A. 胸骨右缘第四肋间　　　　B. 胸骨左缘第四肋间

C. 左腋前线第四肋间　　　　D. 左腋中线第五肋间

E. 左锁骨中线与第五肋间相交点

19. 患者，男性，38 岁。码头搬运工人，安装永久性心脏起搏器 10 天

后出院，正确的出院指导是（　　）。

　　A. 1 年内无心律失常可以取出永久起搏器

　　B. 可以行磁共振检查　　　C. 学会每天自测脉搏

　　D. 术侧上肢只能下垂，不能抬起

　　E. 可以恢复正常工作

20. 患者，男性，27 岁。因心悸、心率快来医院检查，下列检查可明确诊断心律失常的是（　　）。

　　A. 心电图　　　　　　　　B. 心音图　　　　　　　　C. 超声心动图

　　D. 放射性核素检查　　　　E. 心脏 X 线

21. 患者，男性，58 岁。有冠心病史，住院期间突然意识丧失、心音消失、血压测不清、大动脉搏动触不到，心电图示心室颤动，此时应首选的治疗措施是（　　）。

　　A. 静脉注射利多卡因　　　B. 同步直流电复律

　　C. 超声心动图　　　　　　D. 非同步直流电复律

　　E. 应用洋地黄制剂

22. 可以通过刺激迷走神经而治疗的心律失常是（　　）。

　　A. 心房颤动　　　　　　　B. 心室颤动　　　　　　　C. 室性心动过速

　　D. 室上性心动过速　　　　E. 心房扑动

23. 心室颤动患者的脉搏特征是（　　）。

　　A. 快而规则　　　　　　　B. 慢而规则　　　　　　　C. 快而不规则

　　D. 慢而不规则　　　　　　E. 摸不到

24. 频发早搏的患者，不可饮用浓茶的目的主要是避免（　　）。

　　A. 影响铁的吸收　　　　　B. 过多体液的摄入　　　C. 过多咖啡因的摄入

　　D. 过多 K+ 的摄入　　　　E. 过多 Ca^{2+} 的摄入

25. 随时有猝死危险的心律失常是（　　）。

　　A. 室性心动过速　　　　　B. 心房扑动　　　　　　　C. 病态窦房结综合征

　　D. 二度 II 型房室传导阻滞　　　　　　　　　　　　E. 室性期前收缩

26. 最严重、最危险、最危急的心律失常的类型是（　　）。

　　A. 室性心动过速　　　　　B. 病态窦房结综合征　　　C. 心房颤动

　　D. 心室颤动　　　　　　　E. 三度房室传导阻滞

27. 患者，男性，33 岁。阵发性心慌 4 年，每次发作突然，持续数分钟至 1 小时不等。本次发作时心率 190 次/分，律齐，QRS 波形态正常，P 波不易辨认。考虑该患者的医疗诊断为（　　）。

　　A. 窦性心动过速　　　　　B. 室上性心动过速　　　　C. 室性心动过速

D. 心房颤动 　　　　E. 心房扑动

28. 患者，男性，69岁。突发持续性胸骨后疼痛6小时，含服硝酸甘油无效。心电图示"急性前壁心肌梗死"，室性期前收缩8次/分，呈二联律。除立即止痛外应迅速给予（　　）。

A. 普罗帕酮静脉给药　　B. 利多卡因静脉给药
C. 普鲁卡因胺口服　　　D. 阿托品口服　　　　　E. 维拉帕米口服

【参考答案】

序号	1	2	3	4	5	6	7	8	9	10	11
答案	C	A	B	E	D	C	D	E	E	C	D
序号	12	13	14	15	16	17	18	19	20	21	22
答案	C	A	E	D	B	C	A	C	A	D	D
序号	23	24	25	26	27	28					
答案	E	C	A	D	B	B					

第五节　原发性高血压

高血压是以体循环动脉压升高、周围小动脉阻力增高的临床综合征。临床上可分为原发性及继发性两大类。绝大多数患者高血压的原因不明，称为原发性高血压。约5%的患者血压升高是继发某些疾病基础之上的症状，称为继发性高血压。

表2-5-1　高血压水平定义和分类

类　别	收缩压（mmHg）		舒张压（mmHg）
正常血压	＜120	和	＜80
正常高值	120～139	和（或）	80-89
高血压	≥140	和（或）	≥90
1级高血压（轻度）	140～159	和（或）	90～99
2级高血压（中度）	160～179	和（或）	100～109
3级高血压（重度）	≥180	和（或）	≥110
单纯收缩期高血压	≥140	和	＜90

注意：当收缩压和舒张压分属不同级别时，以较高的分级为准，以上标准适用于男、女任何年龄的成人。

一、病因与发病机制

我国采用国际上统一的诊断标准，即在非药物状态下，测量 3 次非同日血压，均符合收缩压≥140 mmHg 和（或）舒张压≥90 mmHg，即可诊断为高血压。

1. 病　因

有遗传因素、年龄增大、脑力活动过度、精神应激、环境因素、高盐及肥胖等。

2. 发病机制

高血压的血流动力学特征主要是血管总外周阻力增高，心脏后负荷加重。主要发病机制包括：

①高级神经中枢功能失调在高血压发病中占主导地位。②肾素—血管紧张素—醛固酮系统激活：血管紧张素Ⅱ直接收缩小动脉，使血压增高。③血管内皮功能异常。

二、临床表现

1. 症　状

早期多无症状。患者可有头痛、头晕、心悸、耳鸣、失眠等症状。但症状严重程度并不一定与血压水平相关。

2. 并发症

脑、心、肾、眼底血管损伤，并出现相应表现。

（1）高血压危象：在高血压的病程中，由于紧张、劳累、突然停用降压药等诱因，血压突然升高，出现头痛、烦躁、眩晕、心悸、气急、恶心、呕吐、视物模糊等严重症状。

（2）高血压脑病：在高血压的病程中，血压突然升高，突破脑血流自动调节范围，出现以脑部的症状与体征为特点的临床表现，如严重头痛、呕吐及不同程度的意识障碍、昏迷或惊厥、视乳头水肿。

（3）脑血管病：包括脑出血、短暂性脑缺血发作、脑血栓形成、腔隙性脑梗死等。脑出血是原发性高血压最严重的并发症。

（4）心血管病：血压高会使左心室后负荷加重，久之可致心力衰竭。长期高血压可致动脉粥样硬化的形成而发生冠心病。

（5）慢性肾衰竭：是由于肾小球毛细血管压力增高，引起肾小球肥大、硬化，最终导致肾衰竭。

（6）主动脉夹层。

（7）视网膜病变：视网膜小动脉早期痉挛、硬化，视网膜动脉狭窄，眼底絮状渗出、出血，视乳头水肿。

3. 心血管风险分层

心血管疾病的危险因素（吸烟、高脂血症、糖耐量受损或空腹血糖受损，男性＞55岁、女性＞65岁，早发心血管疾病家族史，肥胖）；靶器官损害（左心室肥厚、颈动脉内膜增厚或动脉粥样斑块，肾小球滤过率降低、血肌酐轻度升高、微量白蛋白尿）；临床疾患情况（心脏疾病、脑血管病、肾脏疾病、外周血管疾病、视网膜病变、糖尿病）。根据这几项因素合并存在时对心血管事件绝对危险的影响，将心血管风险分为低危、中危、高危和很高危4个层次。

表 2-5-2　高血压病人心血管风险水平分层

其他危险因素和病史	1 级高血压	2 级高血压	3 级高血压
无	低危	中危	高危
1~2 个其他危险因素	中危	中危	很高危
≥3 个其他危险因素或靶器官损害	高危	高危	很高危
临床并发症或合并糖尿病	很高危	很高危	很高危

三、治疗要点

1. 治疗目标

使血压降至正常范围；防止和减少心、脑及肾的并发症，降低病死率和病残率。

2. 非药物治疗

适合于各级高血压，应以促进身心休息为主。

3. 药物治疗

遵循四个原则，即从小剂量开始，长效制剂，联合用药，个体化治疗。

表 2-5-3　常用降压药分类、代表药物、作用机制、不良反应

种类	药名	作用机制	不良反应
利尿药	氢氯噻嗪 呋塞米	利钠排水，降低细胞外液容量，减少血容量	血钾低、血脂高、血糖高、尿酸高（三高一低） 血钾低、高尿酸血症
β受体阻滞剂	美托洛尔 阿替洛尔	抑制心肌收缩力，减慢心率，抑制交感神经系统活性	负性肌力作用、心动过缓、支气管收缩 禁用于（支气管哮喘、心动过缓、房室传导阻滞）
钙通道阻滞剂（CCB）	硝苯地平、硝苯地平控释片	阻滞血管平滑肌钙离子通道，舒张血管平滑肌，降低血压	心率增快、颜面潮红、踝部及胫前水肿
血管紧张素转换酶抑制剂（ACEI）	卡托普利 依那普利	阻止血管紧张素转化酶活性，阻止血管紧张素Ⅱ生成	持续性干咳、味觉异常、血管神经性水肿、高血钾、皮疹等
血管紧张素Ⅱ受体阻滞剂（ARB）	氯沙坦 缬沙坦	阻止血管紧张素Ⅱ受体生成	高血钾、心悸

4. 高血压急症的治疗

迅速降低血压，将血压逐步降到正常水平，24 小时内降压 20%~25%，48 小时血压不低于 160/100 mmHg。临床上常用有硝普钠、硝酸甘油等。

（1）硝普钠：通常为首选药物；可同时扩张动脉和静脉，降低心脏的前、后负荷。静脉避光滴注。长期大量使用可引起氰化物中毒，特别是肾功能不好者。

（2）硝酸甘油：可扩张冠脉，增加冠脉血流量，扩张外周静脉，降低心脏的前负荷，主要用于高血压急症伴急性心力衰竭或急性冠脉综合征时。极少数人用药后，出现头痛、心慌、面色潮红等症状。

（3）有高血压脑病时应给予甘露醇快速静滴；伴烦躁、抽搐者应用镇静类药物。

四、护理问题

① 疼痛；② 有受伤的危险；③ 潜在并发症：高血压危重症。

五、护理措施及健康指导

1. 运动与休息

选择慢跑、快步走、打太极拳等运动，避免竞技性运动和力量型运动，如球类比赛，举重、俯卧撑、冬泳、攀岩、跳绳等。

2. 饮食指导

给予低盐（<6 g/d）、低脂、低胆固醇，适量蛋白质，适量热量及含钾丰富的食物等。（即三低二适量一丰富的饮食）

3. 病情指导

在固定条件下测量血压，家庭血压监测一般在每天早晨和晚上测量，每次测 2～3 遍，取平均值。一般将血压控制在 140/90 mmHg 以下，合并糖尿病或肾病患者应降至 130/80 mmHg。（注意：服降压药后 2 小时可测血压）

4. 药物指导

服药必须遵医嘱执行，不可随意增减药量或突然撤换药物，不可漏服或补吃上次漏下的剂量。

5. 防止受伤

服降压药后如有晕厥、恶心、乏力时，取头低足高位；避免体位突然改变，防止直立性低血压；避免用过热的水洗澡或蒸汽浴，禁止长时间站立，防止晕厥。

6. 高血压危重症的护理

（1）绝对卧床休息：抬高床头，监测观察血压的变化，避免一切不良刺激和不必要的活动。

（2）用药护理：迅速建立静脉通路，硝普钠静脉滴注或采用输液泵控制滴数，应现用现配，避光滴注，监测血压。脱水药滴速宜快。

【考点练习】

1. 根据血压水平的定义和分类，血压 130/88 mmHg 属于（　　）。

A. 正常血压　　　　　　B. 正常高值　　　　　C. 1 级高血压

D. 2 级高血压　　　　　E. 3 级高血压

2. 3 级高血压是指血压的范围（　　）。

A. 收缩压 160～180 mmHg，舒张压 90～100 mmHg

B. 收缩压 160~180 mmHg，舒张压 100~110 mmHg

C. 收缩压≥180 mmHg，舒张压 90~100 mmHg

D. 收缩压≥180 mmHg，舒张压 100~110 mmHg

E. 收缩压≥180 mmHg，舒张压≥110 mmHg

3. 通过利尿作用达到降压效果的药物是（　　）。

A. 氯沙坦　　　　　　　B. 硝苯地平　　　　　　C. 普萘洛尔

D. 氢氯噻嗪　　　　　　E. 卡托普利

4. 利尿剂降低血压的主要作用机制是（　　）。

A. 减少血容量　　　　　B. 阻断 β 受体　　　　　C. 阻断 α 受体

D. 阻滞钙通道　　　　　E. 扩张小动脉

5. 高血压病的治疗药物卡托普利最常见的副作用是（　　）。

A. 头痛　　　　　　　　B. 乏力　　　　　　　　C. 心率增快

D. 心率减慢　　　　　　E. 刺激性干咳

6. 目前国际上统一的高血压诊断标准为（　　）。

A. BP≥120/80　mmHg　　　B. BP≥130/80　mmHg

C. BP≥140/90　mmHg　　　D. BP≥150/95　mmHg

E. BP≥160/100　mmHg

7. 下列属于高血压Ⅲ级的是（　　）。

A. BP≥130/85　mmHg　　　B. BP≥140/90　mmHg

C. BP≥180/110　mmHg　　　D. BP≥160/100　mmHg

E. BP≥170/105　mmHg

8. 原发性高血压治疗的目的是（　　）。

A. 降低颅内压　　　　　　B. 预防和延缓并发症的发生

C. 提高疗效　　　　　　　D. 降低病死率

E. 推迟动脉硬化

9. ACEI 制剂最常见的副作用是（　　）。

A. 立位性低血压　　　　　B. 咳嗽　　　　　　　　C. 肝功能损害

D. 肾功能损害　　　　　　E. 白细胞减少

10. 高血压危象药物治疗可首选（　　）。

A. 硝普钠　　　　　　　　B. 硝酸甘油　　　　　　C. 利尿剂

D. 甘露醇　　　　　　　　E. 倍他乐克

11. 不属于原发性高血压导致的受损靶器官（　　）。

A. 脑　　　　　　　　　　B. 心　　　　　　　　　C. 肾

D. 血管　　　　　　　　　E. 肝

12. 某高血压病患者同时患有支气管哮喘，他不能使用的降压药物是（　　）。

A. 呋塞米　　　　　　B. 阿替洛尔　　　　　C. 硝苯地平

D. 卡托普利　　　　　E. 哌唑嗪

13. 患者，男性，55 岁。最近血压波动在（160～170）/（90～95）mmHg，诊断为高血压，属于（　　）。

A. 1 级高血压　　　　B. 收缩期高血压　　　C. 舒张期高血压

D. 2 级高血压　　　　E. 3 级高血压

14. 患者，男性，60 岁。来咨询减肥方法。查体：身高 170 cm，体重 82kg。膝关节有陈旧疾患，无法负重。护士建议最好的运动方式是（　　）。

A. 举重　　　　　　　B. 跳绳　　　　　　　C. 游泳

D. 爬山　　　　　　　E. 慢跑

15. 患者，男性，50 岁。高血压 2 年，体态肥胖，无烟酒嗜好。为减轻患者体重，适宜的运动是（　　）。

A. 散步　　　　　　　B. 举重　　　　　　　C. 冬泳

D. 攀岩　　　　　　　E. 跳绳

16. 关于硝普钠的药理作用，正确的叙述是（　　）。

A. 利尿　　　　　　　B. 减慢心率　　　　　C. 心输出量增加

D. 增强心肌收缩力　　E. 扩张动、静脉，减轻心脏前、后负荷

17. 患者，女性，52 岁。诊断为高血压急症，医嘱：速尿（呋塞米）20 mg，iv。执行后患者出现乏力、腹胀、肠鸣音减弱的症状。该患者可能发生了（　　）。

A. 高钾血症　　　　　B. 低钾血症　　　　　C. 高钠血症

D. 低钠血症　　　　　E. 低氯血症

18. 患者患高血压 3 年，入院后给予降压药治疗，在用药护理中指导患者改变体位时动作宜缓慢，其目的为（　　）。

A. 避免发生高血压脑病　　　B. 避免发生高血压危象

C. 避免发生急性型高血压　　D. 避免发生体位性低血压

E. 避免血压增高

19. 患者，男性，42 岁。诊断高血压 3 年，性情温和，体态均匀。平素面食为主，饮食清淡，喜食咸菜腌制食品。目前对其最主要的饮食护理指导是（　　）。

A. 低脂饮食　　　　　B. 低磷饮食　　　　　C. 低钠饮食

D. 低蛋白饮食　　　　E. 低纤维饮食

20. 患者，女性，64 岁。因高血压来诊，医嘱给予降压药口服治疗。护

士应指导患者，为评估降压效果，患者自行测量、记录血压。测量血压的最佳时段是（　　）。

A. 两次服用降压药之间　　B. 服用降压药后

C. 服用降压药前　　D. 服用降压药半小时后

E. 服用降压药2小时后

21. 患者，女性，50岁。初诊为高血压，目前血压维持在145/85 mmHg。护士在评估中发现患者喜好下列食物。护士应指出，其中最不利于控制高血压的食物是（　　）。

A. 猪肝　　B. 鲫鱼　　C. 瘦肉

D. 河虾　　E. 竹笋

22. 患者，女性，50岁。因高血压3年，反复来医院就诊，始终不理解自己为什么会得上高血压，护士给其进行健康教育时，讲解高血压疾病发病因素，不包括的因素是（　　）。

A. 遗传因素　　B. 年龄增大　　C. 体重超重

D. 自身免疫缺陷　　E. 脑力活动过于紧张

23. 患者，女性，58岁。因高血压来医院就诊，经用药症状好转，就不愿坚持用药，护士向其进行宣教达到正常血压要坚持治疗。成人正常血压是指（　　）。

A. 收缩压<100 mmHg，舒张压<70 mmHg

B. 收缩压<110 mmHg，舒张压<75 mmHg

C. 收缩压<120 mmHg，舒张压<80 mmHg

D. 收缩压<130 mmHg，舒张压<85 mmHg

E. 收缩压<140 mmHg，舒张压<90 mmHg

24. 患者，男性，40岁。有头痛、烦躁、眩晕、心悸、气急、视物模糊、恶心呕吐等症状，同时伴有尿少。既往有高血压史，平时血压没有控制，查体：血压185/115 mmHg。考虑患者有高血压危象。高血压危象发生在高血压疾病的时段是（　　）。

A. 早期发生　　B. 晚期发生

C. 早期与晚期均可发生　　D. 无靶器官损害期　　E. 靶器官损害期

25. 患者，女性，65岁。因头晕、头痛就医，测血压165/105 mmHg，有高血压家族史。诊断为原发性高血压。原发性高血压最严重的并发症是（　　）。

A. 脑出血　　B. 充血性心力衰竭

C. 肾衰竭　　D. 冠心病　　E. 糖尿病

26. 患者，男性，46岁。近日诊断为高血压，饮食护理中食盐摄入量应是（　　）。

A. < 1 g/d　　　　　　B. < 3 g/d　　　　　　C. < 6 g/d

D. < 8 g/d　　　　　　E. < 10 g/d

27. 患者，男性，66岁。血压 140/90 mmHg，诊断为Ⅰ级高血压，遵医嘱给予非药物治疗，下列不正确的是（　　）。

A. 合理膳食　　　　　B. 减轻体重　　　　　C. 保持健康心态

D. 参加举重活动　　　E. 气功及其他行为疗法

28. 患者，女性，60岁。因近日睡眠不好、头晕，发现血压高，既往曾有过高血压情况，医生主张非药物治疗，非药物治疗措施不包括（　　）。

A. 限制钠盐摄入　　　B. 运动锻炼　　　　　C. 戒烟

D. 给氧　　　　　　　E. 保持健康心态

29. 患者，女性，59岁。因近日睡眠不好、头晕，发现血压高，既往曾有过高血压情况，开始进行药物治疗。在下列药物中属于降压药物的是（　　）。

A. 硝苯地平　　　　　B. 利多卡因　　　　　C. 地西泮

D. 阿司匹林　　　　　E. 普罗帕酮

30. 患者，男性，70岁。高血压病病史20年，糖尿病病史15年。平时血压控制在 160~170/100~105mmHg 之间。该患者的高血压危险度分层属于（　　）。

A. 无危险组　　　　　B. 低度危险组　　　　C. 中度危险组

D. 高度危险组　　　　E. 极高危险组

31. 患者，男性，45岁。是一家证券交易所的高级分析师，因工作劳累，睡眠不佳，自觉经常头痛、头晕而就诊。测血压 150/88 mmHg。向患者解释高血压发病因素中占主导地位的是（　　）。

A. 去甲肾上腺素分泌增加　　　B. 血管紧张素Ⅱ直接收缩小动脉

C. 细胞膜离子转运异常　　　　D. 血浆胰岛素浓度增高

E. 高级神经中枢功能失调

32. 硝苯地平可降低动脉血压，该药的药理作用是（　　）。

A. 减少水钠潴留　　　　　　　B. 抑制肾素释放

C. 阻止钙离子内流至细胞　　　D. 抑制血管紧张素Ⅱ的生成

E. 阻滞β受体

33. 某企业高管因工作压力大，长期失眠。为促进睡眠，睡前饮酒，体检时发现高血压，无高血压家族史，导致其高血压的原因（　　）。

A. 饮食不规律　　　　　　B. 工作压力大　　　　C. 生活不规律

D. 睡前饮酒　　　　　　　E. 散步

34. 患者，女性，63 岁。高血压病史 10 年。门诊口服降压药治疗，血压控制效果不稳定。上午生气后出现剧烈头痛、呕吐、烦躁不安，测血压 210/145mmHg。急诊入院遵医嘱给予硝普钠降压。关于硝普钠的用药护理正确的是（　　）。

A. 静脉推注　　　　　　　B. 肌内注射

C. 采用输液泵控制滴数　　D. 可与其他药物混合使用

E. 用药过程无需监测血压

（35~37 题共用题干）

患者，男性，58 岁。高血压病史 7 年，血压控制不良。患者听到母亲去世的消息后突发剧烈头痛、呕吐、视物模糊、失语，急诊入院测血压 200/130mmHg（　　）。

35. 考虑该患者为（　　）。

A. 急进性高血压　　　　　B. 高血压危象　　　　C. 高血压脑病

D. 脑血管意外　　　　　　E. 急性心肌梗死

36. 应首选的药物是（　　）。

A. 卡托普利　　　　　　　B. 呋塞米　　　　　　C. 普萘洛尔

D. 维拉帕米　　　　　　　E. 硝普钠

37. 对该患者进行血压监测，6 小时内血压控制的水平为（　　）。

A. 160/100mmHg 以内　　B. 170/100mmHg 以内

C. 160/110mmHg 以内　　D. 150/ 100mmHg 以内

E. 140/90mmHg 以内

【参考答案】

序号	1	2	3	4	5	6	7	8	9	10
答案	B	E	D	A	E	C	C	B	B	A
序号	11	12	13	14	15	16	17	18	19	20
答案	E	B	D	C	A	E	B	D	C	E
序号	21	22	23	24	25	26	27	28	29	30
答案	A	D	C	C	A	C	D	D	A	E
序号	31	32	33	34	35	36	37			
答案	E	C	B	C	C	E	A			

第六节　冠状动脉粥样硬化性心脏病

冠状动脉粥样硬化性心脏病是冠状动脉粥样硬化后造成的血管腔狭窄、阻塞导致心肌缺血、缺氧，简称冠心病。目前分为稳定型心绞痛（慢性冠脉病）和急性冠状动脉综合征两大类，急性冠状动脉综合征又包括不稳定型心绞痛、非 ST 段抬高心肌梗死和 ST 段抬高心肌梗死。

以往的观点，冠心病临床分 5 种类型：隐匿型（无症状性心肌缺血）、心绞痛型、心肌梗死型、心力衰竭和心律失常型（缺血性心肌病）、猝死型。

危险因素有：高龄（>40 岁）、高脂血症、高血压、高血糖、高度肥胖，大量吸烟（即五高一吸）。

一、稳定性心绞痛

心绞痛是指冠状动脉粥样硬化基础上，冠状动脉供血不足，导致心肌暂时缺血、缺氧所引起的临床综合征。

1. 基本病因

主要是冠状动脉粥样硬化。

2. 发病机制

当冠状动脉血流量不足与心肌代谢需要增加（发生供血、需氧失衡），引起心肌暂时疼痛（**注意**：代谢产物刺激心脏的传出神经末梢而产生心绞痛。）。

3. 临床表现

发作性的胸痛或心前区不适为主要临床表现。

典型疼痛特点：（1）部位：多在胸骨体上中段之后或心前区，常放射至左肩；

（2）性质：为压榨样、紧缩样疼痛；

（3）持续时间：一般持续 3～5 分钟，不超过 15 分钟；

（4）诱因：体力劳动、情绪激动当时诱发。发作时可有心率增快、面色苍白、血压暂时增高。

4. 辅助检查

（1）心电图检查：是发现心肌缺血，诊断心绞痛最常用的检测方法。发作期可见 ST 段压低≥0.1 mV，T 波低平或倒置。

（2）冠状动脉造影：是诊断冠心病的金标准。当管腔直径小于 70%~75% 以上时，将严重影响心肌缺血。

5. 治疗要点

（1）心绞痛发作期治疗：立即原地休息。应用硝酸酯类，是最有效、作用最快终止心绞痛发作的药物。如舌下含化硝酸甘油 0.3~0.6 mg，1~2 分钟开始起效，作用一般持续 10 分钟左右，最多 30 分钟。或舌下含化硝酸异山梨醇酯 5~10 mg，2~5 分钟开始起效，作用持续 2~3 小时左右。

（硝酸酯类作用机制：可扩张冠状动脉，增加冠状动脉血流量，同时扩张外周静脉，减轻心脏负荷而缓解心绞痛）。

（2）缓解期治疗：避免诱发因素，适当药物治疗。

表 2-6-1　心绞痛缓解期治疗药物

主要药物	作用机制	代表药物
阿司匹林 氯吡格雷	抑制血小板聚集 抑制血小板聚集	肠溶阿司匹林 （饭后服用）
β受体阻滞剂	抑制心肌收缩力，减慢心率，减少心肌耗氧量，降低血压。降低心绞痛病人死亡率和心肌梗死的危险	美托洛尔 阿替洛尔
钙通道阻滞剂 （CCB）	扩张冠状动脉，扩张周围血管，减轻心脏负荷，缓解心绞痛	硝苯地平 硝苯地平控释片
调节血脂药物	降低胆固醇和低密度脂蛋白，延缓斑块进展	他丁类，如辛伐他丁

6. 护理问题

① 疼痛；② 活动无耐力；③ 潜在并发症：心肌梗死。

7. 护理措施及健康教育

（1）心绞痛发作时的护理：立即卧床休息，舌下含化硝酸甘油，持续吸氧（2~4 L/分钟）。

（2）用药护理：应用硝酸甘油时，嘱病人舌下含化或嚼碎后含服。含药后应平卧，以防直立性低血压。舌下含服硝酸甘油 5 分钟后未见缓解，可再次含服，每隔 5 分钟间断服药共 3 次；如疼痛仍然未见缓解，应立即就医。观察有无头胀痛、面红、头晕、心悸等血管扩张的表现，一般持续用药数天后可自行缓解。（注意：硝酸甘油需避光保存，有效期为 6 个月）。

（3）饮食指导：低盐、低糖、低脂、低胆固醇，高维生素，高纤维素，适量蛋白质食物。清淡易消化，少食多餐，不宜过饱。（注意：冠心病患者的饮食为四低二高一适量少食多餐易消化）。

（4）生活指导：避免劳累，保持良好的心态；洗澡水温不宜过冷或过热，时间不宜过长。

二、急性心肌梗死

急性心肌梗死是冠状动脉供血急剧减少或中断，使相应的心肌发生严重持久的缺血坏死。

1. 病因与发病机制

基本病因是冠状动脉粥样硬化。发病机制是由于不稳定的粥样斑块溃破，继而出血和管腔内血栓形成，而使管腔闭塞。心肌缺血达 20~30 分钟以上，即可发生心肌梗死。

2. 临床表现

（1）疼痛：多于早晨发生，心前区剧烈疼痛为最早和最突出的症状，其性质和部位与心绞痛相似，但程度更剧烈、时间更持久，经休息和含服硝酸甘油不能缓解。

（2）胃肠道症状及发热：恶心、呕吐、上腹胀痛。疼痛发生后 24 ~ 48 小时有发热，由心肌坏死组织吸收引起。

（3）心源性休克：疼痛时血压下降，如疼痛缓解时，收缩压<80 mmHg，同时伴有烦躁不安、面色苍白或青紫、皮肤湿冷、脉搏细速、尿量减少等表现。常发生于心肌梗死后数小时至 1 周内。

（4）心律失常：是急性心肌梗病人死亡的最常见的原因。多发生于病后 1~2 天，特别是 24 小时内发生率最高。以室性心律失常为主，尤其是室性期前收缩最常见。心室颤动是最主要的猝死原因。出现频发的室性期前收缩或室性心动过速，常是心室颤动的先兆。前壁心肌梗死易发生快速室性心律失常；下壁心肌梗死常易发生缓慢性心律失常，如房室传导阻滞等。

（5）心力衰竭：约半数以上病人在起病最初几天，疼痛或休克好转后，以急性左心衰。

（6）体征：心率增快或变慢，心尖部可闻及舒张期奔马律，心音减低，血压下降。

主要并发症：栓塞、乳头肌功能不全、心室壁瘤、心脏破裂。

表 2-6-2　心绞痛与急性心肌梗死的比较

项目 分类	诱因	时间	部位性质	缓解方式	ECG	治疗、护理
心绞痛	劳累或情绪激动、饱餐、寒冷、吸烟、心动过速、休克等	持续3～5分钟，一般不超过15分钟	胸骨体中、上段，紧缩样疼痛	休息或含服硝酸甘油后几分钟内缓解	ST段压低，T波低平或倒置	立即休息，舌下含化硝酸酯类
急性心肌梗死	无明显诱因	持续数小时或数天	性质相似，更剧烈	休息或含服硝酸甘油无效	病理性Q波（宽而深），ST段呈弓背向上抬高，T波倒置	绝对卧床休息，解除疼痛，再灌注心肌

3. 辅助检查

（1）心电图检查：是急性心肌梗死最有意义的辅助检查。

①心电图特征性改变：病理性Q波（宽而深），ST段呈弓背向上抬高，T波倒置。

②心电图定位诊断：ST段抬高心肌梗死的定位判断，V_1、V_2、V_3导联示前间壁，V_1～V5导联示广泛前壁，I、aVL导联示高侧壁，II、III、aV_F导联示下壁。

表 2-6-3　ST段抬高性心肌梗死的心电图定位诊断

部　位	特征性改变的导联	部　位	特征性改变的导联
广泛前壁心肌梗死	V_1、V_2、V_3、V_4、V_5	高侧壁	I、aVL
前间壁心肌梗死	V_1、V_2、V_3	正后壁	V_7、V_8
局限前壁心肌梗死	V3、V_4、V_5	下壁	II、III、aVF

（2）血清坏死标记物：是诊断心肌梗死的敏感指标（表2-6-4）。

表 2-6-4　血心肌坏死标记物变化时间及意义

指　标	开始升高	高　峰	恢复正常	临床意义
肌红蛋白	2小时内	12小时内	24~48小时内	敏感度高 特异性低
肌钙蛋白I或T（cTn或cTnT）	3~4小时内	cTnI 11~24小时 cTnT 24~48小时	cTnI 7~10天 cTnT10~14天	特异性很高（首选标志物），持续时间长

续表

指　标	开始升高	高　峰	恢复正常	临床意义
肌酸磷酸激酶同工酶（CK-MB）	4 小时内	16~24 小时	3~4 天	出现最早、恢复最早的酶。增高程度能较准确地反映梗死范围，其高峰出现时间是否提前可判断溶栓治疗是否成功

4. 治疗要点

（1）监护和一般治疗：① 急性期绝对卧床休息；② 监测心电图及生命体征；③ 吸氧：改善心肌缺氧，减轻疼痛。急性期持续吸氧 4~6L/min。

（2）解除疼痛：吗啡 2~4mg 皮下注射或哌替啶 50~100mg 肌内注射。有镇静的作用，改善患者的紧张情绪；还有保护缺血性心肌、减小梗死病灶的作用。

（3）再灌注心肌治疗：应在发病 12 小时内（最好是 3 ~ 6 小时）应用，可使闭塞的冠状动脉再通，缩小梗死面积，改善预后。

① 经皮冠状动脉介入治疗（PCI）：具备条件的医院，在明确诊断之后，进行常规治疗的同时，积极进行 PCI 的术前准备。

② 溶栓疗法：无条件实施或已延误 PCI 治疗的患者，应立即（30 分钟内）行溶栓疗法。禁忌症有：出血性、缺血性脑血管疾病，颅内肿瘤，近期有过内脏出血或创伤史、手术史，未控制的>180/110 mmHg 的高血压等。常用药物有尿激酶、链激酶、重组组织型纤溶酶原激活药等。

（4）心律失常处理：室性心律失常（室性期前收缩、阵发性室性心动过速）应立即给予利多卡因静脉注射；发生室颤时应立即实施非同步电复律；对房室传导阻滞等缓慢心律失常，可用阿托品、异丙肾上腺素，严重者安置人工心脏起搏器。

（5）心力衰竭和休克的治疗：急性心肌梗死 24 小时内禁止使用洋地黄类药物。

（6）冠心病的二级预防（ABCDE 方案）

表 2-6-5　冠心病的二级预防（ABCDE 方案）

A	抗血小板、抗心绞痛治疗和 ACEI	D	控制饮食和糖尿病治疗
B	β 受体阻滞剂预防心律失常、减轻心脏负荷	E	健康教育和运动
C	控制血脂		

5. 护理问题

① 疼痛；② 恐惧；③ 活动无耐力；④ 有便秘的危险；⑤ 潜在并发症：心律失常、心力衰竭。

6. 护理措施及健康教育

（1）休息：急性期绝对卧床休息 12 小时，如无并发症，24 小时内应鼓励患者床上活动四肢，第 3 天可在床边活动，第 4 ~ 5 天逐步增加活动。应尽可能减少相关性不大的辅助检查（如 X 线检查），以免加重患者心脏负担。

（2）饮食：发病 4 小时内禁食。病情稳定后，给予低盐、低热量、低脂、易消化饮食，少量多餐，避免饱餐（即三低易消化不宜过饱）。

（3）给氧：流量为 2 ~ 5L/分，主要目的是改善心肌缺氧，减轻疼痛。

（4）病情观察：心电监护，监测心率、心律、血压的变化。

（5）用药指导：给予吗啡或哌替啶止痛治疗时，注意监测有无呼吸抑制、血压下降、脉搏加快等不良反应。溶栓疗法时，严密观察有无出血倾向。根据下列指标判断溶栓是否成功：① 2 小时内（胸痛消失、心电图 ST 段回落 > 50%、出现再灌注心律失常）；② CK-MB 峰值提前出现；③ 冠状动脉造影直接判断溶栓是否成功。

（6）防治便秘：适量增加纤维素类食物，防止便秘。切忌用力排便，必要时给予缓泻药或低压肥皂水灌肠。（**注意**：心力衰竭、心肌梗塞、颅内压增高、直肠肛管疾病、早期妊娠等应禁用高压灌肠。）

【考点练习】

1. 对急性心肌梗死患者给予吸氧的主要目的是（　　）。

A. 改善心肌缺氧，减轻疼痛　　B. 预防心源性休克

C. 减少心律失常　　　　　　　D. 防止心力衰竭

E. 促进坏死组织吸收

2. 关于心绞痛疼痛特点的叙述，错误的是（　　）。

A. 阵发性前胸、胸骨后部疼痛　B. 劳累或情绪激动时发作

C. 可放射至心前区与左上肢　　D. 持续时间长，像针刺刀扎样痛

E. 持续数分钟，为压榨性疼痛

3. 缓解心绞痛发作最有效、作用最快的药物是（　　）。

A. 硝苯地平　　　　　　　B. 普萘洛尔　　　　　　　C. 阿司匹林

D. 硝酸甘油　　　　　　　E. 阿托品

4. 急性心肌梗死患者发病后 24 小时内的死亡原因是（　　）。

A. 心源性休克   B. 心律失常   C. 心力衰竭

D. 心脏破裂   E. 室壁瘤

5. 某急性心肌梗死患者发病48小时后，要求厕所大便。责任护士应该（ ）。

A. 先给予缓泻剂，再允许前往   B. 用开塞露后，再允许前往

C. 嘱家人陪同前往   D. 如无便秘史，应允许前往

E. 制止患者，指导其床上使用便盆

6. 心绞痛发生的典型部位在（ ）。

A. 心尖部   B. 心前区

C. 剑突附近   D. 胸骨体中上段之后部

E. 胸骨体中下段之后部

7. 应用硝酸甘油缓解心绞痛，正确的护理是（ ）。

A. 药物用温开水送服   B. 药物置口中，立即咽下

C. 舌下含化，药物被唾液溶解使吸收减少

D. 含药时宜平卧以防低血压   E. 观察头昏，血压偏高表现

8. 若发生心肌梗死，心肌缺血时间需达（ ）。

A. 30分钟以上   B. 15分钟以上   C. 45分钟以上

D. 60分钟以上   E. 120分钟以上

9. 急性心肌梗死后心律失常最常发生于（ ）。

A. 6小时内   B. 3小时内   C. 12小时内

D. 24小时内   E. 48小时内

10. 室性心动过速最常见的病因是（ ）。

A. 心脏瓣膜病   B. 冠心病   C. 心肌病

D. 心肌炎   E. 感染性心内膜炎

11. 急性心肌梗死病人的护理措施不妥的是（ ）。

A. 静脉输液速度宜慢   B. 饮食少量多餐

C. 第一周内限制探视   D. 尽量避免搬动

E. 如有便秘给予硫酸镁导泻

12. 心绞痛发作的首要护理措施是（ ）。

A. 立即描记心电图   B. 观察疼痛性质

C. 给予吸氧   D. 让病人安静坐下或半卧

E. 建立静脉通路

13. 急性心肌梗死患者入院第一周内，不恰当的护理措施是（ ）。

A. 疼痛缓解后可搬入普通病房

B. 安抚患者紧张情绪

C. 绝对卧床，不可在床上做肢体活动

D. 协助生活护理，包括洗漱和床上排便

E. 可进食清淡半流质饮食

14. 心绞痛发作时选择不正确的（　　）。

A. 药后观察胸痛情况

B. 原地休息避免活动

C. 多次服药未见缓解，立即就医

D. 舌下含服硝酸甘油未缓解，可隔5分钟间断服药3次

E. 舌下含服硝酸甘油未缓解，隔15分钟再含服

15. 患者，男性，59岁。冠心病，心绞痛5年。3小时前发生心前区剧烈疼痛，服用硝酸甘油2片未缓解，急诊入院。心电图检查发现ST段弓背上抬，随后相应导联出病理性Q波，血压85/55 mmHg，心率108次/分，律齐。入监护室观察治疗，经用药后疼痛缓解。2小时后心电监测血压70/50 mmHg，心率118次/分，患者烦躁不安，皮肤湿冷。此时最可能发生了（　　）。

A. 脑出血　　　　　　B. 室壁瘤破裂　　　　C. 心源性休克

D. 心律失常　　　　　E. 心力衰竭

16. 患者，女性，60岁。因急性心肌梗死入院，病情不稳定。该患者出现哪项心律失常时需高度警惕室颤的发生（　　）。

A. 房室传导阻滞　　　B. 窦性心动过缓

C. 室上性心动过速　　D. 房颤　　　　　　　E. 室性心动过速

17. 患者，男性，62岁。心绞痛2年。4小时前出现胸骨中段剧烈疼痛，舌下含服硝酸甘油不能缓解。查体：心率增快，心尖部可闻及舒张期奔马律。心电图ST段抬高。该患者的检查结果最可能出现（　　）。

A. 血糖减低　　　　　B. 白细胞减少　　　　C. 血清心肌酶升高

D. 反应蛋白降低　　　E. 红细胞沉降率正常

18. 患者，女性，69岁。冠心病史15年。活动后出现心前区压榨样疼痛2小时。首选的治疗措施是（　　）。

A. 舌下含服硝酸甘油　B. 嚼服达喜　　　　　C. 肌内注射杜冷丁

D. 口服安体舒通　　　E. 口服扑尔敏

19. 患者，男性，67岁。因胸痛就诊，既往有心绞痛10年。鉴别急性心肌梗死与心绞痛，症状的主要区别是（　　）。

A. 疼痛持续时间不同　B. 疼痛表现不同

C. 疼痛部位不同　　　　D. 疼痛性质不同　　　　E. 引起诱因不同

20. 患者，男性，53岁。因胸痛就诊，诊断为心绞痛。发生心绞痛的主要病因是（　　）。

A. 主动脉瓣狭窄　　　　B. 主动脉瓣关闭不全

C. 心动过速　　　　　　D. 心动过缓

E. 冠脉管腔狭窄和痉挛

21. 周女士，68岁。肥胖。有高血脂史及高血压 24/13.3 kPa（180/100 mmHg），近日心前区发生疼痛。如考虑为心绞痛，胸痛性质应是（　　）。

A. 隐痛持续整天　　　　B. 锻炼后可减轻

C. 阵发针刺样痛　　　　D. 刀割样痛

E. 压迫、发闷或紧缩感

22. 患者，男性，64岁。诊断为急性心肌梗死。本病最早、最突出的症状是（　　）。

A. 烦躁不安　　　　　　B. 胸前区疼痛　　　　C. 胸前区憋闷

D. 疲乏无力　　　　　　E. 心率快

23. 患者，男性，60岁。因做家务时突发心前区疼痛，伴胸闷憋气来院就诊，诊断为急性心肌梗死收入院治疗。进行心电监护，以防突发心律失常。急性心肌梗死患者预示室颤发生的心律失常是（　　）。

A. 心房颤动　　　　　　B. 窦性心动过速

C. 频发的室性期前收缩　D. 窦性心动过缓

E. 一度房室传导阻滞

24. 刘先生，冠心病15年，半月来频繁发作心前区不适，含服硝酸甘油无效，疑为急性心肌梗死，最具诊断意义的检查是（　　）。

A. 血常规　　　　　　　B. 尿常规　　　　　　C. 血沉

D. 超声波　　　　　　　E. 心电图

25. 患者，男性，62岁。因胸痛就诊，既往有心绞痛10年。鉴别急性心肌梗死与心绞痛，心电图的主要区别是（　　）。

A. ST段抬高　　　　　　B. ST段压低　　　　　C. T波倒置

D. T波低平　　　　　　E. 出现异常深而宽的Q波

26. 患者，男性，66岁。持续胸前区疼痛2小时入院，心电图检查显示Ⅱ、Ⅲ、aV$_F$导联 ST 段抬高，为证实是否患有心肌梗死，抽血化验，下列指标特异常最高的是（　　）。

A. 血脂　　　　　　　　B. 血糖　　　　　　　C. 血白细胞

D. 血肌酸磷酸激酶　　　E. 血沉

27. 患者，男性，69岁。突然出现心前区疼痛伴大汗3小时，急诊就医，心电图示：$V_1 \sim V_5$ 导联出现 Q 波，且 ST 段弓背向上抬高，诊断为急性心肌梗死。应用尿激酶治疗，其作用在于（　　）。

A. 疏通心肌微循环　　　　　B. 增强心肌收缩力

C. 溶解冠脉内血栓　　　　　D. 促进心肌能量代谢

E. 减轻心脏前负荷

28. 患者，男性，69岁。胸痛2小时，诊断为急性心肌梗死，给予急诊溶栓治疗，下列对直接诊断冠脉再通最有价值的是（　　）。

A. 胸痛2小时内基本消失　　B. 出现心律失常

C. 心电图 ST 段2小时内回降 > 50%

D. 血清心肌酶峰值提前　　　E. 冠脉造影示闭塞动脉再通

29. 患者，女性，65岁。急性心肌梗死，经溶栓治疗后，疼痛缓解，但出现缓慢性心律失常，可用的药物是（　　）。

A. 硝酸甘油　　　　　B. 呋塞米　　　　　C. 硝酸异山梨酯

D. 美托洛尔　　　　　E. 阿托品

30. 患者，女性，75岁。突然出现心前区疼痛伴大汗3小时，急诊就医，诊断为急性心肌梗死。此患者首先的护理问题是（　　）。

A. 自理缺陷　　　　　B. 恐惧　　　　　C. 有便秘的危险

D. 疼痛　　　　　E. 知识缺乏

31. 患者，女性，50岁。因胸闷、胸痛持续发作6小时急诊入院，入院诊断：急性前壁心肌梗死，医嘱行心电图检查。护士协助进行心电图检查时，单极胸导联 V2 电极应放在（　　）。

A. 胸骨右缘第4肋间　　　　B. 胸骨左缘第4肋间

C. 左腋中线第5肋间　　　　D. 左腋前线第5肋间

E. 左锁骨中线与第4肋间相交处

32. 患者，女性，63岁。急性下壁心肌梗死。发病第2天突然出现意识丧失、抽搐。考虑患者最可能出现的心律失常是（　　）。

A. 心房颤动　　　　　B. 房性期前收缩

C. 房室传导阻滞　　　D. 室性期前收缩

E. 窦性心动过缓

33. 患者，男性，62岁。因突发心前区疼痛，疼痛难忍，并伴有胸闷憋气，来院就诊。患者既往有糖尿病史11年、胃溃疡18年。经检查医生诊断为"急性前间壁心肌梗死"，特征性心电图变化出现在（　　）。

A. $V_1 \sim V_5$ 导联　　　B. $V_1 \sim V_3$ 导联　　　C. $V_3 \sim V_5$ 导联

D. V_6、I、aVL 导联　　E. $V_1 \sim V_6$ 及 I、aVL 导联

34. 某急性心肌梗死患者 2 小时后，心电图随访显示：II、III、aVF 导联出现病理性 Q 波，提示心肌梗死的部位可能是（　　）。

A. 后壁　　　　　　　B. 前壁　　　　　　　C. 下壁

D. 右侧壁　　　　　　E. 左侧壁

【参考答案】

序号	1	2	3	4	5	6	7	8	9	10
答案	A	D	D	B	E	D	D	A	D	B
序号	11	12	13	14	15	16	17	18	19	20
答案	E	D	C	E	C	E	C	C	A	E
序号	21	22	23	24	25	26	27	28	29	30
答案	E	B	C	E	E	D	C	E	E	D
序号	31	32	33	34						
答案	B	C	B	C						

第七节　心脏瓣膜病

风湿热是心脏瓣膜病最常见的病因。风湿性心瓣膜病主要与 A 族乙型溶血性链球菌反复感染有关。二尖瓣最常受累，其次为主动脉瓣。最常见的联合瓣膜病是二尖瓣狭窄合并主动脉瓣关闭不全。

一、临床类型及表现

1. 二尖瓣狭窄

（1）症状：代偿期无症状或仅有轻微症状。失代偿期最常见而早期症状是劳力性呼吸困难，常伴有咳嗽、咯血。突然大咯血可能与肺静脉压力增高，支气管静脉破裂出血有关。晚期右心衰竭时可有食欲减退、腹胀等体循环静脉淤血的表现。

（2）体征：常有"二尖瓣面容"：双颧绀红，口唇轻度发绀。听诊心尖区、舒张期、隆隆样杂音是最重要的体征。

2. 二尖瓣关闭不全

（1）症状：轻者可终身无症状，首先症状是疲乏无力，肺淤血的症状出现较晚。

（2）体征：心尖区、全收缩期、粗糙吹风样杂音是最重要体征。

3. 主动脉瓣狭窄

（1）症状：呼吸困难、心绞痛和晕厥为典型的三联症。

（2）体征：主动脉瓣区、粗糙的收缩期、喷射样杂音是主动脉瓣狭窄最主要的体征

4. 主动脉瓣关闭不全

（1）症状：可有心悸、心前区不适、头部动脉搏动感等。当冠状动脉灌注不足时，可出现心绞痛。

（2）体征：颈动脉搏动明显。脉压增大产生周围血管征，如毛细血管搏动征、水冲脉、大动脉枪击音、Duroziez征等。主动脉瓣第二听诊区、舒张早期、叹样杂音是主动脉瓣关闭不全最主要的体征。

表 2-7-1　心脏瓣膜病心脏杂音听诊特点

杂音特点	二尖瓣狭窄	二尖瓣关闭不全	主动脉狭窄	主动脉关闭不全
最响部位	心尖部	心尖部	胸骨右缘第2肋间	胸骨左缘第3肋间
时相	舒张期	收缩期	收缩期	舒张期
性质	隆隆样	粗糙吹风样	响亮、粗糙吹风样	叹气样
传导	不传导	左腋下和肩胛区	颈部	心尖部

二、辅助检查

超声心动图是明确诊断的可靠方法。

（二尖瓣狭窄：心电图可有二尖瓣型 P 波，P 波宽度>0.12秒，伴切迹；X 线表现为左心房增大，呈梨形心。）

三、并发症

（1）充血性心力衰竭：首发的并发症，也是就诊和致死的主要原因。

（2）心律失常：心房颤动是风湿性心瓣膜病最常见的心律失常，多见于二尖瓣狭窄的患者。

（3）亚急性感染性心内膜炎：主动脉瓣膜关闭不全病人发生率较高，常

见致病菌为草绿色链球菌

（4）血栓栓塞：多见于二尖瓣狭窄伴心房颤动的患者。血栓脱落引起周围动脉栓塞，以脑栓塞最多见。

四、治疗原则

（1）内科治疗：包括病因治疗，预防风湿性心瓣膜病最关键的措施是积极防治 A 组乙型溶血性链球菌感染。有风湿活动的患者应长期甚至终身应用苄星青霉素。

（2）外科治疗：手术是根本性解决瓣膜病的手段。

（3）并发症治疗。

五、护理问题

① 活动无耐力；② 有感染的危险；③ 潜在并发症：心房颤动、心力衰竭、栓塞；④ 体温过高。

六、护理措施及健康教育

（1）预防风湿活动或合并感染：防治风湿活动最关键的措施是防治链球菌感染。有风湿性心脏病的患者，在拔牙、内镜检查、导尿术、分娩、人工流产等手术操作前，预防性使用抗生素。扁桃体反复炎症者，在风湿活动控制后 2~4 个月可手术摘除扁桃体。

（2）预防栓塞：左房内有巨大附壁血栓者应绝对卧床休息，以防血栓脱落造成栓塞。病情允许时应鼓励并协助患者适当活动，防止下肢深静脉血栓形成。合并心房颤动时服阿司匹林。

【考点练习】

1. 二尖瓣面容的特点是（　　）。
A. 两颊部蝶形红斑　　　　B. 两颊部紫红，口唇轻度发绀
C. 两颊黄褐斑　　　　　　D. 午后两颊潮红
E. 面部毛细血管扩张

2. 确诊二尖瓣狭窄的最可靠的检查是（　　）。
A. 心电图　　　　　　B. 胸部 X 线片　　　　C. 超声心动图
D. 心导管检查　　　　E. CT

3. 风湿性心脏病二尖瓣狭窄患者，最常见的心律失常是（　　）。

A. 室性期前收缩　　　　B. 心房颤动　　　　C. 窦性心动过速

D. 房室传导阻滞　　　　E. 室上性心动过速

4. 预防风湿性心瓣膜病的根本措施是（　　）。

A. 长期服用抗风湿药物　B. 积极防治链球菌感染

C. 防止复发，卧床休息　D. 增加营养，避免过劳

E. 居室要防寒避湿

5. 慢性风湿性心瓣膜病最常受累的瓣膜是（　　）。

A. 二尖瓣　　　　　　　B. 三尖瓣　　　　　　C. 肺动脉瓣

D. 主动脉瓣　　　　　　E. 静脉瓣

6. 二尖瓣狭窄最早出现的症状是（　　）。

A. 水肿　　　　　　　　B. 咯血　　　　　　　C. 劳力性呼吸困难

D. 咳嗽　　　　　　　　E. 端坐呼吸

7. 胸部 X 线检查心影呈梨形，提示（　　）。

A. 心包积液　　　　　　B. 三尖瓣关闭不全　　C. 二尖瓣关闭不全

D. 二尖瓣狭窄　　　　　E. 主动脉瓣狭窄

8. 风湿性心脏病二尖瓣狭窄心电图表现正确的是（　　）。

A. P 波消失，代之以大小、形态不一的 f 波

B. P 波消失，代之以锯齿状 f 波

C. P 波变窄，P 波宽度 < 0.12 s

D. 二尖瓣型 P 波，P 波宽度 > 0.12 s

E. P 波提早出现，形态与窦性不同

9. 二尖瓣关闭不全最有意义的体征是（　　）。

A. 心尖部舒张期隆隆样杂音　B. 心尖部收缩期吹风样杂音

C. 第一心音减弱　　　　　　D. 第一心音增强

E. 心尖部舒张期叹气样杂音

10. 主动脉瓣狭窄最重要的体征是（　　）。

A. 细迟脉

B. 主动脉瓣区响亮、粗糙的收缩期吹风样杂音

C. 主动脉瓣第二听诊区响亮、粗糙的收缩期吹风样杂音

D. 主动脉瓣舒张早期叹气样杂音

E. 主动脉瓣第二听诊区舒张早期叹气样杂音

11. 不属于周围血管征表现的是（　　）。

A. 脉压增大　　　　　　　　B. 大动脉枪击音

C. 毛细血管搏动征　　　　　D. 水冲脉　　　　　　　E. 细迟脉

12. 临床上最常见的联合瓣膜病是（   ）。

A. 三尖瓣关闭不全合并主动脉瓣关闭不全

B. 二尖瓣狭窄合并主动脉瓣关闭不全

C. 二尖瓣狭窄合并主动脉瓣狭窄

D. 二尖瓣狭窄合并肺动脉瓣关闭不全

E. 二尖瓣狭窄合并三尖瓣狭窄

13. 患者，男性，49 岁。因风湿性心瓣膜病入院，给予抗感染和抗心衰竭治疗后好转，拟于今日出院。护士在指导中应强调，预防链球感染的措施是（   ）。

A. 坚持锻炼，防止呼吸道感染

B. 减少运动多休息

C. 坚持限制钠盐饮食

D. 减轻心理压力，增强康复信心

E. 定期复查，必要时做细菌培养

14. 患者，男性，62 岁。2 年前行"人工瓣膜置换术"术后遵医嘱服用华法林。护士建议该患者日常生活中使用电动剃须刀剃须，主要目的是（   ）。

A. 避免出血   B. 避免损伤皮肤引发感染性心内膜炎

C. 避免交叉感染   D. 方便老年人使用

E. 经济实用

15. 患者，女性，50 岁。有风湿性心脏病二尖瓣狭窄，与此病发病有密切关系的细菌是（   ）。

A. 乙型溶血性链球菌   B. 金黄色葡萄球菌

C. 表皮葡萄球菌   D. 革兰阴性杆菌

E. 大肠埃希菌

16. 患者，女性，28 岁。诊断为风湿热 1 年，医生考虑此患者病变已侵犯到心脏，风湿性心瓣膜病最常见的并发症是（   ）。

A. 充血性心力衰竭   B. 贫血   C. 心源性休克

D. 室性心律失常   E. 下肢静脉血栓

17. 患者，女性，73 岁。有风湿性心脏病二尖瓣狭窄，反复住院治疗，此次住院治疗效果不佳，病情不稳定而死亡。风湿性心瓣膜病最主要的致死原因是（   ）。

A. 充血性心力衰竭   B. 心律失常

C. 亚急性感染性心内膜炎 D. 栓塞   E. 急性肺水肿

18. 患者，女性，35 岁。因患慢性风湿性心瓣膜病、二尖瓣狭窄收入院。患者近来症状严重，医生要求护士观察心律变化，及时发现心律失常的发生。风心病二尖瓣狭窄最常见的心律失常是（   ）。

A. 心房颤动   B. 窦性心动过速

C. 窦性心动过缓   D. 室性期前收缩

E. 房室传导阻滞

19. 患者，女性，57 岁。风心病伴二尖瓣狭窄 6 年，伴心房颤动 5 年，无明显原因突然出现意识障碍，最可能的原因是（   ）。

A. 发生室颤   B. 心排出量减少，脑供血不足

C. 心房血栓脱落，脑栓塞   D. 高凝状态，脑血栓形成

E. 发生房颤

20. 患者，男性，46 岁。体检发现心尖部舒张期隆隆样杂音，胸片提示左房、右室增大，诊断为风心病二尖瓣狭窄。该患者处于（   ）。

A. 左房代偿期   B. 左房失代偿期

C. 左室代偿期   D. 肺动脉高压期

E. 右心受累期

【参考答案】

序号	1	2	3	4	5	6	7	8	9	10
答案	B	C	B	B	A	C	D	D	B	B
序号	11	12	13	14	15	16	17	18	19	20
答案	E	B	A	A	A	A	A	A	C	E

第八节   感染性心内膜炎

感染性心内膜炎为心脏内膜表面的微生物感染，伴赘生物形成，瓣膜为最常受累部位。感染性心内膜炎根据病程分为急性和亚急性。

急性感染性心内膜炎的特征为：① 中毒症状明显。② 病程进展迅速，数天至数周引起瓣膜破坏。③ 感染迁移多见。④ 病原体主要为金黄色葡萄球菌。

亚急性感染性心内膜炎的特征为：① 中毒症状轻。② 病程数周至数月。③ 感染迁移少见。④ 病原体以草绿色链球菌多见，其次为肠球菌。

一、病因与发病机制

急性感染性心内膜炎主要由金黄色葡萄球菌引起，亚急性感染性心内膜炎最常见的致病菌是草绿色链球菌。

亚急性病例至少占 2/3 以上，主要发生于器质性心脏病的基础上，以心脏瓣膜病为主，其次为先天性心脏病。

二、临床表现

1. 症　状

（1）发热：发热是感染性心内膜炎最常见的症状，可呈弛张热，体温一般不超过 39℃。急性者呈暴发性脓毒症过程，有高热寒战。突发心力衰竭者较为常见。亚急性者起病隐匿，可有全身不适、乏力、食欲缺乏和体重减轻等非特异性症状。

（2）动脉栓塞：可发生于任何部位，以脑栓塞最常见。由左向右分流的先天性心脏病肺循环栓塞常见，如三尖瓣赘生物脱落导致肺栓塞。

（3）感染的非特异性症状：贫血、脾大等

2. 体　征

（1）心脏杂音：80%~85%有心脏病理性杂音，急性者比亚急性者更易出现杂音强度和性质的变化或出现新的杂音。

（2）周围体征。

① 淤点：以锁骨以上皮肤、口腔黏膜和睑结膜多见。② 指（趾）甲下线状出血。③ Osler 结节：常见于亚急性感染性心内膜炎，在指和趾垫出现的豌豆大的红或紫色痛性结节。④ Roth 斑：常见于亚急性感染性心内膜炎，视网膜的卵圆形出血斑，中心呈白色。⑤ Janeway 损害：为手掌和足底处直径 1~4 mm 的无痛性出血红斑。主要见于急性感染性心内膜炎。

3. 并发症

（1）心脏并发症：心力衰竭为最常见并发症，由主动脉瓣膜受损病人最多见。

（2）细菌性动脉瘤：多见于亚急性者。

（3）迁移性脓肿：多见于急性患者。

（4）神经系统：脑栓塞等。⑤ 肾脏：肾动脉栓塞和肾梗死等。

表 2-8-1　急性感染性心内膜炎与亚急性感染性心内膜炎的鉴别

项目\分类	器质性心脏病	致病菌	中毒症状	心脏杂音变化	迁移性脓肿	细菌性动脉瘤	周围体征
急性感染性心内膜炎	少见	金黄色葡萄球菌	发热明显	易变	多见	少见	Janeway损害
亚急性感染性心内膜炎	多见	草绿色链球菌	低热	不易变	少见	多见	Osler结节Roth斑

三、辅助检查

（1）血培养：是诊断菌血症和感染性心内膜炎最有价值的诊断方法。

（2）超声心动图：是本病诊断有重要意义。

四、治疗要点

1. 抗生素治疗

原则：早期、联合、大量、长程、静脉应用杀菌性抗生素。青霉素等β内酰胺类药物为首选。疗程至少6~8周。

2. 手术治疗

五、护理问题

①体温过高；②营养失调；③潜在并发症：心力衰竭、栓塞。

六、护理措施及健康教育

（1）病情观察：每4~6小时测量体温1次；观察皮肤黏膜变化；观察有无血管栓塞（脑栓塞、肺栓塞）等征象。如患者突发胸痛、气促、口唇青紫、咯血等症状，提示肺栓塞。

（2）休息：心脏超声可见巨大赘生物的患者，应绝对卧床休息，防止赘生物脱落。

（3）饮食：给予高蛋白、高热量、高维生素、清淡易消化的半流质或软食，鼓励患者多饮水。（注意：高热病人的饮食原则为三高易消化多饮水。）

（4）正确采集血标本：每次采血10~20 ml，作需氧和厌氧培养。本病的菌血症为持续性，无需在体温升高时采血。

①亚急性：对于未经治疗的亚急性患者，应在第1天每间隔1小时采

血 1 次，共 3 次。如次日未见细菌生长，重复采血 3 次后，开始抗生素治疗。已用过抗生素者，停药 2~7 天后采血。

②急性：急性患者应在入院后立即采血，在 3 小时内每隔 1 小时采血 1 次，共取 3 次血标本后，按医嘱开始治疗。

（5）抗生素应用的护理：遵医嘱应用抗生素治疗，观察药物疗效。出院时告知在施行口腔手术、上呼吸道手术或操作、泌尿生殖等手术前一天开始至术后三天预防性使用抗生素（如肌注青、链霉素）。

【考点练习】

1. 引起亚急性自体瓣膜心内膜炎最常见的致病菌是（　　）。

A. 草绿色链球菌　　　　　　　B. 肺炎球菌　　　　　　　C. 淋球菌

D. 感染嗜血杆菌　　　　　　　E. 金黄色葡萄球菌

2. 急性感染性心内膜炎最常见的致病菌是（　　）。

A. 草绿色链球菌　　　　　　　B. 金黄色葡萄球菌　　　　　C. 淋球菌

D. 肺炎球菌　　　　　　　　　E. 肠球菌

3. 下列有关感染性心内膜炎的叙述，正确的是（　　）。

A. 心肌内部的炎症　　　　　　B. 以左心室扩张为主

C. 心包的微生物感染　　　　　D. 心包内有赘生物的形成

E. 心肌内膜表面的微生物感染

4. 主要见于急性感染性心内膜炎的是（　　）。

A. Osler 结节　　　　　　　　B. Janeway 损害　　　　　C. 淤点

D. 淤斑　　　　　　　　　　　E. Roth 斑

5. 视网膜的卵圆形出血斑称（　　）。

A. Osler 结节　　　　　　　　B. Janeway 损害　　　　　C. 淤点

D. 淤斑　　　　　　　　　　　E. Roth 斑

6. 心脏彩超检查示二尖瓣有大小约为 10 mm*10 mm 赘生物。据此护士最应预防和关注的是（　　）。

A. 心力衰竭　　　　　　　　　B. 肺部感染　　　　　　　C. 动脉栓塞

D. 出血　　　　　　　　　　　E. 深静脉血栓

7. 风湿性心瓣膜病并发感染性心内膜炎时，最支持感染性心内膜炎诊断的是（　　）。

A. 体温 38.5℃　　　　　　　　B. 胸痛并有胸膜摩擦音

C. 超声心动图显示有赘生物　　D. 白细胞增高

E. 心电图 ST-T 改变

8. 患者，女性，25 岁。患风湿性心脏瓣膜病。不明原因持续发热 1 月余，体温波动在 37.5～38.5℃，应用多种抗生素治疗无效，今晨以"感染性内膜炎"入院。现遵医嘱行血培养检查，抽取血糖标本时间的选择，正确的是（　　）。

 A. 第一日间隔 1 小时采血，共 3 次，体温升高时采血

 B. 第一日间隔 1 小时采血，共 3 次，无须体温升高时采血

 C. 第一日间隔 1 小时采血，共 3 次，寒战发作时采血

 D. 入院 3 小时内采血，间隔 1 小时，共 3 次

 E. 停用抗生素 2～7 天后采血，无须体温升高时采血

9. 患者，女性，30 岁。持续发热 2 周，有先天性心脏病病史。入院查体：贫血貌，胸骨左缘 3～4 肋间 4/6 级粗糙收缩期杂音伴震颤，脾肋下 2 cm，血培养 2 次阳性。入院后三天突感呼吸困难、胸痛、咯血多次，最可能的诊断是（　　）。

 A. 室间隔缺损合并急性心衰

 B. 感染性心内膜炎合并急性肺栓塞

 C. 感染性心内膜炎合并肺部感染

 D. 室间隔缺损合并肺部感染

 E. 室间隔缺损合并支气管扩张

10. 患者，女性，44 岁。发现室间隔缺损 38 年。3 个月前拔牙后持续发热至今。查体：体温 37.6℃，睑结膜苍白，有淤点，胸骨左缘第三肋间可闻及全收缩期杂音，脾肋下可触及。最有助于确诊的检查是（　　）。

 A. 腹部 B 超　　　　　B. 血常规　　　　　C. 血培养

 D. 血清铁　　　　　　E. 尿蛋白

11. 患者，男性，57 岁。发热 2 周余，体温为 37.2～38.2℃。未用抗生素治疗。风湿性二尖瓣狭窄合并关闭不全病史。超声心动图提示二尖瓣上有赘生物。入院第一天，应为该患者做血培养（　　）。

 A. 一次　　　　　　　B. 两次　　　　　　C. 三次

 D. 四次　　　　　　　E. 五次

12. 患者，35 岁。患风湿性心脏病，因左下 3、5 龋齿，需要拔掉。为防止亚急性感染性心内膜炎的发生，正确的做法是（　　）。

 A. 术前休息一天，术后给予青、链霉素肌注三天

 B. 术前一天开始肌注青、链霉素至术后三天停药

 C. 术后口服头孢氨

 D. 术后给予庆大青霉素肌注 3 天

E. 术后给予青霉素静脉滴注 3 天

13. 亚急性感染性心内膜炎患者,为确诊进行血培养,血标本应采集(　　)。

A. 1～2ml　　　　　　　　　B. 2～5ml　　　　　　　　C. 5～10ml

D. 10～20ml　　　　　　　　E. 20ml 以上

14. 患者,女性,32 岁。患风心病二尖瓣狭窄,近日出现发热、气急疑为亚急性感染性心内膜炎,护士应告知患者抗生素的正确使用方法是(　　)。

A. 用抑菌抗生素治疗　　　　　B. 早期、大剂量抗生素长期治疗

C. 症状缓解后停用抗生素　　　D. 体温下降后停用抗生素

E. 细菌培养阳性后再使用抗生素

15. 患者,女性,48 岁。感染性心内膜炎住院期间,突发胸痛、气促,随后出现口唇青紫、咯血,患者可能发生了(　　)。

A. 外周动脉栓塞　　　　　　　B. 肾栓塞　　　　　　　　C. 肺栓塞

D. 脑栓塞　　　　　　　　　　E. 肠系膜动脉栓塞

【参考答案】

序号	1	2	3	4	5	6	7	8	9	10
答案	A	B	E	B	E	C	C	E	B	C
序号	11	12	13	14	15	16	17	18	19	20
答案	C	B	D	B	C					

第九节　心肌疾病

心肌病可分为:① 扩张型心肌病:是原发性心肌疾病最常见的类型,左心室或双心室扩张。② 肥厚型心肌病:通常为非对称性室间隔肥厚。③ 限制型心肌病。④ 致心律失常型心肌病。⑤ 未分类心肌病。⑥ 特异性心肌病。

一、扩张型心肌病

扩张型心肌病主要特征是左心室或双心室扩大伴心肌收缩功能障碍,可产生心力衰竭。男性多于女性,常伴有心律失常,预后差。

1. 病因与发病机制

主要与持续病毒感染(柯萨奇病毒 B 感染最密切)有关。常有家族遗传

性趋势。

2. 临床表现

（1）症状：起病隐匿，早期可只有心脏轻度扩大而无明显症状。后期患者有气急，甚至端坐呼吸、肝大、水肿等心力衰竭的症状；伴各种心律失常；部分病人可发生栓塞或猝死。

（2）体征：心脏扩大。

3. 辅助检查

（1）X 线检查：心影明显增大，心胸比 > 0.5，肺淤血。

（2）心电图：可见多种心律失常、ST-T 改变、低电压，少数病例可见病理性 Q 波。

（3）超声心动图：是诊断及评估扩张型心肌病最常用的重要检查方法。心脏各腔均增大，以左心室扩大早而显著。心肌收缩力下降，二尖瓣、三尖瓣反流。

4. 治疗要点

（1）病因治疗。

（2）控制心力衰竭：本病较易发生洋地黄中毒，应慎用洋地黄类药。对长期严重心力衰竭、内科治疗无效的病例，可考虑进行心脏移植。

（3）预防栓塞：对于有心房颤动或心房附壁血栓的患者，可给予阿司匹林 75~100mg/d 口服和应用华法林抗凝。

（4）控制心律失常，预防心源性猝死。

二、肥厚型心肌病

肥厚型心肌病主要特征是心肌非对称性肥厚，并累及室间隔，使心室腔变小，以左心室为多见。

本病主要死因是心脏猝死，也是青少年猝死的常见原因。

1. 病　因

本病常有明显的家族史（如孪生兄弟），是常染色体显性遗传疾病。

2. 临床表现

（1）症状：有劳力性呼吸困难、胸痛、晕厥。晕厥通常在运动时发生，为猝死的先兆。猝死原因为室性心律失常、室壁过厚、左室流出道压力阶差大。

（2）体征：心脏轻度增大。流出道梗阻性患者胸骨左缘第 3、4 肋间喷射性收缩期杂音，心尖区吹风样收缩期杂音。

3．辅助检查

（1）X 线检查：心影增大多不明显。

（2）心电图：最常见左心室肥大，可有 ST-T 改变、深而不宽的病理性 Q 波、室内传导阻滞、室性心律失常。

（3）超声心动图：是诊断肥厚型心肌病最主要的手段，可显示室间隔的非对称性肥厚。舒张期室间隔的厚度与后壁之比≥1.3，间隔运动低下。

4．治疗要点

（1）药物治疗：最常用 β 受体阻滞剂及钙通道阻滞剂，以减慢心率，降低心肌收缩力，减轻流出道梗阻。常用药物有美托洛尔或维拉帕米、地尔硫卓。避免使用增强心肌收缩力的药物，如洋地黄；以及减轻心脏负荷的药物，如硝酸酯类药物，以免加重左心室流出道梗阻。

（2）无水乙醇化学消融术或置入 DDD 型起搏器：重症梗阻性肥厚型心肌病者可用。

（3）手术治疗：切除肥厚的室间隔心肌。

表 2-9-1　扩张型心肌病与肥厚型心肌病的鉴别

项目 分类	病因与发病机制	临床表现	X 线检查	超声心动图	禁忌药物	主要护理措施
扩张型心肌病	柯萨奇病毒 B	心力衰竭、严重心律失常	心影明显增大	左心室扩张显著	洋地黄类药，易发生洋地黄中毒	心衰护理
肥厚型心肌病	常染色体显性遗传疾病	呼吸困难、心绞痛、晕厥（三联症）胸骨左 3～4 肋间吹风样收缩期杂音	心影增大不明显	室间隔的非对称性肥厚	禁忌洋地黄、硝酸酯类，以免加重流出道梗阻	避免情绪激动、持重、屏气及剧烈运动、饱食。有晕厥病史应避免独自外出活动

【考点练习】

1. 扩张型心肌病的主要体征是（　　）。

A. 听诊心脏杂音　　　　　　B. 叩诊心界扩大

C. 咳粉红色泡沫痰　　　　　D. 心率增快　　　　E. 出现心率失常

2. 肥厚型心肌病患者猝死的先兆症状是（　　）。

A. 呼吸困难　　　　　　　　B. 晕厥

C. 心前区疼痛　　　　　　　D. 全身乏力　　　　E. 心悸

3. 扩张型心肌病超声心动图示（　　）。

A. 心脏室间隔非对称性肥厚　B. 心脏室间隔对称性肥厚

C. 心脏增大，以左心为著　　D. 心脏增大，以右心为著

E. 心脏赘生物＞2 mm

4. 肥厚型心肌病超声心动图示（　　）。

A. 心脏室间隔非对称性肥厚　B. 心脏室间隔对称性肥厚

C. 心脏增大，以左心为著　　D. 心脏增大，以右心为著

E. 心脏赘生物＞2 mm

5. 扩张型心肌病最主要的临床表现为（　　）。

A. 充血性心力衰竭　　　　　B. 猝死　　　　　　C. 栓塞

D. 食欲减退　　　　　　　　E. 肺部感染

6. 可使肥厚型梗阻性心肌病患者心脏杂音减弱的药物是（　　）。

A. 硝酸甘油　　　　　　　　B. 地高辛

C. 异丙肾上腺素　　　　　　D. 亚硝酸异戊酯　　E. 心得安

7. 对诊断肥厚型梗阻性心肌病最有意义的是（　　）。

A. 心电图出现深而宽的病理性 Q 波

B. 胸骨左缘第三、四肋间有响亮的收缩期杂音

C. 用力时心前区闷痛及晕厥史

D. 超声心动图发现舒张期室间隔左室后壁的厚度之比≥1.3，伴二尖瓣前夜收缩期向前运动

E. 可闻第三心音及第四心音

8. 患者，女性，32 岁。因心悸、水肿、端坐呼吸入院，诊断为肥厚型心肌病，护士采集健康史时，针对病因，首先应询问的是患者有无（　　）。

A. 应用化疗药物　　　　　　B. 病毒感染史

C. 家居装修史　　　　　　　D. 酗酒史　　　　　E. 家族史

9. 患者，男性，37 岁。患有肥厚型心肌病，因胸痛 1 小时急诊入院。首要的护理措施是（　　）。

A. 绝对卧床　　　　　　　　B. 预防呼吸道感染

C. 给予高热量饮食　　　　　D. 建立静脉通道

E. 给予 1～2L/min 吸氧

（10～11 题共用题干）

患者，女性，35 岁。因出差劳累，发作性头晕、胸闷半月余，突发晕厥 1 小时，以"晕厥原因待查、梗阻性肥厚型心肌病待查"急诊入院。有猝死家族史，入院当晚，患者情绪较为紧张，无法入睡，多次呼叫值班护士，诉头痛、胸闷。但每次床边检查生命体征，除脉搏稍微快外，余均正常。

10. 其发生上述表现最主要的原因是（　　）。

A. 不习惯与陌生人同住　　　B. 环境陌生

C. 担心会突然死亡　　　　　D. 不习惯熄灯睡觉　　E. 床铺不舒服

11. 对其进行健康指导，错误的是（　　）。

A. 保持二便通畅　　　　　　B. 避免屏气用力

C. 若失眠可独自出去活动，以改善睡眠

D. 如需沐浴时，要告知陪同人或同病室友，无须反馈

E. 解释保持情绪稳定的重要性，必要时遵医嘱给予镇静剂

12. 患者，男性，31 岁。因慢性肥厚型心肌病入院治疗。患者常有胸痛症状出现，护士需告知其避免胸痛发作的诱因，其中不包括（　　）。

A. 突然屏气　　　　　　　　B. 持举重物　　　　　　　C. 情绪激动

D. 饱餐　　　　　　　　　　E. 长时间卧床

13. 某病毒性心肌炎患者出院时，护士嘱其限制体力活动，预防病毒的重复再感染，其目的预防发生的疾病是（　　）。

A. 风湿性心瓣膜病　　　　　B. 二尖瓣脱垂　　　　　　C. 肥厚性心肌病

D. 扩张性心肌病　　　　　　E. 限制型心肌病

【参考答案】

序号	1	2	3	4	5	6	7	8	9	10
答案	B	B	C	A	A	E	D	E	A	C

序号	11	12	13
答案	C	E	D

第十节　心包疾病

临床上以急性心包炎和慢性缩窄性心包炎最为常见。

一、急性心包炎

急性心包炎为心包脏层和壁层的急性炎症，心包炎常是某种疾病表现的一部分或为其并发症，因此常被原发疾病所掩盖，但也可单独存在。

1. 病　因

最常见的病因为病毒感染，其他原因有细菌、自身免疫、肿瘤、尿毒症及心肌梗死等。

2. 临床表现

（1）纤维蛋白性心包炎。

① 症状：胸骨后、心前区疼痛为主要症状。疼痛性质尖锐，与呼吸运动有关，常因咳嗽、变换体位或吞咽动作而加重，疼痛也可为压榨性，位于胸骨后，需注意与心肌梗死相鉴别。心包压塞时会出现呼吸困难、水肿等表现。

② 体征：心包摩擦音是典型体征。多位于心前区，以胸骨左缘第 3、4 肋间最为明显，坐位时身体前倾、深吸气或将听诊器胸间加压更易听到。

（2）渗出性心包炎。

① 症状：呼吸困难是最突出的症状，可能与支气管、肺受压及肺淤血有关，也可因压迫气管、喉返神经、食管而产生干咳、声音嘶哑及吞咽困难。全身症状可表现为发冷、发热、乏力、烦躁、上腹胀痛等。

② 体征：心尖搏动减弱或消失，心音低而遥远，心脏叩诊浊音界向两侧扩大。大量积液时可在左肩胛骨下出现浊音及左肺受压迫所引起的支气管呼吸音，称心包积液征（Ewart 征）。可使收缩压下降，脉压变小；可有静脉回流障碍，出现颈静脉怒张、肝大、水肿及腹水等。

（3）心脏压塞：急性表现为心动过速、血压下降、脉压变小和静脉压明显上升，甚至急性循环衰竭、休克。亚急性或慢性表现为体循环静脉淤血、颈静脉怒张、静脉压升高、奇脉等，奇脉是指吸气时脉搏显著减弱或消失，呼气时又复原的现象，是由于心包腔内压力升高使心脏舒张充盈受限所致。

表 2-10-1　纤维蛋白性心包炎、渗出性心包炎、心脏压塞的鉴别

项目 分类	症状	体征	X 线 检查	超声 心动图	心包 穿刺	治疗
纤维蛋白性心包炎	心前区疼痛（与呼吸运动、咳嗽有关）	心包摩擦音重要体征	心影增大不明显	无心包积液		病因治疗 疼痛治疗（非甾体类抗炎药物为首选药）
渗出性心包炎	呼吸困难是最突出的症状	心尖搏动减弱，血压下降	心影向两侧增大	迅速、可靠，有心包积液	明确病因	心包穿刺（解除压迫）
心脏压塞	心动过速、血压下降、脉压变小	循环障碍重、奇脉	心影向两侧增大	迅速、可靠，有大量心包积液	解除压迫明确病因	心包穿刺（解除压迫）

二、缩窄性心包炎

缩窄性心包炎是指心脏被致密厚实的纤维化或钙化心包所包围，使心室舒张期充盈受限而产生的一系列循环障碍的疾病。

1. 病因与发病机制

以结核性心包炎最为常见。

2. 临床表现

常见症状为劳力性呼吸困难。体征有颈静脉怒张、肝大等；可见 Kussmaul 征，即吸气时颈静脉怒张更明显；心浊音界正常或稍大，心尖搏动减弱或消失，奇脉和心包叩击音。

3. 辅助检查

（1）X 线检查：心影偏小；

（2）超声心动图：可见心包增厚。

4. 治疗要点

早期实施心包切除术。在心包感染被控制，结核活动已静止即应手术，并在术后继续用药 1 年。

三、心包疾病的护理

1. 护理问题

① 气体交换受损；② 胸痛；③ 体温过高。

2. 护理措施

（1）呼吸状况监测：观察患者呼吸困难的程度，以及血气分析结果。

（2）体位：半坐卧位或坐位，利于呼吸。心脏压塞的患者往往被迫采取前倾坐位。勿用力咳嗽、深呼吸或突然改变体位，以免引起疼痛加重。

（3）心包穿刺术的配合与护理。

①术前护理：建立静脉通道，术前备阿托品静脉注射，防止术中发生迷走神经反射对心肌的抑制作用。择期手术前应禁食 4～6 小时。

②术中配合：嘱患者勿剧烈咳嗽或深呼吸，严格无菌操作，抽液过程中随时夹闭胶管，防止空气进入心包腔。抽液要缓慢，以防急性心室扩张，一般第 1 次抽液量不超过 200 ml，若抽出新鲜血，立即停止抽吸，密切观察有无心脏压塞症状。

③术后护理：穿刺后 2 小时密切观察生命体征变化，待心包引流液＜25 ml/天时拔除导管。

【考点练习】

1. 我国目前最常见的缩窄性心包炎的病因是（　　）。

A. 真菌性　　　　　　　　　　B. 化脓性　　　　　　　　C. 结核性

D. 风湿性　　　　　　　　　　E. 创伤性

2. 护士配合医生进行心包穿刺操作时，正确的是（　　）。

A. 术前嘱患者禁食 2～3 小时　　B. 术前准备阿托品

C. 第一次可抽液 350 ml 以上　　D. 抽液中禁止夹闭胶管

E. 术后待心包引流液小于 50 ml/d 时可拔管

3. 心包炎患者做出下列哪项表述时，护士应对其加强饮食教育（　　）。

A. 医院的饭太淡，我自己带了几个咸鸭蛋

B. 我的身体正在恢复，要每天吃点肉和鱼

C. 每天饭菜量必须足够，不能饿着

D. 我每天都要吃一些新鲜水果　　E. 要多吃蔬菜，不然会便秘

4. 奇脉常见于（　　）。

A. 主动脉瓣关闭不全　　　　　　B. 心包积液　　　　　　　C. 右心衰竭

D. 冠心病　　　　　　　　　　　E. 房室传导阻滞

5. 患者，男性，30 岁。心慌、气促 10 天来诊。超声心动图检查后诊断为心包积液。体检时最不可能出现的体征是（　　）。

A. 颈静脉怒张　　　　　　　　　B. 肝脏肿大　　　　　　　C. 奇脉

D. 动脉血压升高　　　　　　　　E. 脉压减小

6. 患者，女性，38 岁。缩窄性心包炎一年，拟择日行心包切除术，夜班护士发现患者失眠，心率 120 次/分，双手颤抖。沟通中患者表示惊恐手术发生意外，但又因为病情严重不敢不行手术。护士采取的措施不妥的是（　　）。

A. 向患者介绍手术成功的病例　　B. 告诉患者手术没有任何风险

C. 向患者说明手术目的　　　　　D. 教会患者学会使用放松技术

E. 鼓励家属在探视时给予心理支持

7. 患者，男性，35 岁。一月前诊断为急性心包炎，近两周呼吸困难严重，心率加快。查体发现患者有奇脉，奇脉的表现是（　　）。

A. 脉搏搏动吸气性显著减弱，呼气时消失

B. 脉搏搏动吸气性显著减弱，呼气时减弱

C. 脉搏搏动呼气性显著减弱或消失，吸气时减弱或有停顿

D. 脉搏搏动呈呼气性显著减弱或消失，吸气时又复原

E. 脉搏搏动呈吸气性显著减弱或消失，呼气时又复原

8. 患者，男性，42 岁。一月前诊断为急性心包炎，近两周呼吸困难严重，心率加快。查体发现患者有颈静脉怒张、奇脉，心浊音界向两侧增大，左肩胛骨下叩诊浊音并闻及支气管呼吸音。医生考虑本患者出现大量心包积液。诊断心包积液迅速、可靠的方法是（　　）。

A. 心电图　　　　　　B. 心包镜　　　　　　C. 心包穿刺

D. X 线检查　　　　　E. 超声心动图

9. 患者，男性，45 岁。患急性心包炎、心包积液二月余，近几日出现咳嗽、活动后气促，有心绞痛样胸痛。体检：有颈静脉怒张、肝大、腹水、下肢水肿、心率增快，可见 Kussmanl 征。考虑诊断为（　　）。

A. 急性心包炎　　　　　　B. 缩窄性心包炎

C. 亚急性心包炎　　　　　D. 渗出性心包炎

E. 纤维蛋白性心包炎

10. 心包压塞首要护理措施是（　　）。

A. 心包穿刺　　　　　　B. 端坐位　　　　　　C. 快速利尿

D. 吸氧　　　　　　　　E. 停用抗凝剂

11. 急性纤维蛋白性心包炎早期表现中具有诊断价值的表现是（　　）。

A. 发热　　　　　　B. 血压下降、脉压减小　　C. 心包摩擦音

D. 呼吸深大　　　　E. 胸痛

12. 患者，女性，47 岁。畏寒发热，呼吸困难。查体可闻及心包摩擦音，咳嗽，胸痛，诊断为急性心包炎。该患者胸部听诊时适宜的体位是（　　）。

A. 半卧位　　　　　　B. 平卧位　　　　　　C. 侧卧位

D. 端坐位　　　　　　E. 坐位且身体前倾

13. 缩窄性心包炎最早出现的症状是（　　　）。

A. 劳力性呼吸困难　　B. 夜间阵发性呼吸困难　　C. 端坐呼吸

D. 呼气性呼吸困难　　E. 胸痛

【参考答案】

序号	1	2	3	4	5	6	7	8	9	10
答案	C	B	A	B	D	B	E	E	B	A
序号	11	12	13							
答案	C	E	A							

第三章　消化系统疾病病人的护理

第一节　概　述

消化系统包括食管、胃、肠、肝、胆、胰以及腹膜、肠系膜、网膜等器官。

一、食　管

成年人食管长约 25 cm。食管 3 处生理狭窄：第 1 处在食管入口处；第 2 处在主动脉弓水平处；第 3 处在食管穿过膈肌裂孔处。

二、胃

胃分为贲门、胃底、胃体和幽门。胃是消化道中最膨大的部分，可容纳食物 1~2 L。胃的排空时间为 4~6 小时。胃壁分为黏膜、黏膜下层、肌层和浆膜层，其中黏膜层由 3 种细胞构成：壁细胞（分泌盐酸和内因子）、主细胞（分泌胃蛋白酶和凝乳酶原）、黏液细胞（分泌碱性黏液，保护黏膜，对抗胃酸腐蚀）（注意：胆汁是肝脏分泌的。）。

三、小　肠

由十二指肠、空肠、回肠组成。十二指肠长约 25 cm，呈"C"字形包绕胰头部，分为球部、降部、横部、升部四段。屈氏韧带是上、下消化道的分界处；十二指肠球部是消化性溃疡的好发部位，胆总管和胰管汇合开口于降部内后侧壁十二指肠乳头；回肠末端是小肠最窄部分，常因异物或病变而发生梗阻。

四、大　肠

又称为结肠。结肠包括盲肠、升结肠、横结肠和乙状结肠，下接直肠。

结肠的主要功能是吸收水分、部分电解质和葡萄糖，储存和转运粪便。

五、阑　尾

位于右髂窝部，阑尾体表投影在脐与右髂前上棘连线中外 1/3 交界处，称为麦氏点（McBureny 点）。阑尾动脉是肠系膜上动脉所属回结肠动脉的分支，属无侧支的终末动脉，当血供障碍时易致阑尾坏死。

第二节　消化系统疾病常见症状体征的护理

一、恶心与呕吐

1. 病　因

恶心与呕吐最常见的病因是消化系统疾病。

常见的疾病有：① 胃炎、胃癌、消化性溃疡并发幽门梗阻；② 肝、胆、胰腺、腹膜的急性炎症；③ 胃肠道功能紊乱。

2. 临床表现

（1）时间：常在晨间发生的呕吐是慢性胃炎、妊娠、尿毒症患者的特点；幽门梗阻患者的呕吐多在下午或晚间发生。

（2）方式。

① 胃源性呕吐，如胃炎、胃癌等，常先恶心，后呕吐，吐后患者感到轻松；② 反射性呕吐：如腹腔脏器急性炎症、穿孔、梗阻等，也先有恶心，呕吐后无轻松感；③ 中枢性呕吐：如颅内高压所致者，多无恶心先兆，呕吐呈喷射状，且病情顽固，吐后无轻松感。

（3）量与性状：① 上消化道出血时呕吐物呈咖啡色，出血量大、速度快时可呈鲜红色，可混有食物残渣；② 消化性溃疡并发幽门梗阻患者的呕吐常在餐后发生，呕吐量大，呕吐物含酸性发酵宿食，不含胆汁；③ 急性胰腺炎可出现频繁剧烈的呕吐，呕吐物为胃内容物，甚至是胆汁；④ 低位肠梗阻时吐物可带粪臭味。

（4）与进食的关系：进食 6~8 小时后出现的呕吐，且量大，带有酸酵味，提示幽门梗阻；餐后近期呕吐，特别是集体发病者，多由食物中毒所引起。

3．护理措施

（1）休息与体位：提供安静、舒适的环境，保证患者充分的休息。大出血时病人平卧位并将下肢抬高，以保证脑部供血。呕吐时头偏向一侧，以免误吸。

（2）合理饮食：提供高热量、高蛋白，清淡、易消化的饮食，忌辛辣、刺激性食物，少食多餐，增进患者的食欲。

（3）保持口腔、皮肤清洁：呕吐后指导患者漱口，保持口腔清洁，做好口腔护理。

（4）病情观察：观察患者呕吐的时间、方式、量及呕吐物的性状，了解病情的进展；严格记录每日出入液量，定期测量体重，评估实验室检查结果，了解患者有无水、电解质和酸碱平衡失调。

二、腹　痛

1．病　因

（1）腹腔脏器炎症：胃肠炎、阑尾炎、胰腺炎及胆囊炎等。

（2）空腔脏器阻塞或扩张：肠梗阻、肠套叠、胆道结石、胆道蛔虫病及泌尿系统结石梗阻等。

（3）脏器扭转或破裂：肠扭转、肠绞窄、肝破裂及脾破裂等。

（4）胃及十二指肠溃疡。

（5）腹部肿瘤：肝癌、胃癌、胰腺癌等。

2．临床表现

（1）腹痛部位：一般情况下腹痛的部位多能反映病变部位，若疼痛显著且部位固定者，多数为病变器官所在部位。如中上腹部疼痛多见于胃、十二指肠、胰腺疾病；右上腹部疼痛多见于肝胆疾病；右下腹麦氏点疼痛多见于阑尾炎；脐周部位疼痛多见于小肠疾病；弥漫性腹痛多见于急性腹膜炎。

（2）腹痛性质和程度：剧烈、阵发性绞痛，多为腹腔内空腔脏器的梗阻，如机械性肠梗阻、胆石症多为阵发性绞痛，疼痛剧烈，患者辗转不安。

（3）影响因素：急性胰腺炎患者常在暴饮暴食、酗酒后疼痛发生，取弯腰抱膝位疼痛可减轻；消化性溃疡患者腹痛与进食相关，胃溃疡患者进食后腹痛加重，空腹缓解；胆结石患者进食油腻食物可使腹痛加剧；急性腹膜炎患者深呼吸、咳嗽、改变体位时疼痛加重。

3．护理措施

（1）休息与体位：急性期应卧床休息，协助患者取舒适体位，如急性腹膜炎，可取仰卧位，两腿屈曲，以松弛腹壁，缓解疼痛；急性胰腺炎取弯腰、屈膝侧卧位，可使腹痛减轻。

（2）合理饮食：提供清淡、易消化、营养丰富的饮食，忌辛辣、刺激性食物，少食多餐。

（3）病情观察：定时测量生命体征，观察并记录患者腹痛的部位、性质、程度、发作时间、频率、持续的时间及伴随症状。

（4）用药和对症护理：

① 遵医嘱合理应用镇痛药，注意观察药物的疗效和不良反应；

② 采用指导式想象（如回忆有趣的往事）、分散注意力（数数、谈话、深呼吸）、行为疗法（音乐疗法、冥想、放松技术）、皮肤刺激法、腹部捂热水袋、腹部按摩等方法，保持患者情绪稳定，减轻疼痛。

三、呕血与便血

上消化道出血时，胃内或反流入胃的血液，经口腔呕出，称为呕血。消化道出血经肛门排出，称为便血。

1. 病　因

引起呕血最常见的疾病是消化性溃疡，其次是肝硬化食管胃底静脉曲张破裂。

2. 临床表现

（1）出血量的判断：上消化道出血时，有呕血必有黑粪，有黑粪不一定有呕血。

① 粪便隐血试验阳性，提示消化道出血量在 5 ml 以上；② 出现黑粪，提示消化道出血量在 60 ml 以上；③ 出血呕血，表明胃内潴留的血液至少为 250～300 ml；④ 患者除呕血和黑粪外，无全身症状，提示本次出血量不超过 400 ml；⑤ 若患者呕血和黑粪，且伴有头晕、乏力、口渴、心悸、皮肤和黏膜苍白、脉搏增快、尿量减少、血压开始下降等，提示出血量在 500～1 000 ml；⑥ 若出血周围循环衰竭甚至失血性休克表现，提示出血量在 1 000 ml 以上。

（2）出血是否停止的判断。

下列征象提示继续出血：① 反复呕血及黑粪次数增多，肠鸣音亢进；② 经补液、输血而周围循环衰竭不能改善；③ 红细胞、血红蛋白继续下降，网织红细胞计数增高，血尿素氮持续升高。

下列征象提示出血停止：① 经数小时观察，无呕血与便血，而且脉搏、血压平稳；② 患者一般情况稳定并逐渐好转。

　　3. 护理措施

　　（1）休息与体位：保持环境安静，避免刺激。消化道大量出血时，绝对卧床休息，患者应取去枕平卧体位。呕吐时，头偏向一侧，以防误吸。

　　（2）饮食护理：消化性溃疡伴小量出血，一般不需禁食，可摄少量温凉的流质食物；大量呕血伴剧烈呕吐时，应暂禁食 8～12 小时，通过静脉补给营养。

　　（3）病情观察：严密观察生命体征、出血是否停止，如有循环衰竭或再出血表现，应及时报告医生。

　　（4）对症护理：对大量出血患者，应遵医嘱采取各种抢救措施，如立即配血，迅速建立静脉通路，输血、输液，应用止血药；对食管和胃底静脉出血者需要应用三腔两囊管压迫止血，持续压迫时间最长不超过 24 小时；急性胃出血者，需协助进行纤维胃镜直视下止血。

【考点练习】

　　1. 喷射性呕吐常见于（　　）。

　　A. 前庭功能紊乱　　　　　B. 颅内压增高　　　　　C. 幽门梗阻

　　D. 霍乱　　　　　　　　　E. 急性胃炎

　　2. 对呕血与黑便叙述正确的是（　　）。

　　A. 呕血一般不伴黑便　　　B. 黑便一定伴呕血

　　C. 上消化道出血只有呕血

　　D. 幽门以下上消化道出血可仅有黑便

　　E. 出血量在 5 ml 以下也可有黑便

　　3. 患者，男性，30 岁，溃疡病三年，昨天因饮食不当，夜间出现黑便呈糊状，有一时性眩晕，感口渴来院急诊，体检：心率 100 次/分，血压 80/50 mmHg，烦躁、皮肤苍白。请评估该病人出血量约为（　　）。

　　A. ＜50 ml　　　　　　　　B. 500～1 000 ml

　　C. ＞1 000 ml　　　　　　 D. 500 ml 左右

　　E. ＞400 ml

　　4. 提示上消化道无继续出血的表现有（　　）。

　　A. 黑便次数增多　　　　　B. 网织红细胞计数下降　　　　C. 肠鸣音亢进

　　D. 血尿素氮持续升高　　　E. 补液后血压不稳定

5. 急性阑尾炎易发生阑尾坏死的原因是（　　）。

A. 阑尾动脉为无侧支的终末动脉　　　　　　B. 阑尾位置多变

C. 阑尾淋巴丰富　　　　D. 阑尾系膜短小　　　　E. 阑尾易阻塞

6. 上、下消化道的分界线是（　　）。

A. 食管穿隔处　　　　B. 回肠　　　　C. 十二指肠空肠曲

D. 十二指肠乳头　　　　E. 屈氏韧带

7. 壁细胞主要分泌（　　）。

A. 胃蛋白酶　　　　B. 凝乳酶原　　　　C. 胃泌素

D. 盐酸　　　　E. 生长抑素

8. 分泌胆汁的内脏是（　　）。

A. 肝脏　　　　B. 胆囊　　　　C. 胰腺

D. 胃　　　　E. 十二指肠

【参考答案】

序号	1	2	3	4	5	6	7	8	9	10
答案	B	D	C	B	A	E	D	A		

第三节　慢性胃炎

慢性胃炎指各种病因引起的胃黏膜的慢性炎症。分为慢性非萎缩性胃炎和慢性萎缩性胃炎。慢性萎缩性胃炎分为多灶萎缩性胃炎和自身免疫性胃炎。

一、病因与发病机制

（1）幽门螺杆菌（Hp）感染：目前认为慢性胃炎 90% 由幽门螺杆菌感染所引起。

（2）自身免疫：患者血中可检测出壁细胞抗体和内因子抗体（影响维生素 B 的吸收而发生恶性贫血）。

（3）理化因素：长期饮用浓茶、咖啡以及粗糙的食物、十二指肠-胃反流等因素，均可引起胃黏膜损害。

二、临床表现

多无明显症状。多数为无规律性上腹部隐痛或饱胀不适（餐后加重）、嗳气、食欲减退等症状。自身免疫性胃炎患者还可出现舌炎、贫血等症状。

三、辅助检查

胃镜检查是最可靠的诊断方法，活组织检查可进行病理诊断。（注意：胃镜是急慢性胃炎、胃十二指肠溃疡、胃癌、上消化道大出血等疾病确诊首选的检测方法。）

四、治疗要点

（1）根除幽门螺杆菌：质子泵抑制剂或胶体铋为基础加上两种抗生素的三联治疗方案；质子泵抑制剂+铋剂+两种抗生素组成的四联治疗方案。

（2）抑酸或抗酸治疗。

（3）保护胃黏膜：有胶体铋、硫糖铝。硫糖铝在餐前1小时与睡前服用效果最好。

（4）胃肠动力药：可应用西沙必利或多潘立酮（吗丁啉）增强胃肠动力，应在餐前服用，不宜与阿托品等解痉药合用。

（5）恶性贫血：注射维生素 B_{12} 及叶酸。

五、护理问题

① 疼痛；② 营养失调。

六、护理措施及健康教育

（1）休息：急性发作期应卧床休息，深呼吸运动可减轻疼痛及焦虑；缓解期避免过度劳累，注意劳逸结合，应适当锻炼，提高抵抗力。

（2）饮食护理：避免过冷、过热、辛辣等刺激性食物及浓茶、咖啡。病人有少量出血可给予牛奶、米汤等，以中和胃酸，利于黏膜的修复。剧烈呕吐、呕血的病人应禁食。胃酸低者可食浓肉汤、鸡汤、山楂、食醋等刺激胃酸分泌；胃酸高者可食牛奶、菜泥、面包等。

（3）用药护理：多潘立酮或西沙必利等胃肠动力药，加速胃排空，应在饭前服用，不宜与阿托品等解痉药合用。阿奇霉素宜餐前1小时或餐后2小时服用。

【考点练习】

1. 患者，男性，27 岁。因上腹部不适、食欲减退等就诊。诊断为慢性胃炎，护士对其进行宣教时。应告知其与慢性胃炎相关的细菌是（　　）。

A. 大肠埃希菌　　　　　B. 沙门氏菌　　　　　C. 幽门螺杆菌

D. 空肠弯曲菌　　　　　E. 嗜盐杆菌

2. 符合慢性胃炎临床表现的是（　　）。

A. 上腹饱胀不适，餐后加重　　　　B. 长期上腹痛，餐后缓解

C. 反酸、呕吐、腹泻　　　　　　　D. 上腹部疼痛，向肩背部放射

E. 贫血、消瘦

3. 患者，男性，58 岁。行动不便。3 天来反复上腹痛，进餐后发作或加重，伴反酸、嗳气。电话咨询社区护士其应进行哪项检查，社区护士的建议是（　　）。

A. 腹部平片　　　　　　B. B 超　　　　　　　C. CT

D. 胃镜　　　　　　　　E. MRI

4. 对慢性胃炎饮食管理不适宜的护理措施是（　　）。

A. 富营养，易消化，少量多餐

B. 细嚼慢咽，注意饮食卫生

C. 定时定量进食，避免刺激性食物

D. 进食芹菜，促进胃肠蠕动

E. 胃酸低下的病人可食浓肉汤、鸡汤刺激胃酸分泌

5. 患者，女性，64 岁。患有多种慢性病。同时服用下列几种药物，宜饭前服用的药物是（　　）。

A. 红霉素　　　　　　　B. 布洛芬　　　　　　C. 健胃消食片

D. 氨茶碱　　　　　　　E. 阿司匹林

6. 急慢性胃炎患者有少量出血时，为中和胃酸可给予（　　）。

A. 米汤　　　　　　　　B. 凉开水　　　　　　C. 绿色蔬菜

D. 温开水　　　　　　　E. 肉汤

7. 患者，男性，70 岁。2 年前诊断为慢性胃炎，由于病情反复，病程迁延，自述常因疾病造成心情焦虑，"常为小事发脾气"。对此，不恰当的回答是（　　）。

A. 您认为是胃炎引起到了您的焦虑吗

B. 您不必为胃炎过于焦虑不安

C. 您是因为胃炎可能癌变才觉得焦虑的吗

D. 我们可以想办法避免那些让您生气的小事

E. 我们可以想一些办法来缓解您身体的不适

8. 慢性胃炎患者腹痛发作时，可以缓解腹痛的护理措施不包括（　　）。

A. 腹部捂热水袋　　　　　B. 增加肺活量　　　C. 转移注意力

D. 播放轻音乐　　　　　　E. 腹部按摩

9. 慢性胃炎少量出血可（　　）。

A. 静脉注射垂体后叶素　B. 冰水洗胃

C. 少量温热流质　　　　　D. 禁食　　　　　　　E. 普食

10. 抗幽门螺杆菌治疗四联疗法中常用的药物是（　　）。

A. 奥美拉唑+克拉霉素+阿莫西林+枸橼酸铋钾

B. 红霉素+奥美拉唑+阿莫西林+枸橼酸铋钾

C. 硫酸镁+多潘立酮+甲硝唑+阿莫西林

D. 多潘立酮+奥美拉哇+克拉霉素+枸橼酸铋钾

E. 青霉素+克拉霉素+甲硝唑+枸橼酸铋钾

11. 患者腹胀，消化不良，医嘱吗丁啉治疗用药注意事项是（　　）。

A. 饭前服用　　　　　　　B. 饭后服用　　　　C. 与牛奶同服

D. 饭后多喝水　　　　　　E. 饭后少喝水

12. 患者，男性，63岁。慢性胃炎，幽门螺杆菌（+），其用药原则是需采用抗菌药物治疗（　　）。

A. 剂量宜大　　　　　　　B. 宜静脉给药　　　C. 联合用药

D. 宜长期使用　　　　　　E. 药物种类不受限制

13. 患者，女性，60岁。患类风湿关节炎半年，目前服用肠溶阿司匹林和泼尼松治疗，症状缓解，近日患者自觉胃口差，服药后明显疼痛，责任护士对患者的饮食指导中错误的是（　　）。

A. 药物应饭后服用　　　　B. 多食用新鲜水果和蔬菜

C. 适当补充粗粮　　　　　D. 适当补充肉、蛋、奶等优质蛋白

E. 不宜食用香菜、芹菜等食物

【参考答案】

序号	1	2	3	4	5	6	7	8	9	10
答案	C	A	D	D	C	A	C	B	C	A

序号	11	12	13
答案	A	C	C

第四节　消化性溃疡

消化性溃疡是指发生在胃和十二指肠的慢性溃疡，即胃溃疡（GU）和十二指肠溃疡（DU），因与胃酸及胃蛋白酶的消化作用有关，故称为消化性溃疡。临床上十二指肠溃疡较胃溃疡多见。胃溃疡好发于胃角和胃小弯，十二指肠溃疡好发于十二指肠球部。

一、病因与发病机制

消化性溃疡的病因较复杂，可能与幽门螺杆菌感染、胃酸分泌过多、胃黏膜保护作用减弱等因素有关，其发病机制胃和十二指肠局部黏膜损害因素和黏膜保护因素之间失去平衡有关。

（1）幽门螺杆菌（Hp）：Hp感染为消化性溃疡的重要发病原因。

（2）胃酸和胃蛋白酶：在损害因素中胃酸的作用占主导地位。

（3）其他：非甾体抗炎药、刺激性食物、精神紧张等。

二、临床表现

消化性溃疡病程以慢性病程、周期性发作、节律性上腹痛为特点，春秋季节易发作。

1. 症　状

上腹痛：为消化性溃疡的主要症状。胃溃疡的疼痛部位在剑突下正中，疼痛常在进餐后30分钟至1小时出现，持续1~2小时后缓解，下次进餐后疼痛复发，其典型节律为进食—疼痛—缓解；十二指肠溃疡病人疼痛为饥饿痛或空腹痛，其疼痛为疼痛—进食—缓解。

胃肠道症状还可表现为反酸、嗳气、恶心、呕吐等消化不良的症状。

2. 体　征

缓解期无明显体征，发作时可有上腹部局部压痛点。

表 3-4-1　胃溃疡与十二指肠溃疡临床特点对比

项目　　　　分类	胃溃疡	十二指肠溃疡
发病年龄	中壮年	青壮年
好发部位	胃小弯、胃角多见	十二指肠球部，前壁较常见
疼痛部位	剑突下正中或稍偏左	上腹部正中或稍偏右
疼痛性质	灼烧或痉挛感	钝痛、灼痛、胀痛或剧痛，或仅有饥饿感
疼痛规律	"进食—疼痛—缓解"	"疼痛—进食—缓解"
空腹痛	无	有
午夜痛	少有	多有（半数患者）
可否癌变	可能	极少

3. 常见并发症

（1）出血：是消化性溃疡最常见的并发症，十二指肠溃疡比胃溃疡易发生，主要表现为呕血和黑便。

（2）穿孔：常发生于十二指肠溃疡，表现为上腹剧痛和急性腹膜炎的体征。X 线检查可见膈下新月状游离气体影，是急性穿孔最重要的诊断依据。

（3）幽门梗阻：呕吐宿食是最为突出的症状。腹部检查上腹可见的蠕动波，有振水音。严重者，有消瘦、脱水、电解质紊乱和低钾低氯性碱中毒症状。

（4）癌变：少数胃溃疡可发生癌变，十二指肠溃疡则少见（**注意**：溃疡发生癌变时，疼痛节律发生改变，大便隐血试验持续阳性）。

三、辅助检查

（1）胃镜和胃黏膜活组织检查：胃镜检查可直接观察溃疡部位、病变大小、性质，是确诊消化性溃疡的首选方法。

（2）X 线钡剂检查：溃疡的 X 线直接征象是龛影，对溃疡诊断有重要依据。

（3）大便隐血试验：隐血试验阳性往往提示溃疡活动；如胃溃疡患者持续阳性，且伴有疼痛的节律性改变，应怀疑有癌变的可能。

（4）幽门螺杆菌检测、胃液分析。

四、药物治疗

目的在于消除病因、控制症状、治愈溃疡、防止复发和避免并发症。

1. 抑制胃酸分泌

（1）H_2受体拮抗剂：常用药物有西咪替丁、雷尼替丁和法莫替丁，其机制为阻止组胺与H_2受体相结合，使壁细胞分泌胃酸减少。

（2）质子泵抑制剂（PPI）：以奥美拉唑为代表，是最强的胃酸分泌抑制药，作用时间长，其机制是可以抑制壁细胞分泌胃酸的关键酶H^+-K^+-ATP酶，抑制胃酸分泌。

2. 保护胃黏膜

（1）铋剂：枸橼酸铋钾、胶体果胶铋等，可形成防止酸和胃蛋白酶侵袭的保护屏障，兼有抗幽门螺杆菌的作用。

（2）硫糖铝：可与溃疡面上带阳电荷的渗出蛋白质相结合，对胃黏膜起保护作用。

3. 弱碱性抗酸药

使胃内酸度降低。常用药物有氢氧化铝、铝碳酸镁等，氢氧化铝凝胶应在餐后1小时服用。

4. 根除幽门螺杆菌治疗

目前推荐以质子泵抑制剂和（或）胶体铋剂为基础，加上两种抗生素的三联或四联治疗方案。

五、护理问题

① 疼痛；② 营养不良；③ 知识缺乏；④ 潜在并发症：上消化道大出血，胃穿孔。

六、护理措施及健康教育

1. 休息、饮食护理

劳逸结合。进食原则：少量多餐，规律进餐，易消化，少刺激，不宜过饱。最佳的食物是面食、软饭、米粥；避免粗糙、刺激性食物或饮料等。

2. 用药护理

（1）抑制胃酸分泌。

① H_2受体拮抗剂：应在餐中或餐后即刻服用，若需同时服用抗酸药，则两药应间隔1小时以上。不良反应较多，有头晕、乏力、嗜睡、腹泻、腹胀、肝损害、骨髓抑制、心动过缓、面色潮红、抗雄激素作用、皮炎、

皮疹等。

②质子泵抑制剂：<u>餐前空腹</u>服用。如奥美拉唑可引起头晕，特别是用药初期，应嘱患者用药期间避免开车或做其他必须高度集中注意力的工作。兰索拉唑的主要不良反应包括荨麻疹、皮疹、瘙痒、头痛、口苦、肝功能异常。

（2）保护胃黏膜药：<u>铋剂</u>在酸性环境中方起作用，故宜在<u>餐前半小时服</u>。服此药过程中可使牙齿、舌变黑，故应用吸管直接吸入，不可与抗酸药同时服用。部分患者服药后出现便秘和粪便变黑，停药后自行消失。少数有恶心、一过性转氨酶升高，极少出现急性肾衰竭。<u>硫糖铝宜在餐前1小时服用</u>，可有<u>便秘</u>、口干、皮疹、眩晕、嗜睡等不良反应。

（3）抗酸药：氢氧化铝凝胶、铝碳酸镁等应在<u>餐后1小时或睡前服用</u>，片剂时应<u>嚼服</u>，乳剂给药前充分摇匀。抗酸药应<u>避免与奶制品同时服用</u>，酸性的食物及饮料不宜与抗酸药同服，服用<u>氢氧化铝凝胶须与氧化镁同服，预防便秘</u>。

（4）胃动力药：如多潘立酮、西沙必利等应在<u>餐前1小时及睡前1小时服</u>。

（5）抗生素：<u>甲硝唑不良反应</u>以胃肠道反应为主，故应在<u>餐后半小时服</u>。因其可干扰乙醛代谢，出现恶心、呕吐、腹痛、头痛等乙醛中毒的表现，<u>服药期间和停药后不久应严格禁止饮酒</u>。

注意：①<u>餐前</u>服用的药物：健胃消食片、促胃肠动力药（餐前）；质子泵抑制剂、铋剂（餐前半小时）；硫糖铝（餐前1小时）；抗胆碱药（餐前1小时或睡前）。②<u>餐中或餐后</u>服用的药物：H₂受体拮抗剂。③<u>餐后</u>服用的药物：抗酸药（<u>餐后1小时或睡前服用</u>）；甲硝唑；柳氮磺吡啶。

【考点练习】

1. 与消化性溃疡发生关系密切的细菌是（　　）。

A. 链球菌　　　　　　B. 霍乱弧菌　　　　　C. 幽门螺杆菌

D. 痢疾杆菌　　　　　E. 大肠埃希菌

2. 消化性溃疡最主要的发病因素是（　　）。

A. 黏膜萎缩　　　　　B. 习惯性便秘　　　　C. 先天性畸形

D. 十二指肠肠壁薄弱　E. 幽门螺杆菌感染

3. 消化性溃疡特征性的临床表现（　　）。

A. 反酸、嗳气　　　　B. 食欲下降　　　　　C. 恶心、呕吐

D. 黄疸　　　　　　　E. 节律性和周期性上腹痛

4. 消化性溃疡大出血病人护理措施不包括（　　）。

A. 迅速建立静脉通路　B.·冰盐水洗胃　　　　C. 应用双气囊三腔管

D. 暂禁食　　　　　　　　　　　E. 观察粪便颜色及量

5. 消化性溃疡患者进餐应有规律，主食应以何为主（　　）。

A. 流质（如牛奶）。　　　　　　B. 半流质（如稀饭）。

C. 普通饮食不忌嘴　　　　　　D. 面食　　　　　E. 杂粮

6. 消化性溃疡患者饮食宜少量多餐，其意义是（　　）。

A. 减少对胃刺激　　　　　　　B. 中和胃酸

C. 减轻胃痛　　　　　　　　　D. 避免胃窦部扩张　　E. 促进消化

7. 抗酸药合理的服药时间是（　　）。

A. 饭前 2 小时　　　　　　　　B. 饭前 1 小时　　　　　C. 饭后 1 小时

D. 饭后 2 小时　　　　　　　　E. 疼痛发作时

8. 某消化性溃疡病人，咨询有关食用汤类中对他较适宜的是（　　）。

A. 咖喱牛肉汤　　　　　　　　B. 菜末蛋花汤　　　　　C. 榨菜肉丝汤

D. 老母鸡汤　　　　　　　　　E. 竹笋肉汤

9. 十二指肠溃疡患者腹痛的节律特点是（　　）。

A. 空腹时腹痛明显　　　　　　B. 餐后即腹痛明显

C. 餐后 0.5～1 小时腹痛明显　　D. 进餐时腹痛明显

E. 餐后 2 小时腹痛明显

10. 胃溃疡的好发部位是（　　）。

A. 胃小弯　　　　　　　　　　B. 胃大弯　　　　　　　C. 胃底

D. 贲门　　　　　　　　　　　E. 幽门管

11. 以下药物抑制胃酸分泌最强的是（　　）。

A. 奥美拉唑　　　　　　　　　B. 法莫替丁

C. 氢氧化铝镁　　　　　　　　D. 枸橼酸铋钾　　　　　E. 硫酸铝

12. 消化性溃疡患者服用铝碳酸镁片的正确方法是（　　）。

A. 温水吞服　　　　　　　　　B. 咀嚼后服用

C. 餐后 2 小时服用　　　　　　D. 餐前服用　　　　　　E. 餐中服用

13. 关于消化道溃疡患者用药的叙述，不正确的是（　　）。

A. 奥美拉唑可引起头晕，用药时不可开车

B. 服用西咪替丁应注意观察有无头晕、皮疹

C. 硫糖铝应在餐前 1 小时服用

D. 氢氧化铝凝胶应在餐后 1 小时服用

E. 甲硝唑应在餐前半小时服用

14. 下列不属于胃肠黏膜损害的因素是（　　）。

A. 非甾体类消炎药　　　　　　B. 前列腺素　　　　　　C. 吸烟

D. 过度精神紧张　　　　　　　E. 幽门螺杆菌

15. 消化性溃疡发病病人有家族聚集现象是由于（　　）。

A. 全家饮食高热量　　　　　　B. 全家都饮酒

C. 全家都吸烟　　　　　　　　D. 幽门螺杆菌有传染性

E. 一家食谱相同

16. 消化性溃疡的主要症状是（　　）。

A. 恶心　　　　　　　B. 呕吐　　　　　　　C. 反酸

D. 嗳气　　　　　　　E. 上腹痛

17. 胃溃疡疼痛的一般规律（　　）。

A. 进食—疼痛—缓解　　　　　B. 进食—缓解—疼痛

C. 疼痛—进食—缓解　　　　　D. 疼痛—缓解—进食

E. 无明显规律

18. 十二指肠溃疡的好发部位是（　　）。

A. 球部　　　　　　　B. 降部　　　　　　　C. 水平部

D. 升部　　　　　　　E. 降部和升部

19. 消化性溃疡最常见的并发症是（　　）。

A. 穿孔　　　　　　　B. 出血　　　　　　　C. 幽门梗阻

D. 癌变　　　　　　　E. 感染

20. 消化性溃疡合并穿孔常见于（　　）。

A. 胃溃疡　　　　　　　　　　B. 十二指肠溃疡

C. 急性糜烂性胃炎　　　　　　D. 急性腐蚀性胃炎

E. 慢性萎缩性胃炎

21. 患者，女性，50岁。确诊为胃溃疡活动期，其最可能的腹痛特点是（　　）。

A. 夜间腹痛明显　　　　　　　B. 空腹时腹痛明显

C. 餐后 1/2～1 小时腹痛明显

D. 餐后立刻腹痛明显　　　　　E. 进餐时腹痛明显

22. 患者，男性，41岁。有消化性溃疡病史4年。1天来胃痛明显，无恶心呕吐。今晨觉头昏、乏力、黑矇，排尿排便一次。对于该患者，除腹痛外，护士还应重点询问（　　）。

A. 排便习惯　　　　　　B. 粪便颜色　　　　　C. 尿液颜色

D. 尿量　　　　　　　　E. 有无眩晕

23. 患者，男性，45岁。患十二指肠球部溃疡5年。近日疼痛节律消失，变为持续上腹痛，伴频繁呕吐隔宿酸性食物，最可能的并发症是（　　）。

A. 上消化道出血　　　　B. 溃疡穿孔　　　　C. 幽门梗阻

D. 溃疡癌变　　　　E. 复合性溃疡

24. 患者，男性，42岁。消化性溃疡，近来感上腹部饱胀，疼痛于餐后加重，且反复大量呕吐。该患者可能出现了（　　）。

A. 营养不良　　　　B. 穿孔　　　　C. 癌变

D. 幽门梗阻　　　　E. 出血

25. 患者，男性，22岁。消化性溃疡患者，给予胶体次枸橼酸铋+克拉霉素+呋喃西林三联治疗期间出现黑便，担心病情加重。粪便隐血试验呈阴性。此事向患者解释其黑便的原因是（　　）。

A. 溃疡出血　　　　B. 溃疡癌变

C. 呋喃西林不良反应　　　　D. 克拉霉素不良反应

E. 胶体次枸橼酸铋不良反应

26. 患者，男性，45岁。十二指肠球部溃疡并发幽门梗阻。医嘱中出现下列哪种药物时，护士应提出质疑（　　）。

A. 克拉霉素　　　　B. 口服补液盐　　　　C. 奥美拉唑

D. 枸橼酸铋钾　　　　E. 氢氧化铝凝胶

27. 患者，男性，32岁。反复间歇性上腹痛2年，诊断为十二指肠球部溃疡。缓解腹痛措施正确的是（　　）。

A. 睡前加餐　　　　B. 腹部热敷

C. 取平卧体位　　　　D. 服用镇痛药物

E. 尽早手术治疗

28. 患者，男性，38岁。因上腹部胀痛、饭后嗳气及反酸明显就诊。胃镜报告显示慢性胃炎。下列食物适合患者食用的有（　　）。

A. 浓茶　　　　B. 咖啡　　　　C. 纯牛奶

D. 面条　　　　E. 油条

29. 患者，男性，36岁。胃溃疡5年，规律用药但反复发作。护士在收集资料时发现患者饮食极不规律，常暴饮暴食，每日饮酒量约500 ml。在进行健康指导时应着重给患者讲解的是（　　）。

A. 药物的不良反应　　　　B. 胃溃疡的并发症

C. 合理饮食的重要性　　　　D. 胃溃疡的发病机制

E. 保持情绪稳定的重要性

30. 患者，女性，32岁。三年来常出现左上腹进食后疼痛，先后曾呕血三次。胃肠钡餐检查未发现明显异常，体检仅上腹压痛。该患者最有可能的诊断是（　　）。

A. 慢性胃炎   B. 胃癌   C. 胃溃疡

D. 肠梗阻   E. 十二指肠溃疡

31. 患者，女性，32岁。上腹部间歇性疼痛三年。空腹及夜间痛明显，进食后可缓解。三天前出现黑便，患者出现黑便的原因最可能是（   ）。

A. 肠道感染   B. 胃溃疡出血

C. 十二指肠溃疡出血   D. 胃癌   E. 应激素溃疡

32. 患者，男性，37岁。有溃疡病史。中午饱餐后，出现上腹剧烈疼痛，伴恶心呕吐、腹肌紧张，出冷汗、休克。首先应考虑的并发症是（   ）。

A. 癌变   B. 感染   C. 大出血

D. 急性穿孔   E. 幽门梗阻

33. 患者，男性，26岁。一个月前出现进食后上腹部胀痛，夜间常痛醒，进食后可以缓解，今日进餐后上腹饱胀，频繁呕吐宿食，初步诊断为（   ）。

A. 胃溃疡伴出血   B. 十二指肠溃疡伴幽门梗阻

C. 胃癌   D. 急性胃炎   E. 慢性胃炎

34. 患者，女性，30岁。消化性溃疡患者，给予奥美拉唑+枸橼酸铋钾+克拉霉素+阿莫西林四联治疗期间出现黑便，但粪便隐血试验报告为阴性。护士判断患者出现黑便的原因是（   ）。

A. 溃疡出   B. 奥美拉唑不良反应

C. 枸橼酸铋钾不良反应   D. 克拉霉素不良反应

E. 服用铁剂

35. 患者，女性，39岁。餐后3小时上腹部刀割样剧痛，呈持续性，伴恶心入院，急诊护士查体：腹式呼吸消失，移动性浊音阳性，全腹压痛、反跳痛、肌紧张。考虑为（   ）。

A. 胃十二指肠溃疡急性穿孔   B. 胃溃疡出血

C. 十二指肠溃疡出血   D. 胃溃疡癌变   E. 胆囊炎

36. 患者，男性，26岁。1个月前出现进食后上腹部胀痛，夜间常痛醒，进食后缓解。今日进食后感上腹饱胀，频繁呕吐宿食。初步诊断为（   ）。

A. 胃溃疡伴出血   B. 十二指肠溃疡伴幽门梗阻

C. 胃癌   D. 急性胃炎   E. 慢性胃炎

【参考答案】

序号	1	2	3	4	5	6	7	8	9	10
答案	C	E	E	C	D	D	C	B	A	A

序号	11	12	13	14	15	16	17	18	19	20
答案	A	B	E	B	D	E	A	A	B	B
序号	21	22	23	24	25	26	27	28	29	30
答案	C	B	C	D	E	B	A	D	C	C
序号	31	32	33	34	35	36	37	38	39	40
答案	C	D	B	C	A	B				

第五节　溃疡性结肠炎

溃疡性结肠炎是一种病因不明的、病变部位多见于直肠和乙状结肠的慢性非特异性炎症性疾病。本病多发于青壮年。

一、病　因

目前认为可能与遗传、感染、精神、免疫机制异常因素有关。

二、临床表现

1. 症　状

（1）消化系统表现：腹泻是最主要的症状，粪便呈黏液、脓血便，多伴有里急后重感。腹痛多为左下腹。有疼痛—便意—便后缓解的规律。

（2）全身表现：发热、消瘦、贫血、低白蛋白血症、水和电解质平衡紊乱等表现。

2. 体　征

若有反跳痛、腹肌紧张、肠鸣音减弱等应注意中毒性巨结肠和肠穿孔等并发症。

3. 并发症

可并发中毒性巨结肠、直肠结肠癌变、大出血、急性肠穿孔、肠梗阻等。

三、辅助检查

（1）血液检查：红细胞沉降率增快和C反应蛋白增高是活动期的标志。

（2）粪便检查：粪便病原学检查可排除感染性结肠炎，是本病诊断的一个重要步骤。

（3）结肠镜检查：对确诊有最重要的依据。

（4）X线钡剂灌肠检查：对诊断有一定意义。

四、治疗要点

1. 一般治疗

急性发作期应卧床休息，病情严重者应禁食，对于腹痛明显的患者可服用阿托品。

2. 药物治疗

（1）柳氮磺吡啶（SASP）：一般作为首选药物，适用于轻型、中型或重型经糖皮质激素治疗已有缓解者。作用机制是抗炎、杀菌和抑制免疫。

（2）糖皮质激素：适用于重型活动期患者及急性暴发型患者。

（3）免疫抑制剂：可用于糖皮质激素治疗效果不佳者。

3. 必要时手术治疗

五、护理问题

①腹泻；②腹痛；③营养失调。

六、护理措施及健康教育

（1）休息、饮食护理：急性期应卧床休息。应给予高热量、富含营养而少纤维、易消化食物，禁食生、冷食物及含纤维素多的蔬菜、水果，忌食牛奶和乳制品。

（2）严密观察病情变化：如出现鼓肠、肠鸣音消失、腹痛加剧等，可能有中毒性巨结肠的发生。

（3）用药护理：柳氮磺吡啶应饭后服用，如采用灌肠疗法的病人应指导病人左侧卧位，尽量抬高臀部，以延长药物的吸收时间。

【考点练习】

1. 溃疡性结肠炎的好发部位（　　）。

A. 升结肠　　　　　　　B. 横结肠　　　　　　　C. 降结肠

D. 乙状结肠　　　　　　E. 盲肠

2. 溃疡性结肠炎药物治疗首选（　　）。

　　A. 青霉素　　　　　　　　B. 柳氮磺吡啶　　　　C. 奥美拉唑

　　D. 红霉素　　　　　　　　E. 地塞米松

3. 患者，女性，32 岁。患溃疡性结肠炎 3 年，急性加重 2 周入院。入院后护士评估患者的粪便形态最可能发现的是（　　）。

　　A. 米泔水样便　　　　　　B. 柏油便　　　　　　C. 黏液脓血便

　　D. 白陶土样便　　　　　　E. 黄色软鞭

4. 患者，男性，30 岁。黏液脓血样便里急后 2 年，诊断为溃疡性结肠炎。近一周腹痛加重伴发热入院治疗。护士遵医嘱为患者保留灌肠治疗，患者应采取的体位是（　　）。

　　A. 右侧卧位　　　　　　　B. 左侧卧位　　　　　C. 仰卧位

　　D. 俯卧位　　　　　　　　E. 半卧位

5. 患者，男性，18 岁。腹泻近一月，每天 3～4 次，有黏液，常有里急后重伴腹部疼痛，便后疼痛减轻。查体：左下腹轻压痛，余无特殊。进一步确诊有重要价值的检查是（　　）。

　　A. 大便隐血试验　　　　　B. 血液检查　　　　　C. X 线钡剂灌肠

　　D. 结肠镜检查　　　　　　E. 药物治疗

6. 患者，女性，45 岁。间断发作下腹部疼痛伴腹泻近三年。每天排便 4～5 次，常有里急后重感，便后疼痛能够缓解。下列检查中与本病无关的是（　　）。

　　A. 血液检查　　　　　　　B. 粪便检查　　　　　C. X 线钡剂灌肠

　　D. B 超检查　　　　　　　E. 结肠镜检

7. 患者，女性，41 岁。诊断为"溃疡性结肠炎"收入住院，每天腹泻 5～6 次，有少量脓血便。对此类患者饮食护理应注意（　　）。

　　A. 给予消化、富含纤维素饮食　　　　　B. 低蛋白饮食

　　C. 进食无渣流质或半流质饮食　　　　　D. 多进食新鲜水果

　　E. 多吃蔬菜

8. 轻、中度溃疡性结肠炎首选的治疗药物是（　　）。

　　A. 糖皮质激素　　　　　　B. 青霉素　　　　　　C. 柳氮磺吡啶

　　D. 头孢菌素　　　　　　　E. 环磷酰胺

9. 关于溃疡性结肠炎的描述，错误的是（　　）。

　　A. 黏液脓血便　　　　　　B. 腹痛主要局限在右下腹

　　C. 活动期有低热或中等度发热

　　D. 具有"疼痛—便意—便后缓解"的规律

E. 活动期有轻或中度腹痛

10. 溃疡性结肠炎的腹痛特点是（　　）。

A. 疼痛—便意—便后缓解　　　　　B. 疼痛—便意—便后加重

C. 疼痛—进餐—餐后缓解　　　　　D. 疼痛—进餐—餐后加重

E. 疼痛—空腹—空腹缓解

【参考答案】

序号	1	2	3	4	5	6	7	8	9	10
答案	D	B	C	B	D	D	C	C	B	A

第六节　肝硬化

肝硬化是各种慢性肝病的最后发展阶段。病理以肝细胞变性、坏死、结节性再生、弥漫性纤维化，导致肝小叶结构破坏，假小叶形成为特征，临床主要表现为肝功能障碍和门静脉高压。

一、病因与发病机制

（1）病毒性肝炎：乙型、丙型和丁型病毒性肝炎均可发展为肝硬化；在我国以病毒性肝炎尤其乙型肝炎是引起肝硬化的主要病因。

（2）慢性酒精中毒：每天摄入乙醇达 80 g 且达 10 年以上者，乙醇及其中间代谢产物乙醛可直接引起酒精性肝损害。

（3）其他因素：药物或工业化学毒物、胆汁淤积、循环障碍、遗传和代谢性疾病、营养失调、血吸虫病等。

二、临床表现

1. 代偿期

以乏力、食欲缺乏为主要表现，可伴有恶心、腹胀、腹泻等。肝轻度大，质地偏硬，脾轻至中度肿大。肝功能多在正常范围或轻度异常。

2. 失代偿期

主要为肝功能减退和门静脉高压。

（1）肝功能减退的临床表现。

①全身症状和体征：疲倦、消瘦、面色灰暗（肝病面容）、夜盲、舌炎、口角炎等。

②消化系统症状：食欲缺乏为最常见症状，上腹部饱胀，稍进油腻肉食易引起腹泻。肝细胞有进行性或广泛性坏死时可出现黄疸，可致皮肤瘙痒。

③出血倾向和贫血：由于肝合成凝血因子减少、脾功能亢进，常出现鼻出血、牙龈出血、皮肤紫癜和胃肠出血等倾向。

④内分泌失调：雌激素、醛固酮和抗利尿激素增高；雄激素和肾上腺皮质激素降低（即三高二低）。由于雌激素水平增高，部分患者在面颈部、上胸部、肩背和上肢等上腔静脉引流区域出现蜘蛛痣，手掌大小鱼际发红称肝掌。

（2）门静脉高压的临床表现。

①脾大、脾功能亢进：脾因淤血而肿大，晚期可伴有脾功能亢进，表现为白细胞、红细胞、血小板计数等全血细胞减少。

②侧支循环的建立和开放：重要的侧支循环有：食管下段和胃底静脉曲张（是引起上消化道大出血的重要原因）、腹壁和脐周静脉曲张（呈水母状）、痔静脉扩张。

③腹水：腹水是肝硬化最为突出的表现。当腹水量超过 1000ml 叩诊有移动性浊音。腹水形成的主要因素：门静脉压力增高；血浆胶体渗透压下降，血浆白蛋白低于 30 g/L；肝淋巴液生成过多；抗利尿激素分泌增加。

（3）肝的情况：早期肝增大，表面尚平滑，质中等硬；晚期肝缩小，表面可呈结节状，质地坚硬。

3. 并发症

（1）上消化道出血：为最常见并发症，多突然发生大量呕血或黑便，常导致出血性休克或诱发肝性脑病。

（2）肝性脑病：是晚期肝硬化的最严重并发症，是最常见的死亡原因。

（3）感染：常易并发细菌感染。自发性腹膜炎多为革兰阴性杆菌感染。

（4）原发性肝癌：肝硬化患者出现肝迅速增大，质硬，表面凹凸不平，持续性肝区疼痛，应考虑并发原发性肝癌。

（5）功能性肾衰竭：又称肝肾综合征，由于出现大量腹水时，肾血流量减少、肾小球滤过率下降，发生肝肾综合征。表现为少尿或无尿、氮质血症。

（6）电解质和酸碱平衡紊乱

（7）肝肺综合征：为严重肝病、肺血管扩张、低氧血症三连征。

三、辅助检查

（1）血常规：脾功能亢进时还会出现红细胞、白细胞和血小板计数减少，即会有"三系"细胞减少。

（2）肝功能检查：失代偿期转氨酶增高，血清总蛋白正常、降低或增高，但白蛋白降低，球蛋白增高，白蛋白/球蛋白比值降低或倒置。

（3）腹水检查：肝硬化腹水多为漏出液，若合并原发性腹膜炎时，可呈渗出液。腹水呈血性，应考虑癌变可能。

（4）肝穿刺活检：发现假小叶可明确诊断。

四、治疗要点

1. 休　息

失代偿期应以卧床休息为主，避免劳累。

2. 饮　食

有肝性脑病先兆时，应限制或禁食蛋白质。有腹水时应少盐或无盐饮食

3. 药物治疗

药物种类不宜过多，适当选用保肝药物，如葡萄糖醛酸内酯、维生素及助消化药物。

4. 腹水的治疗

（1）限制钠、水的摄入：限制盐（氯化钠）1.2 ~ 2 g/d，进水量限制在1 000 ml/d 以内。

（2）利尿药：是目前临床应用最常见治疗腹水的方法。首选保钾利尿药有螺内酯和氨苯蝶啶。

（3）放腹水、输注白蛋白：每次放腹水 4 ~ 6 L，或一次排放 10 L，同时静脉输注白蛋白 8 ~ 10 g/L，维持有效血容量。此法可重复使用，消除腹水的效果较好。（**注意**：腹腔穿刺放腹水术后，应缚紧腹带，防止穿刺后腹内压骤降。）

（4）提高血浆胶体渗透压：定期输注血浆、新鲜血或白蛋白。

（5）腹水浓缩回输：是难治性腹水的较好治疗方法，由于此方法有发生感染、电解质紊乱并发症的可能性，现已少用。放出腹水 5 ~ 10 L，经超滤或透析浓缩成 0.5 L 后，回输至患者静脉内。

五、护理问题

① 营养失调；② 体液过多；③ 活动无耐力；④ 有皮肤完整性受损的危险；⑤ 潜在的并发症。

六、护理措施及健康教育

（1）休息：代偿期患者可参加轻体力活动，避免过度劳累。失代偿期患者应卧床休息。大量腹水者取半卧位，以减轻呼吸困难和心悸。

（2）饮食护理：给予高热量、高蛋白质、高维生素、易消化饮食。（注意：肝硬化患者不能进食粗纤维食物，易引起血管破裂）。有肝性脑病先兆时，应限制或禁食蛋白质；有腹水时应少盐或无盐饮食，限制进水量。

（3）病情观察：观察腹水和下肢水肿的消长，准确记录出入量，测量腹围、体重，监测血清电解质和酸碱度的变化。注意有无呕血或黑便，有无精神、行为异常等。

（4）皮肤护理：患者有黄疸、皮肤瘙痒，应做好皮肤护理，每日可用温水擦浴，避免用力搓擦。

（5）用药护理：使用利尿药时，每天体重减轻不超过 0.5 kg 为宜，避免诱发肝性脑病和肝肾综合征，如出现软弱无力、腹胀、心悸等症状时，提示低钾、低钠血症，应及时就医。

【考点练习】

1. 肝脏组织基本的功能单元是（   ）。

A. 门脉系统　　　　　　B. 肝小叶　　　　　　C. 肝窦

D. 肝段　　　　　　　　E. 肝细胞

2. 以假小叶形成为主要病理改变的疾病是（   ）。

A. 弥漫性肝癌　　　　　B. 肝硬化　　　　　　C. 慢性肝淤血

D. 急性重症肝炎　　　　E. 急性重症肝炎

3. 门静脉系与腔静脉系之间最主要的交通支是（   ）。

A. 直肠下端肛管交通支　B. 前腹壁交通支

C. 腹膜后交通支　　　　D. 胃底、食管下段交通支

E. 肠系膜交通支

4. 肝硬化合并上消化道出血最主要的原因是（   ）。

A. 缺乏维生素 k　　　　B. 急性胃黏膜糜烂

C. 血小板减少　　　　　D. 食管胃底静脉曲张破裂

E. 反流性食管炎

5. 以假小叶和再生结节形成为特征性病理改变的疾病是（   ）。

A. 肝硬化　　　　　　　B. 肝脓肿　　　　　　C. 肝淤血

D. 慢性肝炎　　　　　　E. 弥漫型肝癌

6. 肝硬化腹水患者每日氯化钠的摄入量宜控制在（   ）。

A. 1.2～2.0 g　　　　　B. 2.5～3.0 g　　　　C. 3.5～4.0 g

D. 4.5～5.0 g　　　　　E. 5.0～7.5 g

7. 在我国引起肝硬化的病因是（   ）。

A. 病毒性肝炎　　　　　B. 酒精中毒　　　　　C. 胆汁淤积

D. 遗传和代谢性疾病　　E. 化学毒物或药物

8. 肝硬化门静脉高压最突出的临床表现为（   ）。

A. 厌油腻　　　　　　　B. 消瘦乏力　　　　　C. 齿龈出血

D. 腹水　　　　　　　　E. 黄疸

9. 对门静脉高压症的诊断最有价值的表现是（   ）。

A. 脾大，脾功能亢进　　B. 黄疸、腹水

C. 上消化道大出血　　　D. 食管胃底静脉曲张

E. 肝功能不全

10. 肝硬化病人进食时应细嚼慢咽，必要时药物应研成粉末服用，其目的是（   ）。

A. 消化　　　　　　　　B. 以免引起食管胃底静脉曲张破裂出血

C. 以防耗氧增加，诱发感性脑病

D. 以免加重腹水　　　　E. 便于下咽

11. 肝硬化者选用（   ）。

A. 高热量、高蛋白、高维生素、易消化饮食

B. 低动物脂肪、低胆固醇、少糖少盐

C. 高热量、高维生素、高效价低蛋白

D. 低盐、高维生素、低蛋白质饮食

E. 高热量、低脂低盐，忌蛋白质饮食

12. 肝硬化腹水病人，每日进水量应限制在（   ）。

A. 300 ml　　　　　　　B. 500 ml　　　　　　C. 800 ml

D. 1 000 ml　　　　　　E. 1 500 ml

13. 对顽固性腹水的治疗，较好的方法是（   ）。

A. 应用利尿剂　　　　　B. 甘露醇导泻　　　　C. 腹腔穿刺放腹水

D. 定期输新鲜血　　　　E. 腹水浓缩回输

14. 患者，男性，48 岁。肝硬化病史 5 年。查体，腹部膨胀，腹壁皮肤紧张发亮，脐周可见静脉迂曲，患者腹壁膨胀的最可能原因是（　　）。

    A. 肝大　　　　　　　　B. 脾大　　　　　　　C. 大量腹水

    D. 腹腔积气　　　　　　E. 腹腔肿瘤

15. 患者，男性，50 岁。因严重肝硬化伴门静脉高压症进行脾肾分流术。出院时进行预防上消化道出血的健康指导，最重要的是（　　）。

    A. 继续卧床休息　　　　B. 低蛋白低脂饮食　　C. 选择细软不烫食物

    D. 服用护肝药物　　　　E. 应用维生素 k

16. 患者，男性，50 岁。患肝硬化入院。自诉"皮肤瘙痒，睡觉的时候会把皮肤挠破"。皮肤瘙痒的原因最可能的是（　　）。

    A. 叶酸缺乏　　　　　　B. 凝血时间延长　　　C. 胆红素水平提高

    D. 高钾血症　　　　　　E. 低蛋白血症

17. 患者，男性，40 岁。患酒精性肝硬化入院，护士对其生活方式和行为的指导中，最重要的是（　　）。

    A. 避免过度疲劳　　　　B. 适量饮酒　　　　　C. 戒酒

    D. 服用解酒护肝药　　　E. 低脂饮食

18. 患者，女性，60 岁。肝硬化 10 年伴大量腹水，现昏迷急诊平车入院。该患者应安置的体位是（　　）。

    A. 中凹卧位，头偏向一侧　　　B. 半卧位，头下加枕

    C. 俯卧位，膝下垫枕　　　　　D. 左侧卧位，头下加枕

    E. 俯卧位，头偏向一侧

19. 患者，男性，67 岁。酗酒 30 多年，每日约半斤白酒。查体：肝肋下 3 cm，脾脏肋下 4 cm。面颈部见蜘蛛痣。化验检查外周血三系均减少，三系减少的主要原因是（　　）。

    A. 骨髓移植　　　　　　　　　B. 病毒三系感染

    C. 脾功能亢进　　　　　　　　D. 消化道大量出血

    E. 肠道吸收障碍

20. 患者，男性，52 岁。酗酒近 30 年，每日约半斤白酒。查体：肝肋下 3 cm，脾脏肋下 4 cm，面颈部见蜘蛛痣。患者出现蜘蛛痣可能的原因是（　　）。

    A. 雄激素减少　　　　　　　　B. 雌激素增多

    C. 糖皮质激素减少　　　　　　D. 继发性醛固醇增多

    E. 抗利尿激素增多

21. 患者，男性，45 岁。为肝硬化大量腹水患者，突然出现不明原因的

发热、腹痛，触诊发现腹肌紧张，有压痛，并伴轻度反跳痛，此时该患者最可能的并发症是（   ）。

  A. 上消化道出血   B. 自发性腹膜炎

  C. 感性脑病   D. 穿孔   E. 肝肾综合症

22. 患者，男性，56 岁。肝硬化病史 7 年。近 1 个月来出现肝脏进行性肿大及持续性肝区疼痛，腹水呈血性。该患者最可能的并发症为（   ）。

  A. 上消化道出血   B. 感染

  C. 活动性肝炎   D. 原发性肝癌   E. 肝脓肿

23. 患者，男性，54 岁。有长期酗酒史，因肝硬化多次住院。此次因腹水和黄疸再次入院，查体：体温 36.8℃，脉搏 96 次/分钟，呼吸 24 次/分钟，血压 130/90 mmHg。为他提供适当的液体摄入时，不宜静脉输入的液体是（   ）。

  A. 5% GS   B. 5% GNS   C. 10% GS

  D. 0.9% NaCl 溶液   E. 白蛋白

24. 患者，女性，58 岁。有慢性肝炎病史 15 年，患肝硬化 7 年，曾多次住院。此次因为出现腹水和黄疸再次入院。查体：体温 36.4℃，脉搏 88 次/分钟，呼吸 22 次/分钟，血压 130/80 mmHg。目前该患者最主要的护理问题是（   ）。

  A. 焦虑   B. 恐惧   C. 知识缺乏

  D. 活动无耐力   E. 体液过多

25. 患者，男性，45 岁。因肝硬化大量腹水住院治疗。以下对该患者的护理措施正确的是（   ）。

  A. 患者取平卧位，增加肝、肾血流量

  B. 每日进水量限制在 1 200 ml

  C. 腹腔放液后应放松腹带，防止腹压增高

  D. 利尿剂应用以每天体重减轻不超过 1 kg 为宜

  E. 腹穿后缚紧腹带，防止腹内压骤降

（26～28 题共用题干）

患者，女性，65 岁。有肝硬化病史 5 年，因饮食不当出现呕血、黑便 1 天入院。呕吐暗红色液体三次，量约 800 ml；解黑便 2 次，量约 500 g。查体：体温 37℃，脉搏 120 次/分钟，呼吸 22 次/分钟，血压 85/60 mmHg，精神萎靡，面色苍白，四肢湿冷，医嘱予以输血 800 ml。

26. 该患者出血最可能的原因是（   ）。

  A. 胃溃疡   B. 十二指肠球部溃疡

  C. 急性糜烂出血性胃炎   D. 食管胃底静脉曲张破裂   E. 胃癌

27. 该患者目前最主要的护理问题是（　　）。

　　A. 体液不足　　　　　　　　B. 营养失调：低于机体需要量

　　C. 体温升高　　　　　　　　D. 焦虑　　　　　　　E. 活动无耐力

28. 最有可能出现的并发症为（　　）。

　　A. 肝肾综合症　　　　　　　B. 肝肺综合症　　　　　C. 肝性脑病

　　D. 消化道出血　　　　　　　E. 水、电解质、酸碱失衡

29. 患者，男性，58 岁。酒精性肝硬化，B 超显示门脉压增宽，有少量腹水，给予螺内酯和呋塞米口服，出院时责任护士对患者进行出院用药指导，错误的是（　　）。

　　A. 利尿剂适宜日间服用　　　　　　　　B. 定期检查血钾浓度

　　C. 单独口服螺内酯时必须要补钾　　　　D. 定期监测体重

　　E. 定期监测腹围

30. 患者，男性，61 岁。诊断为肝硬化，入院查体：面部蜘蛛痣、肝掌、乳房发育，出现此体征的原因是（　　）。

　　A. 肾功能不全　　　　　　　B. 免疫力下降　　　　　C. 肝功能不全

　　D. 垂体性腺功能紊乱　　　　E. 肾上腺皮质功能减退

31. 肝硬化失代偿期的患者最常见的并发症是（　　）。

　　A. 电解质紊乱　　　　　　　B. 肝性脑病　　　　　　C. 原发性肝癌

　　D. 肝肾综合征　　　　　　　E. 上消化道出血

32. 肝硬化腹水给予螺内酯服用，护士应着重观察的是（　　）。

　　A. 高血钾症　　　　　　　　B. 心率　　　　　　　　C. 脉搏

　　D. 凝血功能障碍　　　　　　E. 低钾血症

33. 患者，女性，57 岁。腹痛，发热 3 天。查体：体温 38.2℃，面部有毛细血管扩张；心率 125 次/min，律齐；全腹压痛，肝肋下未及，脾肋下 4cm，移动性浊音（＋）。实验室检查：白细胞 $2.8×10^9$/L，腹水培养有大肠埃希菌。患者发热、腹痛的原因最可能为（　　）。

　　A. 脓毒症　　　　　　　　　B. 肝癌破裂继发腹膜炎

　　C. 急性胰腺炎　　　　　　　D. 肝硬化并发自发性腹膜炎

　　E. 肝硬化并发结核性腹膜炎

34. 患者，女性，52 岁。乙肝病史 15 年，肝硬化病史 10 年，现处于失代偿期。患者呼吸困难、双下肢水肿，腹部膨隆，蛙状腹，皮肤紧张发亮，叩诊有移动性浊音。患者腹壁膨隆的最可能原因是（　　）。

　　A. 大量腹水　　　　　　　　B. 肠胀气　　　　　　　C. 大量脂肪沉积

　　D. 腹腔内出血　　　　　　　E. 腹腔肿瘤

【参考答案】

序号	1	2	3	4	5	6	7	8	9	10
答案	B	B	D	D	A	A	A	D	D	B
序号	11	12	13	14	15	16	17	18	19	20
答案	A	D	E	C	C	C	C	E	C	B
序号	21	22	23	24	25	26	27	28	29	30
答案	B	D	D	E	E	D	A	C	C	C
序号	31	32	33	34						
答案	E	A	D	A						

第七节　肝性脑病

肝性脑病是由严重肝病引起的，以代谢紊乱为基础，表现为神经精神方面异常的疾病，主要表现为行为异常和不同程度的意识障碍。

一、病　因

各型肝硬化，特别是病毒性肝炎后肝硬化是引起肝性脑病的最常见原因。

二、诱　因

有上消化道出血、高蛋白饮食、大量排钾利尿和放腹水、应用催眠镇静药和麻醉药、便秘、感染、尿毒症、低血糖、外科手术等。（**注意：**氨是促发肝性脑病最主要的神经毒素，氨进入脑组织干扰脑的能量代谢。它主要是以非离子型氨 NH_3 在结肠部位吸收入血。当结肠部位 $pH > 6$ 时，NH_3 大量弥散入血；当结肠部位 $pH < 6$ 时，则以 NH_4^+ 形式排除。因此，为患者灌肠可用酸性液体，不用碱性肥皂水）。

三、临床表现

肝性脑病最具有特征性的体征是扑翼样震颤。

表 3-7-1　肝性脑病临床分期

临床分期	意识障碍程度	扑翼样震颤	脑电图
一期（前驱期）	轻度性格改变和行为异常	有	正常
二期（昏迷前期）	意识错乱、睡眠障碍、行为异常	有	异常
三期（昏睡期）	昏睡和精神错乱	有	异常
四期（昏迷期）	意识完全丧失	无	异常

四、辅助检查

1. 血　氨

慢性肝性脑病患者血氨增高，急性肝性脑病患者血氨正常。

2. 脑电图检查

正常脑电图呈 a 波，每秒 8 ~ 13 次。肝性脑病患者前驱期正常，二、三期出现普遍节律变慢，每秒 4 ~ 7 次 δ 波；昏迷时为高振幅的 δ 波，每秒少于 4 次。

3. 心理智能测验

对于诊断早期肝性脑病最有价值。

五、治疗要点

（1）消除诱因：防止感染和上消化道出血，避免大量排钾利尿和放腹水。
（2）减少肠内毒物的生成和吸收：开始数天内禁食蛋白质；用生理盐水或弱酸性溶液灌肠或导泻；口服新霉素、甲硝唑等抑制肠内细菌生长，减少氨的形成和吸收；口服乳果糖，使肠内呈酸性。
（3）促进有毒物质的代谢清除：谷氨酸钾或谷氨酸钠与游离氨结合形成谷氨酰胺，从而降低血氨；支链氨基酸制剂可减少假神经递质的形成。

六、护理问题

①思维过程改变；②营养失调；③有受伤的危险。

七、护理措施

1. 严密观察病情变化

观测并记录患者血压、脉搏、呼吸、体温及瞳孔变化。

2. 去除和避免诱发因素

（1）避免应用催眠镇静药、麻醉药等；避免快速利尿和大量放腹水；防止感染。

（2）保持大便通畅：便秘者，可用生理盐水或弱酸溶液灌肠，忌用肥皂水灌肠，因其为碱性，可增加氨的吸收。导泻时应注意观察患者的四个指标：血压、脉搏、尿量及排便量。

（3）积极预防和控制上消化道出血：上消化道出血停止后也应该灌肠和导泻，以清除肠道内积血，减少氨的吸收。

3. 饮食护理

（1）在发病开始数天内禁食蛋白质，供给足量的热量和富含维生素的食物。

（2）清醒后可逐步增加蛋白质饮食，最好给予植物性蛋白如豆制品，可减少氨的生成。

（3）显著腹水者钠量应限制在 250 mg/d，水入量为尿量加 1 000 ml/d。

（4）不宜用维生素 B6，因其可使多巴在外周神经处转为多巴胺，影响多巴进入脑组织，减少中枢神经系统的正常传导递质。

4. 用药护理

（1）服用新霉素不宜超过 1 个月，长期服用可出现听力或肾损害。

（2）应用谷氨酸钾和谷氨酸钠时，尿少时少用钾剂，明显腹水和水肿时少用钠剂。（注意：谷氨酸盐为碱性，使用前先注射维生素 C 3～5 g，碱血症时不宜使用，而是选用精氨酸降低血氨。）

【考点练习】

1. 肝硬化合并上消化道大出血经止血后常并发（　　）。

A. 癌变　　　　　　　　　B. 窒息　　　　　　　　C. 肝性脑病

D. 感染　　　　　　　　　E. 黄疸

2. 肝癌患者术前肠道准备中，口服新霉素的主要目的是（　　）。

A. 防止便秘　　　　　　　B. 增加肠蠕动　　　　　C. 减少氨的产生

D. 减少胃肠道出血　　　　E. 减轻腹压

3. 血氨升高是肝性脑病的发病机制之一，氨吸收的主要部位在（　　）。

A. 胃　　　　　　　　　　B. 十二指肠　　　　　　C. 小肠

D. 结肠　　　　　　　　　E. 直肠

4. 肝性脑病前驱期的主要表现是（　　）。

A. 性格和行为改变　　　　B. 扑翼样震颤

C. 电解质和酸碱平衡失调　　　D. 血氨增高

E. 脑电图异常

5. 肝性脑病的治疗中，禁止使用的药物是（　　）。

A. 西咪替丁　　　　　　　B. 地西泮　　　　　　C. 谷氨酸钾

D. 精氨酸　　　　　　　　E. 硫酸镁

6. 肝性脑病者选用（　　）。

A. 高热量、高蛋白、高维生素、易消化饮食

B. 低动物脂肪、低胆固醇、少糖少盐

C. 高热量、高维生素、高效价低蛋白

D. 低盐、高维生素、低蛋白质饮食

E. 高热量、低脂低盐，忌蛋白质饮食

7. 给肝性脑病患者做脑电图检查，最可能的改变是（　　）。

A. 无异常改变　　　　　　　B. 波形正常，节律减慢

C. 波形正常，节律变快　　　D. 出现每秒 13 次的 δ 波

E. 出现每秒 4~7 次的 δ 波

8. 诊断肝性脑病最有价值的辅助检查是（　　）。

A. 血肌酐　　　　　　　　B. 血尿素　　　　　　C. 血氨

D. 肌红蛋白　　　　　　　E. 动脉血气分析

9. 肝性脑病禁用的灌肠液是（　　）。

A. 弱酸性溶液　　　　　　B. 高渗盐水　　　　　C. 肥皂水

D. 水和氯醛　　　　　　　E. 低渗盐水

10. 肝性脑病合并碱中毒时应用（　　）。

A. 谷氨酸　　　　　　　　B. 精氨酸　　　　　　C. 鸟氨酸

D. 色氨酸　　　　　　　　E. 半胱氨酸

11. 肝性脑病病人经治疗神志恢复后，可逐渐给予蛋白质饮食，最适宜的选择（　　）。

A. 动物蛋白质　　　　　　B. 蔬菜、水果　　　　C. 碳水化合物

D. 植物蛋白质　　　　　　E. 每日蛋白质在 40g 以上

12. 患者，男性，52 岁。确诊为肝性脑病，现给予乳果糖口服的目的是为了（　　）。

A. 导泻　　　　　　　　　B. 酸化肠道　　　　　C. 抑制肠菌生长

D. 补充能量　　　　　　　E. 保护肝脏

13. 患者，男性，56 岁。肝硬化病史 7 年，此次因腹水入院治疗。某日

大量利尿放腹水后出现肝性脑病。导致该患者肝性脑病主要的诱因是（　　）。

　　A. 上消化道出血　　　　　　B. 高蛋白饮食　　　　C. 缺钾性碱中毒

　　D. 感染　　　　　　　　　　E. 药物

　　14. 患者，男性，60岁。肝硬化5年，少量腹水，口服利尿剂，近日为补充营养，口服蛋白粉。今日家属发现其表情淡漠，回答问题准确，但吐字不清，有双手扑翼样震颤，初步诊断为肝性脑病，其发病诱因为（　　）。

　　A. 上消化道出血　　　　　　B. 高蛋白饮食　　　　C. 感染

　　D. 大量排钾利尿　　　　　　E. 放腹水

　　15. 患者，男性，65岁。"肝硬化伴上消化道大出血"入院，出现性格改变、行为异常，有扑翼样震颤。该患者可能出现的并发症为（　　）。

　　A. 原发性肝癌　　　　　　　B. 中枢神经系统感染

　　C. 肝性脑病　　　　　　　　D. 肝肾综合征　　　　E. 肝肺综合征

　　16. 患者，男性，55岁。患肝病，有嗜睡现象，于今晨测体温时，呼之不应，但压迫眶上神经有痛苦表情，应判断为（　　）。

　　A. 昏迷　　　　　　　　　　B. 嗜睡　　　　　　　C. 浅昏迷

　　D. 深昏迷　　　　　　　　　E. 意识模糊

　　17. 患者，女性，54岁。患肝硬化8年，近日出现大部分时间昏睡，可唤醒，有扑翼样震颤，肌张力增加，脑电图异常，锥体束征阳性，此时该患者处于并发症的（　　）。

　　A. 前驱期　　　　　　　　　B. 昏迷前期　　　　　C. 昏睡期

　　D. 浅昏迷期　　　　　　　　E. 深昏迷期

　　18. 患者，男性，65岁。有慢性肝炎病史10年，患肝硬化5年，近日出现大部分时间昏睡，可唤醒，有扑翼样震颤，肌张力增加，脑电图异常。目前该患者最主要的护理问题是（　　）。

　　A. 焦虑　　　　　　　　　　B. 恐惧　　　　　　　C. 知识缺乏

　　D. 活动无耐力　　　　　　　E. 有受伤的危险

　　19. 患者，女性，60岁。患肝硬化10年，近日出现意识错乱、睡眠障碍、行为异常，有扑翼样震颤，肌张力增加，脑电图异常。此时该患者处于并发症的（　　）。

　　A. 前驱期　　　　　　　　　B. 昏迷前期　　　　　C. 昏睡期

　　D. 浅昏迷期　　　　　　　　E. 深昏迷期

　　20. 肝性脑病患者禁用的维生素是（　　）。

　　A. 维生素B1　　　　　　　　B. 维生素B2　　　　　C. 维生素C

D. 维生素 B12　　　　　　　　E. 维生素 B6

21. 肝性脑病患者伴有肾脏损害，口服抗生素应首选（　　）。

A. 新霉素　　　　　　　　B. 卡那霉素　　　　　C. 氨苄西林

D. 庆大霉素　　　　　　　E. 甲硝唑

22. 氨中毒引起肝性脑病的主要机制（　　）。

A. 氨使蛋白质代谢障碍　　　　　　B. 氨干扰脑的能量代谢

C. 取代正常的神经递质　　　　　　D. 引起神经传导异常

E. 促进氨基酸不平衡

【参考答案】

序号	1	2	3	4	5	6	7	8	9	10
答案	C	C	D	A	B	E	E	C	C	B
序号	11	12	13	14	15	16	17	18	19	20
答案	D	B	C	B	C	C	C	E	B	E
序号	21	22								
答案	B	B								

第八节　急性胰腺炎

急性胰腺炎是指胰腺及其周围组织被胰腺分泌的消化酶自身消化的化学性炎症。按病理类型可分为间质水肿型（轻型）和出血坏死型（重型）。出血坏死型病情较重，易并发感染、腹膜炎、休克等。

一、病　因

我国以胆道疾病为常见病因，西方国家则以大量饮酒者多见。

（1）胆道疾病：急性胰腺炎约 50% 由胆石症、胆道感染或胆道蛔虫引起，其中胆石症最为常见。

（2）酗酒和暴饮暴食：大量饮酒和暴饮暴食均可使胰液分泌增加，并刺激 Oddi 括约肌痉挛，使胰管内压增高，引起急性胰腺炎。

（3）其他：胰管阻塞、手术创伤、感染、药物。

二、临床表现

1. 症　状

（1）腹痛：为本病主要表现和首发症状。可为钝痛、绞痛或刀割样持续疼痛，阵发性加剧。腹痛常位于中上腹，向腰背部呈带状放射。疼痛多在暴饮暴食或饮酒后发生，弯腰屈膝侧卧位可减轻疼痛。腹痛一般 3~5 天后缓解。坏死型腹部剧痛，持续时间较长。

（2）恶心、呕吐、腹胀：患者有频繁恶心、呕吐，呕吐后腹痛并不减轻。

（3）发热：多数患者出现中度以上发热，一般持续 3~5 天。

（4）水、电解质及酸碱平衡紊乱：频繁呕吐可有代谢性碱中毒。出血坏死型者常有脱水和代谢性酸中毒，并常伴有低钾、低镁、低钙。低钙血症引起手足抽搐，为预后不良的表现。（注意：急性胰腺炎、维生素 D 缺乏性搐搦症、甲状旁腺误切、小儿腹泻等疾病可出现低钙血症）。

（5）低血压或休克：见于急性坏死型胰腺炎。这以胰蛋白酶激活各种血管活性物质使血管扩张，并发消化道出血、血容量不足有关。

2. 体　征

水肿型患者有上腹压痛，但无肌紧张和反跳痛；出血坏死型患者上腹部压痛明显，并发急性腹膜炎（全腹显著压痛、反跳痛、腹肌紧张）。患者腰部两侧可出现灰紫色淤斑，称 Grey-Turner 征，脐周皮肤出现青紫，称 Cullen 征。

3. 并发症

出血坏死型胰腺炎可有胰腺脓肿、急性肾衰竭、急性呼吸窘迫综合征、消化道出血、脓毒症和菌血症与 DIC。

三、辅助检查

（1）白细胞计数：白细胞计数增高，中性粒细胞明显增高、核左移。

（2）血清淀粉酶测定：急性胰腺炎时，血和尿淀粉酶常明显增高。血清淀粉酶在发病后 6~12 小时开始增高，48 小时下降，持续 3~5 天。血清淀粉酶超过正常值 3 倍便可诊断为本病（注意：血清淀粉酶测定是胰腺炎早期最有价值的检查）。尿淀粉酶升高较晚，在发病后 12~14 小时开始升高，下降缓慢。

（3）生化检查：出血坏死型胰血糖升高及血钙降低。低血钙程度与临床严重程度平行，若血钙低于 1.5 mmol/L 则预后不良。

表 3-8-1　水肿型和出血坏死型急性胰腺炎的鉴别要点

鉴别要点	水肿型急性胰腺炎	出血坏死症急性胰腺炎
腹痛	位于中上腹，向腰背部呈带状放射，3~5天后缓解	全腹痛，持续时间更长
发热	中等度，持续3~5天	持续时间更长或逐日升高
水电解质及酸碱平衡	脱水、代谢性碱中毒	明显脱水、代谢性酸中毒
低血压和休克	少见	常有
并发症	少见	有局部（胰腺脓肿或假性囊肿）或全身并发症（器官功能衰竭）
体征	上腹压痛，无腹肌紧张和反跳痛	腹膜刺激征，Grey-Turner 征或 Cullen 征
实验室检查	血尿淀粉酶升高	血尿淀粉酶升高、正常或突然下降，血钙显著下降至 2mmol/L 以下，血糖大于 11.2mmol/L（无糖尿病史）

四、治疗要点

原则：减轻腹痛，减少胰液分泌，防治并发症。

1. 减少胰液分泌

这是治疗急性胰腺炎最重要的措施。

（1）禁食禁饮：多数病人需要禁食 1~3 天，可减少胃酸和食物刺激胰液分泌。

（2）胃肠减压：腹胀明显的病人进行胃肠减压，减轻呕吐和腹胀，减少胰液分泌。

（3）药物治疗。

①减少胃酸分泌药（H_2受体拮抗剂–西咪替丁）；

②抑制胃肠分泌，从而减少胃酸分泌（抗胆碱能药—阿托品）；

③抑制胰液和胰酶分泌（生长抑素类药物—施他宁），常用于出血坏死型胰腺。

2. 解痉止痛

可用阿托品和山莨菪碱注射；疼痛剧烈时，可给予哌替啶 50~100mg 肌注，禁用吗啡，以免引起 Oddi 括约肌痉挛。

3. 其 他

抗感染、抗休克及纠正水、电解质平衡紊乱，抑制胰酶活性（仅用于重症胰腺炎的早期）。

五、护理问题

① 疼痛；② 有体液不足的危险；③ 营养失调；④ 知识缺乏；⑤ 潜在并发症：休克，MODS，感染、出血、胰瘘或肠瘘。

六、护理措施及健康教育

（1）去除病因和诱因：防治胆道疾病，避免暴饮暴食，戒除烟酒。

（2）休息与体位：患者应绝对卧床休息，协助患者取弯腰、屈膝侧卧位，以减轻疼痛。

（3）饮食护理：禁食并给予胃肠减压。多数患者需禁食 1~3 天，腹胀明显者应给予胃肠减压。目的是减少胃酸分泌，进而减少胰液分泌，减轻腹痛和腹胀。腹痛和呕吐基本消失后，可进少量糖类和少量优质蛋白质流食，但仍忌油脂食品，以便使胰液分泌减少。（注意：禁食患者每天的液体入量需达 3 000 ml 以上。）

（4）病情观察：观察呕吐物的量和性质，行胃肠减压者，观察和记录引流量及性质。

（5）疼痛护理：可用阿托品和山莨菪碱注射；疼痛剧烈时，可给予哌替啶止痛。

【考点练习】

1. 在我国引起急性胰腺炎的最常见病因为（　　）。

A. 大量饮酒或暴饮暴食　　　B. 手术创伤　　　C. 胆道疾病

D. 并发于流行性腮腺炎　　　E. 高钙血症

2. 急性胰腺炎的首发症状是（　　）。

A. 恶心　　　　　　　　　B. 发热　　　　　　C. 腹痛

D. 休克　　　　　　　　　E. 呕吐

3. 为缓解疼痛，急性胰腺炎患者可采取的体位是（　　）。

A. 仰卧屈膝位　　　　　　　B. 俯卧位

C. 弯腰屈膝侧卧位　　　　　D. 半坐卧位　　　　E. 仰卧位

4. 患者，男性，35 岁。与朋友聚餐饮酒后 6 小时，出现剧烈而持续的中上腹疼痛，并向腰背部呈带状放射，伴有恶心、呕吐。诊断为急性胰腺炎。为了缓解胰腺的自身消化，医生为患者开具的有效抑制胰腺外分泌的药物是（　　）。

A. 抑肽酶　　　　　　　　　B. 阿托品　　　　　　　C. 西沙必利

D. 施他宁　　　　　　　　　E. 艾司奥美拉唑

5. 护士查房时观察到某急性胰腺炎患者偶有阵发性肌肉抽搐，最有可能的原因是（　　）。

A. 低钙反应　　　　　　　　B. 疼痛反应　　　　　　C. 营养失调导致

D. 使用哌替啶后的正常反应　E. 精神高度紧张所致

6. 以下不符合急性胰腺炎腹痛特点的是（　　）。

A. 刀割痛或绞痛　　　　　　　B. 进食后疼痛缓解

C. 向腰背部呈带状放射　　　　D. 位于中上腹　　　　　E. 可阵发性加剧

7. 怀疑急性胰腺炎时，首选的检查项目是（　　）。

A. 血钾　　　　　　　　　　B. 血肌酐　　　　　　　C. 血淀粉酶

D. 血尿酸　　　　　　　　　E. 血白细胞计数

8. 急性胰腺炎产生休克的主要原因是（　　）。

A. 低血容量休克　　　　　　　B. 心源性休克

C. 疼痛引起神经性休克　　　　D. 失血性休克

E. 过敏性休克

9. 评估急性胰腺炎病人的病情，最能说明预后不佳的是（　　）。

A. 体温 39℃　　　　　　　　B. 黄疸　　　　　　　　C. 合并代谢性中毒

D. 全腹压痛、腹肌紧张　　　　E. 手足抽搐

10. 最能提示急性出血坏死性胰腺炎的化验结果是（　　）。

A. 低血磷　　　　　　　　　B. 低血糖　　　　　　　C. 低血钙

D. 血清淀粉酶显著增高　　　　E. 血细胞计数明显增高

11. 急性胰腺炎，首先升高的是（　　）。

A. 血淀粉酶　　　　　　　　B. 尿淀粉酶　　　　　　C. 血脂肪酶

D. 血糖　　　　　　　　　　E. 血钙

12. 急性胰腺炎血清淀粉酶开始升高的时间是病发后（　　）。

A. 1～2 小时　　　　　　　　B. 6～12 小时　　　　　C. 15～20 小时

D. 20～24 小时　　　　　　　E. 24～48 小时

13. 急性胰腺炎腹痛明显者需禁食、禁水，多少时间为宜（　　）。

A. 1～3 小时　　　　　　　　B. 6～12 小时　　　　　C. 12～36 小时

D. 1~3 天　　　　　　　　　E. 1~3 周

14. 急性胰腺炎禁用的药物是（　　）。

A. 阿托品　　　　　　　　B. 654-2　　　　　　C. 哌替啶

D. 吗啡　　　　　　　　　E. 施他宁

15. 患者，女性，41 岁。既往有胆结石，晚餐后突然出现中上腹痛，阵发性加剧，频繁呕吐，呕吐物含胆汁，呕吐后腹痛未减轻，化验血淀粉酶为 2 500 U/L，于今日住院治疗。饮食护理应为（　　）。

A. 禁食　　　　　　　　　B. 少食多餐　　　　　C. 高脂饮食

D. 低蛋白饮食　　　　　　E. 低纤维饮食

16. 患者，男性，37 岁。饱餐饮酒后出现上腹部持续性剧痛并向腰背部放射，伴恶心、呕吐 10 小时，拟诊为急性胰腺炎。为明确诊断最重要的检查是（　　）。

A. 外周血象　　　　　　　B. 腹腔穿刺　　　　　C. 胰腺 B 超

D. 血淀粉酶　　　　　　　E. X 线胸腹联合透视

17. 患者，男性，40 岁。因餐后腹痛住院，拟诊为急性水肿胰腺炎行保守治疗，护士告知患者行胃肠减压的目的是（　　）。

A. 防止胰液逆流　　　　　B. 防止恶心、呕吐　　C. 减少胰液分泌

D. 预防感染　　　　　　　E. 减轻腹胀

18. 为急性胰腺炎患者解痉镇痛时，不能使用的药物是（　　）。

A. 普鲁苯辛　　　　　　　B. 吗啡　　　　　　　C. 阿托品

D. 哌替啶　　　　　　　　E. 山莨菪碱

19. 患者，女性，42 岁。诊断为急性胰腺炎，经治疗后腹痛、呕吐基本消失，开始进食时应给予（　　）。

A. 普食　　　　　　　　　B. 低脂低蛋白流质饮食

C. 高脂高蛋白流质饮食　　D. 高脂低蛋白流质饮食

E. 低脂高蛋白饮食

20. 急性胰腺炎患者，测血清淀粉酶明显增高。对该患者采取的正确的护理措施是（　　）。

A. 疼痛时平卧位　　　　　B. 禁食、禁水、胃肠减压

C. 口渴时可饮水　　　　　D. 疼痛缓解后可进食

E. 吗啡止痛

21. 患者，男性，45 岁。因大量饮酒后出现上腹部持续疼痛 3 小时来院急诊，为减轻疼痛患者的常见体位是（　　）。

A. 平卧位　　　　　　　　B. 半卧位　　　　　　C. 头低脚高位

D. 端坐卧位　　　　　　　　　E. 弯腰屈膝侧卧位

22. 患者，男性，50 岁。平常嗜烟酒，有胆道结石病史。昨晚饮酒和暴食后，出现左上腹疼痛。最可能的疾病是（　　）。

A. 胆囊穿孔　　　　　　　B. 胆道阻塞　　　　　　　C. 肝硬化

D. 急性胰腺炎　　　　　　E. 原发性肝癌

23. 患者，男性，47 岁。因腹痛两天，诊断为急性胰腺炎。血淀粉酶 2 500 U/L 血，钙 1.6 mmol/L，主要症状表现为（　　）。

A. 上腹部持续性疼痛，阵发性剧痛，向腰背部呈带状放射

B. 上腹胀痛伴呕吐、腹泻

C. 间歇性心窝部剧痛伴嗳气

D. 上腹中间或稍偏左疼痛伴脂肪泻

E. 进食后上腹胀痛伴反酸、嗳气

24. 赵先生，40 岁。于饱餐、饮酒后突然发生中上腹持久剧烈疼痛，伴有反复恶心，呕吐出胆汁。护理体检：上腹部压痛，腹壁轻度紧张。测血清淀粉酶明显增高。若考虑为单纯水肿型胰腺炎，不应该有的表现是（　　）。

A. 腹痛　　　　　　　　　B. 腹胀　　　　　　　　　C. 休克

D. 呕吐　　　　　　　　　E. 发热

25. 患者，男性，50 岁。因急性胰腺炎入院治疗，3 天后腹痛、呕吐基本消失，护士告知患者及家属此时的饮食应为（　　）。

A. 正常饮食　　　　　　　　　B. 无脂、少糖、低蛋白流质饮食

C. 高脂、高蛋白流质饮食　　　D. 高热量、高蛋白、高维生素流食

E. 半流质

【参考答案】

序号	1	2	3	4	5	6	7	8	9	10
答案	C	C	C	D	A	B	C	A	E	C
序号	11	12	13	14	15	16	17	18	19	20
答案	A	B	D	D	A	D	C	B	B	B
序号	21	22	23	24	25	26	27	28	29	30
答案	E	D	A	C	B					

第九节　上消化道大出血

上消化道大量出血指在屈氏韧带以上，数小时内失血量超过 1 000 ml 或循环血容量的 20%。主要表现为呕血和黑便，常伴有血容量减少而引起的急性周围循环衰竭。

一、病　因

（1）上消化道疾病：① 食管疾病和损伤。② 胃、十二指肠疾病，最常见的病因是消化性溃疡。③ 空肠疾病。

（2）各种原因导致的肝门静脉高压引起食管—胃底静脉曲张破裂出血。（注意：肝硬化患者上消化道大量出血的原因是食管-胃底静脉曲张破裂出血。）

（3）其他上消化道邻近器官或组织的疾病以及全身性疾病。

二、临床表现

（1）呕血与黑便：是上消化道出血的特征性表现。呕血与黑便的颜色取决于出血的速度和量。呕血呈棕褐色咖啡渣样，黑便呈柏油样。出血量大且速度快，呕血呈鲜红色或有血块；黑便可呈暗红色或鲜红色。

（2）失血性周围循环衰竭：可出现头晕、心悸、乏力、出汗、口渴、晕厥等一系列组织缺血的表现。

（3）发热：大量出血后，多数患者在 24 小时内出现发热，一般不超过 38.5 ℃，可持续 3～5 天。

（4）肠源性氮质血症：出血后血中尿素氮浓度增高，24～48 小时达高峰，3～4 天恢复正常。

三、辅助检查

（1）血象变化：出血 3～4 小时后可有贫血。出血 24 小时内网织红细胞可升高，随着出血停止，网织红细胞逐渐下降至正常。

（2）内镜检查：是上消化道出血定位、定性诊断的首选检查方法。一般在消化道出血后 24～48 小时内进行急诊内镜检查。

（3）X 线钡剂造影检查：用于有胃镜检查禁忌症或不愿进行胃镜检查者。

四、治疗要点

1. 一般抢救措施

卧床休息，保持呼吸道通畅，避免呕吐引起窒息。出血期间应禁食。

2. 补充血容量

上消化道出血伴休克时，首先立即建立静脉通道，迅速补充血容量，保持血红蛋白在 90～100 g/L 为佳。肝硬化患者需输新鲜血，因库存血含氨多易诱发肝性脑病。

3. 止血措施

（1）药物治疗：

表 3-9-1　上消化道出血常见的治疗药物

药物种类	适应症	用法	注意事项
去甲肾上腺素	胃、十二指肠出血	胃内灌注	
垂体后叶素	食管-胃底静脉曲张破裂；消化性溃疡、急性胃黏膜损害出血	静脉	冠心病、高血压、孕妇者禁用
生长抑素	食管-胃底静脉曲张破裂	静脉	
H₂受体拮抗剂质子泵抑制剂	消化性溃疡、急性胃黏膜损害出血	静脉口服	

（2）内镜直视下止血：内镜过程中有活动出血或暴露血管的溃疡，应进行内镜直视下止血。

（3）三腔二囊管压迫止血：仅适用于食管-胃底静脉曲张破裂出血，持续压迫最长时间不超过 24 小时。由于并发症较多，病人痛苦，故不推荐作为首选止血措施。

五、护理问题

① 有体液不足的危险；② 活动无耐力；③ 恐惧；④ 潜在并发症：休克。

六、护理措施

1. 上消化道大量出血的基本护理措施

（1）体位与保持呼吸道通畅：大出血时患者取平卧位并将下肢略抬高，以保证脑部供血；呕吐时头偏向一侧，防止窒息或误吸。

（2）饮食护理：急性大出血应禁食；少量出血无呕吐者，可进温凉、清淡、无刺激的流质饮食（如温豆浆）；出血停止后改为营养丰富、易消化、无刺激性半流质、软食，少量多餐。

（3）病情监测：密切观察生命体征，意识状态、肢体温湿度、尿量；观察呕血、便血的量和颜色，准确记录出入量。

2. 三腔二囊管的应用与护理

（1）适应症：适用于食管-胃底静脉曲张破裂出血者。是最有效的紧急止血措施。

（2）插管至 65 cm 时，检查管端确在胃内，先向胃囊内注气 150~200 ml 至囊内压 50 mmHg 并封闭关口。如未能止血，再向食管囊注气约 100 ml 至囊内压 40 mmHg。

（3）气囊充气加压 24 小时应放松牵引，放气 15~30 分钟再注气加压，以免食管—胃底黏膜受压时间过长而发生糜烂、坏死。间断应用气囊压迫一般以 3~4 天为限。

（4）出血停止后，放气并保留管道继续观察 24 小时。未再出血可考虑拔管，拔管前口服液状石蜡 20~30 ml，滑润管外壁便于拔管。

（5）并发症包括吸入性肺炎、食管破裂及窒息。因此，在插管后在病人床前备用剪刀，以防气囊破裂而造成窒息，紧急抢救使用。

【考点练习】

1. 三腔双囊管压迫止血，间断应用气囊压迫时间最长不超过（　　）。

A. 10 小时　　　　　　B. 12 小时　　　　　　C. 24 小时

D. 36 小时　　　　　　E. 72 小时

2. 上消化道出血最常见的原因是（　　）。

A. 慢性胃炎　　　　　　B. 胃癌

C. 食管-胃底静脉曲张　　D. 消化性溃疡　　　　E. 脾功能亢进

3. 上消化道出血特征性的表现是（　　）。

A. 发热　　　　　　　　B. 贫血　　　　　　　　C. 氮质血症

D. 呕血、黑便　　　　　E. 周围循环衰竭

4. 患者，女性，58 岁。有溃疡病史十余年。突然出现呕血约 500 ml，伴有黑便急诊入院。查体：神志清楚，血压 100/60 mmHg，心率 110 次/min。以下护理措施中正确的是（　　）。

A. 平卧位，头部略抬高　　B. 三腔二囊管压迫止血

C. 呕吐时头偏向一侧，防止误吸和窒息

D. 快速滴入血管加压素　E. 暂时给予流质饮食

5. 患者，女性，46 岁。诊断为肝硬化，入院两天后，突然出现呕血，提示胃内积血量为（　　）。

A. 50 ~ 70 ml　　　　　B. 70 ~ 100 ml　　　　C. 100 ~ 150 ml

D. 150 ~ 250 ml　　　　E. 250 ~ 300 ml

6. 患者，男性，52 岁。有溃疡病史 10 年。最近一周中上腹持续性胀痛伴恶心、呕吐。今日呕血一次，量约 800 ml，呕血后气促明显，血压 100/75 mmHg。该患者目前潜在的护理问题是（　　）。

A. 疼痛　　　　　　　　B. 恐惧　　　　　　　　C. 活动无耐力

D. 有体液不足的危险　　E. 营养失调

7. 患者，男性，52 岁。因上消化道出血使用三腔双囊管为其止血。压迫三天后出血停止，考虑拔管。此时需留管再观察的时间是（　　）。

A. 6 小时　　　　　　　B. 8 小时　　　　　　　C. 12 小时

D. 24 小时　　　　　　　E. 48 小时

8. 患者，男性，26 岁。有 DU 病史五年，3 天前大量饮酒后，上腹疼痛持续不缓解，服法莫替丁无效。6 小时前突然疼痛消失，但自觉头晕、眼花、无力，继而呕吐暗红色血约 1 200 ml。体检：脉搏 120 次/min，血压 80/58 mmHg。面色苍白，四肢湿冷，全身大汗，呼吸急促，烦躁不安。患者可能发生了（　　）。

A. 继发感染　　　　　　B. 低血糖　　　　　　　C. 休克

D. 氮质血症　　　　　　E. 肝性脑病

9. 患者，男性，46 岁。诊断为"上消化道出血"收住院，为明确出血病因，首选的检查方法是（　　）。

A. 大便隐血试验　　　　B. X 线钡剂造影　　　　C. 内镜检查

D. 血常规检查　　　　　E. B 超检查

10. 患者，女性，63 岁。2 天前突然右侧肢体瘫痪，讲话不清；昨天清晨呕血 1 次，排黑便 2 次。既往无腹痛史，上消化道出血最可能的病因是（　　）。

A. 急性腐蚀性胃炎　　　B. 胃粘膜脱垂症　　　　C. 胃溃疡活动期

D. 急性糜烂出血性胃炎　E. 食管胃底静脉曲张破裂出血

11. 护士为使用三腔二囊管的患者实施护理措施，正确的是（　　）。

A. 拔管后 24 小时内仍有出血的可能，需严密观察

B. 48 小时内未出血者可拔管

C. 食管气囊和胃气囊各注气 200ml。

D. 置管期间每隔 24 小时放气 1 次

E. 先向食管气囊注气，再向胃气囊注气

12. 患者，女性，50 岁。家属急诊送入院，主诉上腹痛 3 天，今晨便血 1 次约 300ml，伴晕倒。既往冠心病病史 4 年。检查：血压 95/65mmHg，脉搏 95 次/min，神志清，心肝脾检查无异常，肠鸣音活跃。抢救时禁用（　　）。

A. 法莫替丁　　　　　　B. 生长抑素　　　　　　C. 兰索拉唑

D. 维生素 K　　　　　　E. 垂体后叶素

（13~15 共用题干）

13. 患者，男性，26 岁。1 个月前出现进食后上腹部胀痛，夜间常痛醒，进食后可以缓解，近 2 天来腹痛加剧，呕血 600ml。初步诊断为（　　）。

A. 胃溃疡伴出血　　　　B. 十二指肠溃疡伴出血　　C. 胃癌

D. 急性胃炎　　　　　　E. 慢性胃炎

14. 为确诊原因应首选的检查是（　　）。

A. X 线钡餐检查　　　　B. 超声检查　　　　　　C. 大便隐血检查

D. 内镜检查　　　　　　E. 胃液分析

15. 最适当采取的治疗方法为（　　）。

A. 禁食　　　　　　　　B. 禁食+输液治疗　　　　C. 禁食+输血治疗

D. 禁食+输液治疗+法莫替丁　　　　　　　　　E. 输血+生长抑素

【参考答案】

序号	1	2	3	4	5	6	7	8	9	10
答案	E	D	D	C	E	D	D	C	C	D
序号	11	12	13	14	15					
答案	D	E	B	D	D					

第四章　泌尿系统疾病病人的护理

第一节　概　述

泌尿系统由肾、输尿管、膀胱、尿道等器官组成。其中，肾是人体重要的生命器官，主要功能是维持机体内环境的稳定，还具有内分泌功能。

一、肾

主要功能是生成尿液，排泄代谢产物，调节水、电解质和酸碱平衡，维持机体内环境的稳定。

二、肾的内分泌功能

肾分泌的激素和生物活性物质有肾素、前列腺素、激肽释放酶、促红细胞生成素、la羟化酶等。

（1）肾素：主要由肾小球球旁细胞分泌。肾素可促进血管紧张素的生成转化，使血压升高，促进肾小管对钠的重吸收，增加血容量。

（2）前列腺素：主要由肾髓质的间质细胞分泌，有扩张肾血管、水钠排出、降低血压的作用。

（3）la羟化酶：促使有活性的 1，25—二羟维生素 D3 生成，调节钙、磷代谢。慢性肾衰竭可出现低钙血症。

（4）促红细胞生成激素：刺激骨髓红系增殖、分化，使红细胞数目增多和血红蛋白合成增多。与肾衰竭患者出现贫血有关。

第二节　泌尿系统疾病常见症状体征的护理

一、肾源性水肿

是肾疾病最常见的症状，可分为肾炎性水肿和肾病性水肿两种。

表 4-2-1　肾炎性水肿和肾病性水肿鉴别

类型	机制	特点	举例
肾炎性水肿	肾小球滤过率下降致水钠潴留	首发（眼睑及面部），指压凹陷不明显	急、慢性肾炎
肾病性水肿	大量蛋白尿致血浆胶体渗透压降低	从下肢开始，多为全身性，重者体腔积液，指压凹陷明显	肾病综合征

二、肾性高血压

可分为肾血管性和肾实质性两类，按机制分为容量依赖型和肾素依赖型高血压。

表 4-2-2 容量依赖型与肾素依赖型高血压的鉴别

类型	机制	治疗	常见疾病
容量依赖型	肾小球滤过率↓ 水钠潴留	限制水钠摄入，利尿剂	急、慢性肾炎
肾素依赖型	肾素-血管紧张素分泌↑	ACEI 或 ARB	肾血管疾病 慢性肾衰竭期

三、尿量异常

（1）正常成年人 24 小时尿量为 1 000～2 000 ml。

（2）24 小时尿量 < 400 ml 为少尿，< 100 ml 为无尿。

（3）每日尿量 > 2 500 ml 称为多尿。

（4）夜尿持续 > 750 ml 称为夜尿增多。

四、尿路刺激征

包括尿频、尿急、排尿痛和排尿不尽感及下腹坠痛。

五、血　尿

新鲜尿沉渣每高倍视野红细胞 > 3 个或 1 小时红细胞计数 > 10 万个，称镜下血尿。1 L 尿液中含有 1 ml 血液即呈现肉眼血尿。

六、肾源性水肿的护理措施

1. 休　息

轻度水肿患者卧床休息与活动可交替进行，限制活动量，严重水肿者应以卧床休息为主。休息目的是可增加肾血流量和尿量，缓解水钠潴留。

2. 饮食护理

（1）水：轻度水肿，不需严格限水。尿量 < 500 ml 或有严重水肿时，需严格限制水的摄入，每天入液量小于或等于前 1 天尿量+不显性失水量（约 500 ml）。

（2）钠盐：限制在≤3 g/d，包括含钠食物及饮料。

（3）蛋白质：严重水肿伴低蛋白血症患者，可给予优质动物蛋白如牛奶、鸡蛋、鱼肉等（摄入量为 0.8 ~ 1 g/kg·d）；不应给予高蛋白饮食，因其可致尿蛋白增加而加重病情。有氮质血症的水肿患者，则限制蛋白质，摄入量为 0.6 ~ 0.8 g/kg·d。

（4）热量：热量补充应足够，防止发生负氮平衡。

3. 病情观察

肾源性水肿患者，每天最重要的是准确记录 24 小时出入量；观察水肿消长情况，有腹水要测腹围；隔日测量体重。有胸腔积液者注意呼吸频率，进行透析治疗者记录超滤液量。

4. 用药护理

遵医嘱使用利尿药、糖皮质激素或其他免疫抑制药等，观察药物的疗效及可能出现的不良反应。使用激素和免疫抑制药时，应特别交代患者及家属不可擅自加量、减量甚至停药。

【考点练习】

1. 肾炎性水肿的主要发生机制为（　　）。

A. 肾小球滤过率下降　　B. 血容量增多　　C. 醛固酮分泌增多

D. 低蛋白血症　　　　　E. 肾小管重吸收增加

2. 肾病性水肿的主要发生机制为（　　）。

A. 肾小球滤过率下降　　B. 全身毛细血管通透性增加

C. 尿中大量蛋白丢失致低蛋白血症

D. 肾小管重吸收增加　　E. 抗利尿素激素分泌增加

3. 病人，男性，30 岁，近年来发现乏力、眼睑水肿，尿检有蛋白及颗粒管型。给予优质低蛋白饮食为（　　）。

A. 含人体内不能合成必需氨基酸蛋白　　　　B. 植物蛋白

C. 动物蛋白　　　　D. 人工合成蛋白　　　　E. 氨基酸

4. 患者，男性，39 岁。因水肿、高血压，门诊以急性肾炎收入院。其水肿首先发生在（　　）。

A. 双下肢　　　　B. 骶尾部　　　　C. 会阴部

D. 眼睑及面部　　　　E. 腹腔

5. 患者，女性，30 岁。因双眼睑浮肿、尿少 2 天就诊。查体：双下肢水肿明显，实验室检查：尿蛋白定性（＋＋＋＋），导致其水肿最主要的原因是（　　）。

A. 肾小球滤过率下降　　B. 血浆胶体渗透压降低

C. 抗利尿激素增多　　　　D. 继发性醛固酮增多

E. 肾盂肾炎

【参考答案】

序号	1	2	3	4	5	6	7	8	9	10
答案	A	C	C	D	B					

第三节　慢性肾小球肾炎

慢性肾小球肾炎是一组起病隐匿，病情迁延，病程发展缓慢，最终可导致慢性肾衰竭的原发性肾小球病疾病。以青、中年男性多见，临床上以血尿、蛋白尿、高血压和水肿为临床特征。

1. 病因与发病机制

大多数病因不明，仅少数是由急性肾炎发展所致，发病的起始因素是免疫介导炎症，多数病例肾小球内有免疫复合物沉积。非免疫性因素在慢性肾炎的发生与发展中也可能起到重要作用，如高血压、超负荷的蛋白饮食等。

2. 临床表现

（1）尿液改变：① 蛋白尿：是本病必有的表现。24 小时尿蛋白定量 1～3 g/d。② 血尿：多为镜下血尿，也可出现肉眼血尿。③ 尿量异常：肾小管功能损害者可有夜尿增多。

（2）轻、中度水肿：晨起多为眼睑、颜面水肿，下午可有双下肢水肿。

（3）高血压：可为轻度或持续的中度以上的高血压，严重高血压可致高血压脑病、高血压性心脏病及高血压危象。

（4）肾功能进行性损害：肾功能恶化的诱因有感染、劳累、血压升高或肾毒性药物等。

（5）并发症：感染（容易并发尿路感染、上呼吸道感染）、慢性肾功能不全。

3. 辅助检查

（1）尿液检查：蛋白尿定性（+～+++），定量 1～3 g/d；肉眼血尿或镜下血尿；管型尿。尿比重<1.020，晚期常固定在 1.010。

（2）血液检查。

① 肾功能检查：可有内生肌酐清除率下降（反应肾小球功能损害早期、敏感指标），血尿素氮、血肌酐增高；

② 血常规检查：出现血红蛋白下降、红细胞减少。

（3）肾活检组织病理学检查：可以确定慢性肾炎的病理类型。

（4）B超检查：双肾对称性缩小。

4. 治疗要点

治疗的目的在于防止或延缓肾功能进行性减退。重要的治疗环节是控制高血压和减少蛋白尿。血压控制 < 130/80 mmHg，蛋白尿<1 g/d。

（1）避免加重损害的因素：如应避免劳累、感染、妊娠、应用肾毒性药物等。

（2）休息与饮食。

① 休息可增加肾血流量、减少蛋白尿。

② 饮食采取低蛋白、低磷饮食（其目的：减轻肾小球内高压、高灌注及高滤过状态，延缓肾小球硬化和肾功能衰退）。

③ 水肿、高血压病人应限制盐（<3 g/d）的摄入。

（3）利尿、降压：容量依赖性高血压首选氢氯噻嗪、呋塞米等利尿药，肾素依赖性高血压的首选 ACEI 或 ARB，（机制：有降压作用外，还可减少蛋白尿和减缓肾功能恶化，是治疗慢性肾炎高血压的首选药物）。

（4）抗血小板药物：可改善微循环，能延缓肾功能衰退。

5. 护理问题

① 体液过多；② 营养失调；③ 潜在并发症，慢性肾衰竭。

6. 护理措施及健康教育

（1）休息：应避免体力活动、受凉，防止感染。

（2）饮食指导：给予低盐（<3 g/d）、低蛋白、低磷、高维生素饮食（即三低一高饮食）。蛋白质的摄入量0.6～0.8 g/kg·d，以优质蛋白饮食为主。

（3）病情观察。

① 观察水肿、高血压、贫血；② 尿液改变、肾功能减退程度等情况；③ 注意有无尿毒症、心脏损害及高血压脑病征象。

（4）遵医嘱给予抗生素，连续使用1～2周。

（5）用药指导。

① 指导患者遵照医嘱坚持长期用药，以延缓或阻止肾功能恶化。② 使用降压药时不宜降压过快、过低。③ 避免使用损伤肾脏的药物，如链霉素、庆大霉素、卡拉霉素等。

【考点练习】

1. 患者，男性，44岁。水肿，尿少一个月。查体：全身水肿明显，血压150/90 mmHg，尿蛋白（＋＋），每高倍镜视野红细胞1～2个，目前患者最主要的护理问题是（　　）。

A. 营养失调：低于机体需要量　　　B. 潜在并发症：药物副作用

C. 有感染的危险　　　　　　　　　D. 体液过多　　　　　　　E. 焦虑

2. 肾炎性水肿最早发生的部位是（　　）。

A. 眼睑与颜面　　　　　　　　　　B. 上肢　　　　　　　　　C. 下肢

D. 足部　　　　　　　　　　　　　E. 全身

3. 慢性肾小球肾炎治疗中，可降血压、延缓肾功能恶化的措施是（　　）。

A. 卧床休息　　　　　　　　　　　B. 低蛋白、低磷饮食

C. 利尿剂　　　　　　　　　　　　D. 抗血小板药物　　　　　E. ACEI

4. 慢性肾炎病人采用优质低蛋白饮食的目的是（　　）。

A. 减轻肾高压、高灌注及高滤过　　B. 消除水肿

C. 降低血压　　　　　　　　　　　D. 增加血肌酐

E. 增加血尿素氮

5. 下列主要反映肾小球滤过功能损害的早期、敏感指标是（　　）。

A. 酚红排泄试验　　　　　　　B. 尿液常规检查

C. 尿浓缩稀释试验　　　　　　D. 内生肌酐清除率检查

E. 一小时尿细胞排泄率检查

6. 患者，男性，65 岁。近年来反复血尿、蛋白尿，测血压 180/110 mmHg，血肌酐 440 μmol/L。诊断慢性肾炎，护理措施最重要的是每天（　　）。

A. 测量血压一次　　　　　　　B. 留尿常规一次

C. 准确记录出入液量　　　　　D. 测量体温 4 次

E. 做心电图一次

7. 患者，女性，48 岁。慢性肾小球肾炎病史 15 年，3 天前劳累后出现乏力、头痛、食欲减退、夜尿增多。内生肌酐清除率为 25ml/min，护士指导患者饮食中蛋白质应选择（　　）。

A. 少量动物蛋白　　　　　　　B. 大量植物蛋白

C. 大量动物蛋白　　　　　　　D. 适量植物蛋白

E. 少量植物蛋白

8. 患者，男性，30 岁。因慢性肾小球炎收入院。目前主要临床表现为眼睑及双下肢轻度水肿，血压 150/100 mmHg。护士在观察病情中应重点关注（　　）。

A. 精神状态　　　　　　　　　B. 水肿情况

C. 血压变化　　　　　　　　　D. 心率变化　　　　E. 营养状态

9. 患者，女性，40 岁，慢性肾小球炎病史 10 年，因反复发作不愈，影响生活和工作，患者表现非常焦虑，护士针对该患者采取的心理护理内容中，重要性最低的是（　　）。

A. 注意观察患者心理活动

B. 及时发现患者不良情绪

C. 主动与患者沟通，增加信任感

D. 与家属共同做好患者的疏导工作

E. 向患者讲解慢性肾小球炎的病因

10. 慢性肾小球肾炎病理机制是（　　）。

A. 链球菌感染引起的化脓性炎症　　B. 病毒感染引起非化脓性炎症

C. 多种原因引起的免疫性炎症　　　D. 急性肾小球肾炎迁延不愈所致

E. 先天遗传性疾病

11. 慢性肾炎必有的表现是（　　）。

A. 肉眼血尿　　　　　　　B. 水肿　　　　　　　C. 贫血

D. 高血压　　　　　　　　　E. 蛋白尿

12. 患者，女性，48 岁。慢性肾小球肾炎病史 15 年，3 天前劳累后出现乏力、头痛、食欲减退、夜尿增多。内生肌酐清除率为 25ml/min。为了防止水电解质紊乱、酸碱失衡，下列措施错误的是（　　）。

A. 准确记录 24 小时出入量　　　B. 限制蛋白质和磷的摄入

C. 给予螺内酯利尿　　　　　　　D. 限制钠盐摄入

E. 补充钙、铁、锌

13. 慢性肾炎病人采用优质低蛋白饮食的目的是（　　）。

A. 延缓肾小球硬化和肾功能衰退　　　　B. 消除水肿

C. 降低血压　　　　D. 增加血肌酐　　　　E. 增加血尿素氮

14. 慢性肾小球肾炎起始因素主要是（　　）。

A. 急性肾炎转来　　　B. 免疫介导炎症　　　C. 细菌直接侵袭

D. 钩虫直接侵犯　　　E. 链球菌感染

15. 慢性肾炎的治疗原则是（　　）。

A. 防止和延缓肾功能进行性恶化　　　　B. 消除水肿

C. 消除蛋白尿和血尿　　　D. 休息、饮食为主　　E. 及时透析

16. 患者，男性，44 岁。因双眼睑水肿、尿量减少半月就诊。测血压：180/110mmHg，以慢性肾炎收入院。该患者高血压的最主要原因是（　　）。

A. 水、钠潴留　　　　　B. 钠盐摄入过多

C. 糖皮质激素过多　　　D. 精神应激　　　　E. 肾素活性增高

（17～18 题共用题干）

患者，男性，55 岁。慢性肾小球炎 10 年，1 周前受凉后出现食欲减退、恶心、呕吐，晨起明显，夜尿增多。内生肌酐清除率为 30 ml/min。

17. 患者饮食中蛋白质的正确选择的是（　　）。

A. 大量动物蛋白　　　B. 大量植物蛋白　　　C. 少量动物蛋白

D. 少量植物蛋白　　　E. 禁食蛋白质

18. 为了维持水电解质、酸碱平衡，下列护理措施不正确的是（　　）。

A. 使用含钾高的食物　　　B. 限制磷的摄入

C. 补充活性维生素 D3　　　D. 限制钠、水摄入　　E. 补充钙、铁

19. 慢性肾炎患者卧床休息的主要目的是（　　）。

A. 解除焦虑情绪　　　B. 促进肾对水钠的重吸收

C. 增加肾血流量　　　D. 增加蛋白质的重吸收

E. 减轻膀胱刺激症状

【参考答案】

序号	1	2	3	4	5	6	7	8	9	10
答案	D	A	E	A	D	C	A	C	E	C
序号	11	12	13	14	15	16	17	18	19	20
答案	E	C	A	B	A	A	C	A	C	C

第四节　肾病综合征

肾病综合征按病因分为原发性和继发性。原发性肾病综合征较肯定的是与免疫因素有关。其临床特点是：以高度蛋白尿（24 小时尿蛋白定量＞3.5 g/d）、低白蛋白血症（血浆白蛋白低于 30 g/L）、高度水肿、高脂血症（即三高一低）。

一、病因分类

表 4-4-1　肾病综合征病因

分类	病因	常见疾病
原发性	原发于肾本身疾病	急性肾炎、急进性肾炎、慢性肾炎
继发性	继发全身身体疾病或先天遗传性疾病	糖尿病肾病、狼疮性肾病、过敏性紫癜

二、病理生理、临床表现

表 4-4-2　肾病综合征病理生理、临床表现

分类	病理生理	表现
高度蛋白尿	肾小球滤过膜通透性增加，蛋白漏出	最根本因素和最重要的病理生理特点。尿蛋白定量＞3.5 g/d
高度水肿	低白蛋白血症，胶体渗透压减低	最常见表现。起床后则以下肢为主。严重者还可出现胸腔、腹腔、心包积液。
高脂血症	肝脏代偿合成脂蛋白	以胆固醇血症最常见。易合并血栓、栓塞、心血管疾病等并发症
低白蛋白血症	尿蛋白漏出	血浆白蛋白＜30 g/L。合并各种感染（主要并发症和致死原因。多有呼吸道、泌尿道、皮肤感染）

三、辅助检查

（1）尿液：尿蛋白定性（ +++ ～ ++++ ），定量 > 3.5 g/d。尿沉渣可见颗粒管型及红细胞。

（2）血液：血浆总蛋白明显降低，白蛋白<30 g/L，血胆固醇及甘油三酯增高。

（3）肾活检病理检查：可以明确肾小球的病理类型。

四、治疗要点

1. 一般治疗

合理休息、饮食。

2. 对症治疗

（1）利尿消肿。

（2）减少尿蛋白：血管紧张素转换酶抑制剂（如卡托普利）能直接降低肾小球内高压，减少尿蛋白排泄，延缓肾功能损害。

3. 抑制免疫与炎症反应的治疗

（1）糖皮质激素：是原发性肾病综合征首选的治疗药物，应用时需遵从下列用药原则：起始要足，减量要慢，维持要久。服半年至 1 年或更久。

（2）细胞毒药物：以环磷酰胺为最常用的药物。

五、护理问题

①体液过多；②营养失调；③有感染的危险。

六、护理措施及健康教育

（1）合理休息：严重水肿，体腔积液时需卧床休息，因卧床可增加肾血流量，使尿量增加，减轻肾负担。

（2）饮食护理：给予优质蛋白、高热量、高维生素、低盐饮食，正常量优质蛋白（ 1.0g/kg / d ）；盐的摄入量 < 3 g/d。

（3）预防感染，加强皮肤护理。

（4）用药护理：在利尿药、糖皮质激素、免疫抑制药用药期间，严格按医嘱用药，观察患者对药物的不良反应。

【考点练习】

1. 肾病综合征大量蛋白尿的原因是（　　）。
A. 肾小球滤过率增加　　　　B. 血浆胶体渗透压下降
C. 肾功能下降　　　　　　　D. 尿量增加　　　　E. 感染

2. 原发性肾病综合征的病因中较肯定的因素是（　　）。
A. 感染引起的直接损害　　　B. 免疫因素　　　　C. 变态反应
D. 肾小动脉硬化　　　　　　E. 淀粉样变性

3. 肾病综合征最常见的症状是（　　）。
A. 呼吸道感染　　　　　　　B. 水肿　　　　　　C. 高血压
　D. 面色苍白　　　　　　　E. 血栓形成

4. 下列关于糖皮质激素治疗肾病综合征的用药原则的叙述，错误的是
（　　）。
A. 小剂量开始　　　　　　　B. 减少药物用量要慢
C. 撤换药物要慢　　　　　　D. 维持用药要久
E. 服用半年至一年或更久

5. 能确定肾病综合征的病理类型的检查项目是（　　）。
A. 中阶尿培养　　　　　　　B. 尿蛋白定量　　　C. 肾功能检查
D. 肾活检　　　　　　　　　E. 血脂全套

6. 下列不符合肾病综合征诊断标准的是（　　）。
A. 大量的蛋白尿（大于 3.5 g/d）
B. 高度水肿　　　　　　　　C. 高脂血症
D. 高血压　　　　　　　　　E. 低白蛋白血症

7. 肾病综合征最基本的病理生理改变是（　　）。
A. 水肿　　　　　　　　　　B. 高血压　　　　　C. 低蛋白血症
D. 大量蛋白尿　　　　　　　E. 高胆固醇血症

8. 肾病综合征患者最突出的体征是（　　）。
A. 昏迷　　　　　　　　　　B. 水肿　　　　　　C. 肾区叩击痛
D. 嗜睡　　　　　　　　　　E. 高血压

9. 患者，男性，22 岁。因尿蛋白（＋＋＋），下肢水肿入院，查血胆固
醇升高，血清蛋白 23 g/L，诊断肾病综合征，其水肿的原因是（　　）。
A. 肾小球滤过膜通透性增高　B. 肾小管内皮细胞通透性增高
C. 肾小管受刺激后产生的蛋白尿
D. 肾小管代谢产生的蛋白质渗入尿液

E. 肾小管对蛋白质重吸收能力改变

10. 患者，男性，20 岁。因双下肢水肿、蛋白尿收入院，实验室检查：尿蛋白（＋＋＋），胆固醇轻度升高，血清蛋白 20 g/L，诊断肾病综合征，最常见的并发症是（　　）。

A. 感染　　　　　　　　　B. 动脉粥样硬化　　　C. 肾功能不全

D. 心功能不全　　　　　　E. 心力衰竭

11. 患者，男性，19 岁。因双下肢中度水肿，尿蛋白（＋＋＋）。入院，实验室检查：血清蛋白 20 g/L。诊断为肾病综合征，下列哪项是首选的治疗药物（　　）。

A. 环孢素 A　　　　　　　B. 泼尼松　　　　　　C. 长春新城

D. 青霉素　　　　　　　　E. 阿霉素

12. 患儿，5 岁。以原发性肾病综合征收入院。查体：阴囊明显水肿，局部皮肤紧张、变薄、透亮。目前最主要的护理诊断是（　　）。

A. 自我形象紊乱　　　　　B. 有受伤的危险

C. 活动无耐力　　　　　　D. 营养失调低于机体需要量

E. 有皮肤完整性受损的危险

13. 患者，男性，22 岁。无明显诱因出现双下肢水肿 2 周，尿蛋白（＋＋＋＋），测血压 142/86 mmHg。导致其水肿最重要的因素是（　　）。

A. 肾小球过滤下降　　　　B. 血浆胶体渗透压下降

C. 继发性醛固酮增多　　　D. 抗利尿激素增多

E. 有效滤过压下降

14. 某肾病综合征患者入院治疗。查体：双下肢水肿，实验室检查，尿蛋白 4.5 g/d，血浆清蛋白 20 g/L。该患者水肿的主要原因是（　　）。

A. 肾小球过滤下降　　　　B. 球-管失衡

C. 饮水过多　　　　　　　D. 醛固酮增多

E. 血浆胶体渗透压下降

15. 肾病综合征的饮食类型为（　　）。

A. 高胆固醇饮食　　　　　B. 低蛋白、低脂饮食

C. 高蛋白、高脂饮食　　　D. 正常蛋白、低脂饮食

E. 低蛋白、高脂饮食

（16～18 题共用题干）

患儿，男，8 岁。双眼睑水肿、尿少 3 天，以肾病综合征收入院。查体：双下肢水肿明显。实验室检查：血浆清蛋白 27 g/L，尿蛋白定性（＋＋＋）。

16. 目前最主要的护理问题是（　　）。

A. 焦虑　　　　　　　　　　B. 知识缺乏

C. 体液过多　　　　　　　　D. 有感染的危险

E. 有皮肤完整性受损的危险

17. 最常见的并发症是（　　）。

A. 感染　　　　　　　　　　B. 电解质紊乱

C. 血栓形成　　　　　　　　D. 急性肾衰竭　　　　E. 生长延迟

18. 最主要的护理措施是（　　）。

A. 绝对卧床休息　　　　　　B. 给予高蛋白饮食

C. 增强钠盐、水摄入量　　　D. 加强皮肤护理

E. 限制热量的摄入

【参考答案】

序号	1	2	3	4	5	6	7	8	9	10
答案	A	B	B	A	D	D	D	B	A	A
序号	11	12	13	14	15	16	17	18	19	20
答案	B	E	B	E	D	C	A	A		

第五节　慢性肾衰竭

慢性肾衰竭是各种慢性肾实质疾病进行性发展恶化的最终结局，主要表现为肾功能减退，代谢产物潴留引起全身各系统症状，水、电解质紊乱及酸碱平衡失调的一组临床综合征。

一、病　因

在我国以慢性肾小球肾炎最为多见，以继发性肾病变（糖尿病肾病、高血压肾小动脉硬化症、系统性红斑狼疮）多见。

二、临床表现

1. 消化系统

食欲缺乏、恶心、呕吐是最早、最常见的症状，还可出现呃逆、腹泻、消化道出血、口腔尿臭味。上述症状的产生与体内毒素刺激胃肠黏膜有关。

2. 心血管系统

（1）高血压：80%以上患者有高血压，主要与水钠潴留有关。

（2）心力衰竭：是常见死亡原因之一，与高血压、水钠潴留、尿毒症性心肌病等有关。

（3）尿毒症性心包炎：表现为胸痛、心前区可听到心包摩擦音，与尿毒症毒素沉着有关。尿毒症性心包炎是病情危重的表现之一。

（4）动脉粥样硬化：患者常因高血压、脂质代谢紊乱、钙磷代谢紊乱而发生。

3. 血液系统

贫血是慢性肾衰竭尿毒症患者必有的症状，主要是由于红细胞生成素（EPO）减少和红细胞破坏增加。

4. 呼吸系统

代谢产物潴留可引起尿毒症性支气管炎、胸膜炎、肺炎等，酸中毒时呼吸深而长。

5. 肾性骨病

可有骨酸痛、行走不便等。肾性骨病是由于缺乏活性维生素 D3、继发性甲状旁腺功能亢进、营养不良等因素引起。

6. 皮肤表现

尿素霜刺激可有皮肤瘙痒。患者面色较深而萎黄，轻度水肿，称"尿毒症"面容。

7. 水、电解质和酸碱平衡失调

（1）少尿期：可为"三高三低一酸"，三高即高钾、高磷、高镁；三低即低钠、低钙、低氯；一酸指代谢性酸中毒。

（2）多尿期：低钠、低钾。

三、辅助检查

（1）血常规：血红蛋白 < 80 g /L，最低达 20 g /L。白细胞与血小板正常或偏低。

（2）尿液检查：尿比重低，固定在 1.010 ~ 1.012，因此，尿比重测定是判断肾功能最简单的方法。尿蛋白（＋ ~ ＋＋＋），晚期可阴性。尿沉渣蜡样管型对诊断有意义。

（3）肾功能检查：血肌酐、尿素氮、尿酸增高；内生肌酐清除率降低，是肾衰竭的敏感指标；有代谢性酸中毒。

（4）B超或X线片：双肾体积小。

四、治疗要点

1. 治疗原发病和纠正加重肾衰竭的可逆因素

防止水电解质紊乱、感染、尿路梗阻、心力衰竭等。给予优质低蛋白饮食如鸡蛋、牛奶、瘦肉、鱼等。每日液体入量为前一天出液量加 500 ml。

2. 对症治疗

（1）高血压：容量依赖型应限水限钠、配合利尿药及降压药等综合治疗；肾素依赖型应首选血管紧张素转换酶抑制剂（降血压、降尿蛋白）。

（2）感染：应积极控制感染，避免使用肾毒性药物。

（3）代谢性酸中毒：在纠正酸中毒过程中同时补钙，防止低钙引起的手、足抽搐。

（4）贫血：重组人红细胞生成素是治疗肾性贫血的特效药。

（5）透析疗法。

（6）肾移植：最有效。

五、护理问题

① 体液过多；② 营养失调；③ 活动无耐力；④ 有感染的危险。

六、护理措施及健康教育

（1）休息：应卧床休息，以减轻肾负担。

（2）饮食护理：给予高热量、高维生素、高钙、低蛋白、低磷饮食。蛋白摄入量应 < 0.6 ~ 0.8g/kg/d（优质蛋白），主食最好选用淀粉类。

（3）病情观察：严密观察病人生命体征及血清电解质，记录 24 小时出入量，每天测量体重。

（4）纠正高血钾及酸中毒：高钾血症是少尿期最危险的电解质紊乱，也是最常见的死因。血钾>5.5 mmol/L 时，除禁用含钾食物及含钾药物，不输库存血外，并应及时紧急处理：

（1）可给予 5%碳酸氢钠静脉滴注，纠正酸中毒并促使钾离子向细胞内转移；

（2）10%葡萄糖酸钙 10～20 ml 缓慢静脉推注（不少于 5 分钟），以抵抗钾离子对心肌的抑制作用；

（3）给予高渗葡萄糖和胰岛素缓慢静脉推注，促进糖原合成，使钾离子向细胞内转移；

（4）钠型离子交换树脂加入山梨醇作高位保留灌肠。

（5）最有效的方法是血液透析（血钾 > 6.5 mmol/L）。

【考点练习】

1. 慢性肾衰竭最早的表现是（　　）。

A. 尿量减少　　　　　　　　B. 疲乏无力

C. 食欲减退　　　　　　　　D. 贫血　　　　　　　　E. 血压升高

2. 慢性肾衰竭患者血生化检查结果不包括（　　）。

A. 低钠血症　　　　　　B. 高钾血症　　　　　　C. 高钠血症

D. 高磷血症　　　　　　E. 高钙血症

3. 慢性肾衰竭时尿中可见（　　）。

A. 脂肪管型　　　　　　　　B. 红细胞管型

C. 颗粒管型　　　　　　　　D. 蜡样管型　　　　　　E. 透明管型

4. 护理慢性肾衰竭，最重要的是（　　）。

A. 每日测血压 2 次　　　　B. 每日测体重 1 次

C. 每日测体温 1 次　　　　D. 每日记出入液量

E. 每日尿液检测 1 次

5. 护理肾衰竭少尿期患者，下列叙述正确的是（　　）。

A. 大量补液　　　　　　B. 摄入含钾食物　　　　C. 禁用库存血

D. 及时补充钾盐　　　　E. 加强蛋白质摄入

6. 尿毒症晚期患者的呼气中可有（　　）。

A. 尿味　　　　　　　　B. 烂苹果味　　　　　　C. 大蒜味

D. 甜味　　　　　　　　E. 樱桃味

7. 患者，女性，55 岁。因尿毒症收入院，实验室检查：Hb 60 g/L。可能与肾脏内分泌功能障碍有关的临床表现是（　　）。

A. 胃肠道症状　　　　　　B. 代谢性酸中毒

C. 氮质血症　　　　　　　D. 神经症状　　　　　　E. 贫血

8. 患者，男性，58 岁。反复蛋白尿、水肿 5 年。实验室检查：Hb 60 g/L，血 Cr 807 μmol/L，BUN 升高。该患者发生贫血的主要原因是（　　）。

    A. 肾脏产生 EPO 减少　　　　B. 造血原料缺乏

    C. 血液透析过程失血　　　　D. 红细胞寿命缩短　　　　E. 骨髓抑制

    9. 患者，女性，67 岁。慢性肾小球肾炎 10 年。实验室检查：血 Cr 708 μmol/L，Hb 80 g/L，肾小球滤过率 30 ml/分钟，血钙 1.66 mmol/L。患者主诉周身疼痛，行走困难，患者发生了什么情况（　　）。

    A. 感冒　　　　　　　　　　B. 体内毒素作用

    C. 营养不良　　　　　　　　D. 肾性骨病　　　　　　　E. 摔伤

    10. 患者，男性，60 岁。为慢性肾衰竭尿毒症期患者，查各项化验指标异常，下列情况需首先处理的是（　　）。

    A. Hb 55 g/L　　　　　　　　B. BUN 40 mmol/L

    C. 血钾 7.2　mmol/L　　　　　D. Cr 445 μmol/L

    E. CO_2CP 18 mmol/L

    11. 患者，男性，42 岁。肾功能不全 2 年，近日因受凉出现病情加重，血肌酐 390 μmol/L，血 WBC $11×10^9$/L，血钾 3.8　mmol/L，呼吸深慢，pH 7.30，患者出现的酸碱平衡紊乱为（　　）。

    A. 呼吸性酸中毒　　　　　　B. 呼吸性碱中毒

    C. 代谢性酸中毒　　　　　　D. 代谢性碱中毒　　　　　E. 混合型酸中毒

    12. 患者，女性，59 岁。慢性肾功能不全 3 年。实验室检查：尿蛋白（＋＋），血 Cr 408 μmol/L，尿比重 1.012，其中最能反映肾功能不全的指标是（　　）。

    A. 大量蛋白尿　　　　　　　B. 内生肌酐清除率降低

    C. 尿中颗粒管型增多　　　　D. 尿比重

    E. 白细胞管型增多

    13. 患者，男性，54 岁。患慢性肾小球肾炎 2 年，因感冒发热，出现恶心，腹部不适，血压 173/105 mmHg。GFR 50 ml/L，SCr 360 μmol/L，尿蛋白（＋），尿沉渣有红细胞、"白细胞"管型。诊断为慢性肾衰竭收住院。护士应为患者提供饮食是（　　）。

    A. 优质高蛋白饮食　　　　　B. 优质低蛋白饮食

    C. 富含铁质　　　　　　　　D. 丰富的含钾食物　　　　E. 补充水分

    14. 慢性肾衰竭患者出现高钾血症时，最有效的抢救措施是（　　）。

    A. 10%硫酸镁溶液　　　　　B. 5%碳酸氢钠溶液　　　　C. 5%氯化钙溶液

    D. 利尿药　　　　　　　　　E. 透析疗法

    15. 患者，女性，60 岁。慢性肾衰尿毒症期。因酸中毒给予 5%碳酸氢钠 250 ml 静滴后出现手足抽搐，最可能的原因是发生了（　　）。

A. 脑出血　　　　　　　B. 低血钙　　　　　　C. 高钠血症

D. 碱中毒　　　　　　　E. 低血钾

16. 患者，男性，46 岁。3 年前被诊断慢性肾衰竭。1 月前出现进餐后上腹部饱胀，恶心、呕吐，加重 2 天入院。查体：尿量减少，GFR 20 ml/分钟。目前正确的饮食方案是（　　）。

A. 高钠饮食　　　　　　B. 高钾饮食　　　　　C. 高脂饮食

D. 高蛋白饮食　　　　　E. 高热量饮食

（17～19 题共用题干）

患者，男性，47 岁。一周前尿量减少，约 500～600 ml/d，食欲差、双眼睑水肿就诊。查体：血压：170/100 mmHg。实验室检查：血 Cr：726 μmol/L，BUN：26.8 mmol/L，血 K：6.5 mmol/L，RBC：2.35×10^{12}/L，Hb：70 g/L。初步诊断为肾衰竭收住入院。

17. 引起该患者高血压的最主要原因是（　　）。

A. 肾素活性增高　　　　B. 水钠潴留

C. 使用环孢素药物　　　D. 精神应激　　　　　E. 钠盐摄入过多

18. 该患者应避免摄取的食物是（　　）。

A. 苹果　　　　　　　　B. 芹菜

C. 橘子　　　　　　　　D. 小白菜　　　　　　E. 鸡蛋

19. 该患者每天摄入的液体量应为（　　）。

A. 前一天的尿量加上 500 ml　　　　B. 相当于前一天的尿量

C. 前一天的尿量减去 500 ml　　　　D. 2 000～2 500 ml

E. 一般不需严格要求，但不可过多饮水

20. 对慢性肾衰竭患者的饮食指导，错误的是（　　）。

A. 优质低蛋白饮食　　　B. 清淡易消化　　　　C. 足够的维生素

D. 高磷低钙饮食　　　　E. 高热量饮食

【参考答案】

序号	1	2	3	4	5	6	7	8	9	10
答案	C	E	D	D	C	A	E	A	D	C
序号	11	12	13	14	15	16	17	18	19	20
答案	C	B	B	E	B	E	B	C	A	D

第六节　尿路感染

尿路感染是由于各种病原微生物感染所引起的尿路急、慢性炎症。可分为上尿路感染（肾盂肾炎）和下尿路感染（膀胱炎、尿道炎），多见于育龄女性、老年人、免疫功能低下者。

一、病因与发病机制

（1）致病菌：革兰阴性杆菌为主，以大肠埃希菌最为多见。

（2）感染途径：① 上行感染是最常见的感染途径；② 血行感染；③ 淋巴感染。

（3）易患因素：① 尿路梗阻如结石、肿瘤等；② 机体抵抗力降低；③ 女性尿道短直而宽，尿道口与肛门、阴道相近；女性月经期更易发病；④ 泌尿系统局部损伤，如外伤导尿操作时导致黏膜损伤，使细菌进入深部组织而发病。

二、临床表现

（1）急性膀胱炎：主要表现为尿频、尿急、尿痛等膀胱刺激症状，伴耻骨上不适。

（2）急性肾盂肾炎：最典型的表现有畏寒、发热（体温可达 40℃）和尿路刺激征（尿频、尿急、尿痛）及泌尿系统体征（腰痛、肾区叩击痛、脊肋角压痛）。

表 4-6-1　膀胱炎与急性肾盂肾炎鉴别

类型	发热	膀胱刺激征	肾叩痛，肋脊角压痛	尿白细胞	尿白细胞管型	治疗 喹诺酮类（首选）
膀胱炎	无	有	无	有	无	每日 3 次，连续 3 日
急性肾盂肾炎	有	有	有	有	有	至症状完全消失，尿检阴性后再用药 3～5 日

（3）慢性肾盂肾炎：大多数因急性肾盂肾炎迁延不愈，反复发作。部分患者仅有真性细菌尿但无尿路感染的症状，称为"无症状性菌尿"。

（4）并发症：多见于严重急性肾盂肾炎，可有肾周围炎、肾脓肿、脓毒症和菌血症等。

三、辅助检查

（1）尿常规和尿细胞计数：少量尿蛋白，尿沉渣白细胞、红细胞增多，其中以白细胞 > 5/Hp，若见白细胞（或脓细胞）管型，对肾盂肾炎有诊断价值。

（2）血常规：急性期血白细胞计数增高并可见中性粒细胞核左移，慢性期血红蛋白可降低。

（3）尿细菌定量培养：临床常用清洁中段尿做细菌培养和菌落计数，菌落计数≥10^5/ml 对本病有确诊意义。10^4～10^5/ml 为可疑阳性，< 10^4/ml 则可能是污染。

（4）肾功能检查：慢性期可出现持续性功能损害，肾浓缩功能减退。

四、治疗要点

1. 急性膀胱炎

可选用磺胺类、头孢菌素类、喹诺酮类药物。

2. 急性肾盂肾炎

（1）抗菌药物治疗：首选对革兰染色阴性杆菌有效的药物，如喹诺酮、青霉素、头孢菌素类。用药疗程是症状完全消失、尿检阴性后，再用药 3～5 天，再停药观察，以后每周复查尿常规和尿细菌培养 1 次，共 2～3 次，若均为阴性，可认为临床治愈。

（2）碱化尿液：碳酸氢钠口服，以碱化尿液，可增强抗生素的效果，减轻尿路刺激征。

（3）慢性肾盂肾炎：积极寻找易感因素。急性发作按急性肾盂肾炎治疗。

五、护理问题

① 排尿异常；② 体温过高；③ 潜在并发症；④ 知识缺乏。

六、护理措施及健康教育

1. 休　息

急性发作期的第 1 周卧床休息，慢性肾盂肾炎避免劳累。

2. 饮　食

多饮水是最简便而有效的防治尿路感染的措施。每天饮水量要在 2 500 ml 以上，每 2 小时排尿 1 次。目的：以冲洗细菌和炎症物质，减少炎症对膀胱和尿道的刺激。

3. 对症护理

高热护理、疼痛护理。

4. 药物护理

口服复方磺胺甲恶唑期间要注意多饮水，并同时服用碳酸氢钠，以碱化尿液、增强疗效、减少磺胺结晶的形成。

5. 清洁中段尿培养标本的采集

（1）最好用清晨第 1 次清洁、新鲜中段尿液送检。

（2）宜在使用抗菌药物前或停药后 5 天收集标本，不宜多饮水，尿液在膀胱内停留 6~8 小时，以提高阳性率。

（3）留取标本前用肥皂水清洗外阴，不宜使用消毒剂。留取中段尿，置于无菌容器内，并在 1 小时内送检。

【考点练习】

1. 肾盂肾炎最常见的致病菌是（　　）。

A. 大肠埃希菌　　　　　　　　B. 副大肠杆菌

C. 铜绿假单胞菌　　　　D. 粪链球菌　　　　E. 真菌

2. 尿中白细胞为多少时对肾盂肾炎有诊断价值（　　）。

A. 白细胞 >3/Hp　　　　　　B. 白细胞 >4/Hp

C. 白细胞 >5/Hp　　　　　　D. 白细胞 >2/Hp

E. 白细胞 >3~5/Hp

3. 患者，女性，27 岁。银行职员，每天工作 10 小时，1 天前，突然出现尿频、尿急、尿痛，体温 38.5℃，诊断为肾盂肾炎。最可能的感染途径是（　　）。

A. 上行感染　　　　　　　　B. 血行感染

C. 淋巴系统播散　　　　D. 直接感染　　　　E. 呼吸系统感染

4. 患者，女性，18 岁。2 天前感冒后，出现尿频、尿急和排尿痛，体温 39℃，给予抗生素等治疗，2 周后患者康复。请问急性肾盂肾炎临床治愈的标准为（　　）。

A. 症状消失　　　　　　　　B. 症状消失+尿常规转阴

C. 症状消失+尿培养 1 次转阴

D. 症状消失+每周复查 1 次尿常规及培养，共 2~3 次连续转阴

E. 6 周后尿培养阴性

5. 患者，女性，37 岁。出租车司机，每天工作 10 小时。今日以尿频、尿急、尿痛一天，诊断肾盂肾炎收入院。护士将其进行健康宣教时应说明最可能的感染途径是（　　）。

A. 上行感染　　　　　　　B. 下行感染　　　　　C. 血液感染

D. 直接感染　　　　　　　E. 淋巴系统播散

6. 患者，女性，26 岁。尿频、尿急、尿痛 8 天，以"急性尿路感染"在门诊应用抗生素治疗。进行尿细菌培养检查前，应嘱患者停止应用抗生素（　　）。

A. 1 天　　　　　　　　　B. 2 天　　　　　　　C. 3 天

D. 4 天　　　　　　　　　E. 5 天

（7~9 题共用题干）

患者，女性，28 岁。因高热、腰痛、尿频、尿急来院诊治，诊断为急性肾盂肾炎。

7. 其尿常规检查结果对诊断最有意义的是（　　）。

A. 蛋白尿　　　　　　　　B. 血尿　　　　　　　C. 混浊尿

D. 白细胞管型尿　　　　　E. 脓尿

8. 指导其采集尿培养标本正确的是（　　）。

A. 留取标本前用消毒剂清洗外阴

B. 留取中段尿于清洁容器内

C. 取清晨第一次尿可提高检验阳性率

D. 留取标本前要多饮水

E. 如使用抗生素要停药 2 天后取尿

9. 尿细菌培养阳性的标准的菌落数大于（　　）。

A. 10^3/ml　　　　　　　B. 10^4/ml　　　　　　C. 10^5/ml

D. 10^6/ml　　　　　　　E. 10^7/ml

（10~12 题共用题干）

患者，女性，40 岁。婚后不久出现发热、腰痛、尿频、尿急一周就医，化验结果显示：血白细胞增多，嗜中性粒细胞0.9，尿沉渣检查白细胞满视野。

10. 最可能的医疗诊断是（　　）。

A. 慢性肾炎　　　　　　　B. 急性尿道炎　　　　C. 急性肾盂肾炎

D. 肾衰竭　　　　　　　　E. 急性膀胱炎

11. 此病人最可能的致病菌是（　　）。

A. 肺炎球菌　　　　　　　　B. 铜绿假单胞杆菌
C. 支原体　　　　　　　　　D. 大肠杆菌　　　　　　E. 粪链球菌

12. 预防此病的主要措施是（　　）。

A. 保持会阴部清洁　　　B. 经常锻炼身体　　　C. 经常服用抗生素
D. 经常冲洗膀胱　　　　E. 每天多饮水

13. 急性膀胱炎患者口服磺胺类药物期间，同时服用碳酸氢钠的作用主要是（　　）。

A. 增加肾血流量　　　　B. 碱化尿液　　　　　C. 抑制炎症反应
D. 增加尿量　　　　　　E. 增加抵抗力

14. 急性膀胱炎患者首选的抗生素是（　　）。

A. 两性霉素 B　　　　　B. 克拉霉素　　　　　C. 氧氟沙星
D. 甲硝　　　　　　　　E. 阿奇霉素

15. 预防肾盂肾炎最简单的措施是（　　）。

A. 隔日一次抗生素口服　B. 多饮水　　　　　　C. 保持外阴清洁
D. 每天冲洗膀胱　　　　E. 每天尿道口消毒

【参考答案】

序号	1	2	3	4	5	6	7	8	9	10
答案	A	C	A	D	A	E	D	C	C	C
序号	11	12	13	14	15	16	17	18	19	20
答案	D	A	B	C	B					

第五章　血液系统疾病病人的护理

第一节　概　述

一、造血系统构成

血液及造血系统由血液及造血器官构成。造血器官有骨髓、肝、脾、淋巴结。胎儿期肝、脾参加造血，出生后骨髓为人体主要造血器官。

造血功能应激情况下，肝、脾能够重新恢复造血，称为髓外造血。如骨髓纤维化时，肝、脾又恢复造血能力。

二、造血细胞

血细胞是血液的重要组成部分，包括红细胞、白细胞及血小板。红细胞进入血液循环后的寿命约为120天，血小板在循环血中寿命为8~11天。

第二节　血液系统疾病常见症状体征的护理

一、贫　血

是血液病中最常见的症状。

1. 常见原因

红细胞生成减少；红细胞破坏过多；慢性失血。

血红蛋白是最能反映贫血的指标。贫血分为轻度（男 Hb < 120g/L，女 Hb < 110 g/L）、中度（Hb < 90g/L）、重度（Hb < 60g/L）、极重度（Hb < 30g/L）四级。

2. 临床表现

早期的表现是倦怠、乏力；最直观的依据是皮肤黏膜苍白。对缺氧最敏感的是神经系统，常出现头晕、耳鸣、头痛、记忆力减退、注意力不集中。贫血时一般以观察：甲床、口唇黏膜、睑结膜较为可靠。

二、继发感染

（1）常见原因：多见血液病致成熟白细胞减少。

（2）临床表现：感染常见的表现为发热。感染部位多为呼吸系统、皮肤黏膜、泌尿系统。

三、出血或出血倾向

由止血和凝血功能障碍而引起自发性出血或轻微创伤后出血不易停止的一种症状。

（1）常见原因：血小板数量减少或功能异常；血管脆性增加如过敏性紫癜。

（2）临床表现：出血常见部位是皮肤黏膜（口腔、鼻腔、牙龈等）。若病人出现剧烈头痛、视力模糊、喷射性呕吐甚至昏迷，双侧瞳孔不等大，提示有颅内出血。颅内出血是血液病人常见的死亡原因。

四、血液病患者的护理

1. 出血倾向

（1）保持身心休息：限制活动，多卧床休息以防再次出血。

（2）病情观察：定时测血压、心率，注意意识状态。观察皮肤黏膜出血部位、出血范围、出血量等。

（3）皮肤出血的护理：避免搔抓皮肤。尽量少用注射药物，注射后用消毒棉球充分压迫局部直至止血。

（4）鼻出血的护理：嘱患者不要用手挖鼻痂，可用液状石蜡滴鼻，防止黏膜干裂出血。少量出血可用干棉球或 1∶1 000 肾上腺素棉球塞鼻腔压迫止血，并局部冷敷，促血管收缩达到止血。若出血不止，用油纱条做后鼻孔填塞，压迫出血部位促进凝血。

（5）口腔、牙龈出血的护理：牙龈渗血时，可用肾上腺素棉球吸收或明胶海绵片贴敷牙龈。不要用硬毛牙刷及牙签清理牙，可用棉签蘸漱口液擦洗牙。

（6）颅内出血的护理：一旦发生颅内出血，应及时抢救：①绝对卧床休息，立即去枕平卧，头偏向一侧；②保持呼吸道通畅；③氧疗；④给予降低颅内压、止血药；⑤ 观察病情变化：生命体征、意识状态及瞳孔的变化。

2. 发 热

（1）病情观察：注意观察生命体征。

（2）保持病室清洁：每天用紫外线消毒，限制探视人员。白细胞 $< 1 \times 10^9/L$ 时应实行保护性隔离。

（3）保持皮肤、口腔卫生。

（4）饮食：高蛋白、高热量、高维生素易消化饮食、多饮水。（注意：血液病患者给予三高、易消化食物，若有发热多加饮水）。发热时每日液体入量在 3 000 ml 左右为宜。

（5）寒战与大量出汗的护理：物理降温可在头颈、腋下及腹股沟等大血管处放置冰袋，血液病患者不宜用乙醇拭浴，以免造成皮下出血；必要时采用药物降温。

表 5-2-1   血液系统常见症状的病因、表现、护理

分类	原因	表 现	护 理
贫血	Hb↓	皮肤、黏膜苍白（最突出）	观察：甲床、口唇黏膜、睑结膜苍白
感染	成熟白细胞减少	发热	降温不宜用乙醇擦浴，以免造成皮下出血。白细胞 $< 1 \times 10^9/L$ 时应实行保护性隔离。化疗时，当白细胞 $< 3 \times 10^9/L$ 应停药
出血	血小板↓	颅内出血（最严重）	不要用手挖鼻痂，不要用牙刷、牙签清理牙齿

【考点练习】

1. 应予保护性隔离的血液病病人白细胞数低于（   ）。

A. $1 \times 10^9/L$ B. $2 \times 10^9/L$ C. $3 \times 10^9/L$

D. $3.5 \times 10^9/L$ E. $4 \times 10^9/L$

2. 对缺氧最敏感的是（   ）。

A. 神经系统   B. 消化系统   C. 血液系统

D. 呼吸系统   E. 内分泌系统

3. 病人，女性，35 岁。白血病，活动后突然头痛、呕吐，视力模糊、意识不清。护理措施不妥的是（   ）。

A. 绝对卧床   B. 头部置冰帽

C. 头略低保证脑供氧   D. 吸氧

E. 迅速建立静脉通路

4. 血液系统疾病引起发热的原因是（　　）。

A. 营养不良　　　　　　B. 成熟粒细胞缺乏　　C. 缺氧

D. 出血　　　　　　　　E. 新陈代谢旺盛

5. 贫血病人最常见的护理诊断是（　　）。

A. 组织完整性受损　　　　B. 活动无耐力

C. 组织灌注量改变　　　　D. 心输出量减少

E. 有体液不足的危险

6. 患者，男性，20 岁。活动量稍大时出现气促、心悸，血红蛋白 40g/L。该患儿的贫血程度为（　　）。

A. 轻度　　　　　　　　B. 中度　　　　　　　C. 重度

D. 极重度　　　　　　　E. 特重度

7. 患者，女性，38 岁。因持续高热伴皮下出血 1 周，查血常规：红细胞 $3.0×10^{12}$/L，血红蛋白 75g/L，白细胞 $3.2×10^9$/L，血小板 $15×10^9$/L，拟为"再障"收入住院。在入院患者评估的过程中，此患者突然诉说头痛、烦躁不安，此时要警惕患者（　　）。

A. 癔病发作　　　　　　B. 急性焦虑发作

C. 高热状态下的精神错乱　　D. 颅内出血　　　　　E. 并发脑膜脑炎

【参考答案】

序号	1	2	3	4	5	6	7	8	9	10
答案	A	A	C	B	B	C	D			

第三节　缺铁性贫血

缺铁性贫血是体内储存铁的缺乏，导致血红蛋白合成减少而引起的小细胞低色素性贫血。

一、铁代谢

（1）铁的来源：大部分来源于衰老红细胞破坏后释放的铁，少部分来源于食物中的铁。

（2）铁的吸收：铁的主要吸收部位在十二指肠及空肠上段。Vitc、HCL利于铁的吸收。

二、病因与发病机制

（1）铁需要增加而摄入不足：是婴幼儿、青少年缺铁的主要原因。

（2）铁吸收不良：十二指肠及空肠上端是铁吸收的主要部位。慢性腹泻、反复感染、胃大部切除术可减少铁的吸收。

（3）铁损失过多：慢性失血是成人缺铁性贫血的主要病因。

三、临床表现

缺铁性贫血是最常见的贫血类型。

1. 贫血的一般表现

皮肤、黏膜苍白，以口唇和甲床最明显。

2. 髓外造血表现

肝、脾、淋巴结肿大

3. 缺铁性贫血特征表现

（1）营养缺乏：皮肤干燥、毛发干枯易脱落、指甲条纹隆起，严重时呈"反甲"。

（2）黏膜损害：舌炎、口角炎及胃炎，舌乳头萎缩。

（3）神经系统：注意力不集中，记忆力减退；少数患者有异食癖，喜吃生米、石子等。

四、辅助检查

（1）血象：典型血象为小细胞、低色素性贫血，血红蛋白降低比红细胞降低明显。白细胞、血小板均正常。

（2）骨髓象：骨髓增生活跃、主要是中晚幼红细胞增生活跃，骨髓铁染色阴性（可反映体内储存铁的情况）。

（3）其他：血清铁降低；总铁结合力增高和血清铁蛋白降低；血清铁蛋白可准确反映体内储存铁情况，早期判断储存铁缺乏的依据。

五、治疗要点

（1）去除病因：是纠正贫血、防止复发的关键环节。

（2）补充铁剂：首选口服铁剂，如硫酸亚铁、富马酸亚铁等。

六、护理问题

① 活动无耐力；② 营养失调；③ 知识缺乏。

七、护理措施及健康教育

1. 饮食护理

应进食高蛋白、高维生素、高铁质食品（即三高饮食）。添加含铁丰富的辅食，如动物的肝、肾、血、瘦肉及蛋黄、紫菜、木耳等。对早产儿和低体重儿应提早（约 2 月龄）给予铁剂。孕期及哺乳期妇女多食含铁丰富食物。

2. 药物护理

（1）口服铁剂的护理：应从小剂量开始，逐渐增加至全量，并在饭后或餐中服用，减少对胃的刺激；口服液体铁剂时，患者要使用吸管，服后漱口，避免牙齿染色；可与稀盐酸和（或）富含维生素 C 果汁等同服，促进铁吸收；忌与影响铁吸收的食品如茶、咖啡牛乳、钙片等同服；服药期间可出现黑便。

（2）注射铁剂的护理：需深层肌内注射，可减轻疼痛。

（3）疗效疗程判断：一般补充铁剂 48 小时后患者自觉症状好转，网织红细胞能最早反映治疗效果。至血红蛋白正常后继续服用 3~6 个月停药，目的是补足体内储存铁。（注意：小儿铁剂治疗疗程是至血红蛋白正常后继续服用 2 个月停药）

【考点练习】

1. 成人缺铁性贫血最常见的原因是（　　）。

A. 饮食中缺铁　　　　　B. 骨髓造血不良　　　C. 铁需要量过多

D. 慢性失血　　　　　　E. 吸收铁不良

2. 缺铁性贫血治疗的关键是（　　）。

A. 去除病因与补充铁剂　B. 输血与添加辅食

C. 祛除病因与输血　　　D. 添加辅食　　　　　E. 输血以补充铁剂

3. 缺铁性贫血血象所见（　　）。

A. 大细胞高色素　　　　B. 正细胞正色素

C. 小细胞低色素　　　　D. 大细胞低色素　　　E. 小细胞高色素

4. 成人缺铁性贫血，服用铁剂的时间应是（　　）。

A. 血红蛋白量恢复正常时　　　　　　B. 血红蛋白量恢复正常后 1 周

C. 血红蛋白量恢复正常后 2 周　　　D. 血红蛋白量恢复正常后 1 个月

E. 血红蛋白量恢复正常后 3~6 个月

5. 患者，女性，18 岁。血常规检查示 Hb 88 g/L，护士告诉家长该患儿的贫血程度是（　　）。

　　A. 无贫血　　　　　　　　　B. 轻度贫血　　　　　　　C. 中度贫血

　　D. 重度贫血　　　　　　　　E. 极重度贫血

6. 患儿，男，10 个月。出生后一直奶粉喂养，未加辅食。体检：营养差，皮肤、黏膜苍白，化验：Hb 60 g/L，RBC $2.0×10^{12}$/L，此患儿确诊为营养性缺铁性贫血。导致该患儿缺铁的主要原因是（　　）。

　　A. 铁的丢失过多　　　　　　B. 铁的吸收、利用障碍

　　C. 铁的摄入不足　　　　　　D. 生长发育快　　E. 铁的储存不足

（7~9 题共用题干）

患儿，男，10 个月。采用牛乳喂养，未加辅食，因皮肤、黏膜苍白就诊。诊断为缺铁性贫血。

7. 护士对家长健康指导最重要的是（　　）。

　　A. 防止外伤　　　　　　　　B. 预防患儿感染

　　C. 预防心力衰竭　　　　　　D. 限制患儿活动

　　E. 为患儿补充含铁辅食

8. 主要的治疗措施是（　　）。

　　A. 补充维生素　　　　　　　B. 给予叶酸　　　　　　　C. 补充铁剂

　　D. 输新鲜血　　　　　　　　E. 增加蛋白质

9. 护士对家长进行铁剂的用药指导中错误的是（　　）。

　　A. 在饭前服用　　　　　　　B. 应从小剂量服用

　　C. 长期服用可致铁中毒　　　D. 可与维生素 C 同时服用

　　E. 铁剂补充至 Hb 正常后 2 个月左右停药

（10~11 题共用题干）

患者，女性，36 岁。疲倦无力 1 个月余。患者心悸、头晕、疲乏、失眠，诊断缺铁性贫血，给予铁剂治疗。

10. 护士给予服药指导，正确的是（　　）。

　　A. 避免与牙齿接触　　　　　D. 热水泡开后服下

　　C. 可与牛奶同食　　　　　　D. 避免与酸性药物接触　　E. 多饮水

11. 护士告诫患者在保证药效的同时应禁忌（　　）。

　　A. 饭后服　　　　　　　　　B. 服用生理盐水　　　　　C. 饮　茶

　　D. 饮水　　　　　　　　　　E. 进固食

【参考答案】

序号	1	2	3	4	5	6	7	8	9	10
答案	D	A	C	E	C	C	E	A	A	A
序号	11									
答案	C									

第四节　再生障碍性贫血

再生障碍性贫血（简称再障）是由各种原因致使造血干细胞数量减少和（或）功能异常而引起的一类疾病。临床主要表现为骨髓造血功能低下，进行性贫血、出血、感染和全血细胞减少。

一、病因与发病机制

（1）药物及化学物质：最常见的药物是氯霉素，其毒性可引起骨髓造血细胞受抑制及损害骨髓微环境。苯是重要的骨髓抑制毒物。

（2）物理因素：X线、V射线等可干扰DNA的复制，使造血干细胞数量减少。

（3）病毒感染：各型肝炎病毒、EB病毒、流感病毒、风疹病毒等也可引起再障。

二、临床表现

主要表现为进行性贫血、出血、感染而无肝、脾、淋巴结肿大。依据临床表现的严重程度和发病缓急将再障分为急性型和慢性型。

（1）急性再障（重型再障）：起病急，进展迅速，首发症状为出血与感染，常发生深部出血，常见死因是颅内出血。

（2）慢性再障（非重型再障）：此型较多见，起病缓慢。首发症状为贫血。出血较轻，以皮肤黏膜出血为主。感染以呼吸道多见。

三、辅助检查

（1）血象：呈正细胞贫血，全血细胞减少。

（2）骨髓象：骨髓检查有确诊价值。骨髓增生低下或极度低下，三系减少。

四、治疗要点

（1）去除病因。

（2）支持和对症治疗。

（3）雄激素：为治疗慢性再障首选药物，作用机制可能是刺激肾产生红细胞生成素，对骨髓有直接刺激红细胞生成作用。常用药物为丙酸睾酮。须治疗 3~6 月才能判断有效，判断指标为网织红细胞或血红蛋白升高。

（4）免疫抑制药：是治疗重型再障的首选药物。

（5）骨髓移植：主要用于重型再障。

五、护理问题

① 活动无耐力；② 组织完整性受损；③ 自我形象紊乱；④ 焦虑；⑤ 有感染的危险；⑥ 潜在并发症：颅内出血（PLT$^{\downarrow}$< 20×10^9/L 时）。

六、护理措施及健康教育

（1）出血、感染的预防和护理：同前面常见症状。

（2）休息与活动：重度以上贫血，血红蛋白<60g/L 时，应绝对卧床休息。

（3）用药护理：

① 丙酸睾酮为油剂，需深层注射，更换注射部位，及时理疗。

② 不良反应有男性化（毛须增多、声音变粗、痤疮、女性闭经等）。

③ 定期检查肝功。

（4）颅内出血的护理。

① 嘱患者多卧床休息，观察患者有无颅内出血先兆，如头痛、呕吐、烦躁不安等。

② 若发生颅内出血，处理措施：患者取平卧位，头偏向一侧，保持呼吸道通畅；开放静脉，按医嘱给予脱水药、止血药；头部置冰帽或冰袋；高流量吸氧等。

【考点练习】

1. 急性型再生障碍性贫血早期最突出的表现是（　　）。

A. 出血和感染　　　　　　　B. 进行性贫血

C. 进行性消瘦　　　　　　　D. 肝、脾、淋巴结大　　　　　E. 黄疸

2. 再生障碍性贫血患者一般不出现（　　）。

A. 面色苍白　　　　　　　　B. 皮肤紫癜

C. 肛周感染　　　　　　　D. 肝、脾、淋巴结大　　　E. 全血细胞减少

3. 急性再障病人疑有颅内出血，应采取的措施是（　　）。

A. 服抗生素　　　　　　　B. 卧床休息，禁止头部活动

C. 给止血剂　　　　　　　D. 输血小板　　　　　　　E. 输全血

4. 最易引起再生障碍性贫血的药物是（　　）。

A. 保泰松　　　　　　　　B. 磺胺类　　　　　　　　C. 阿司匹林

D. 氯霉素　　　　　　　　E. 环磷酰胺

5. 重型再生障碍性贫血主要死因为（　　）。

A. 贫血　　　　　　　　　B. 感染　　　　　　　　　C. 出血

D. 高热　　　　　　　　　E. 呼吸衰竭

6. 患者，男性，28 岁。因皮肤黏膜出血来诊，诊断为"再生障碍性贫血"入院，现患者有高热并且时有抽搐。此时最适宜的降温措施是（　　）。

A. 温水擦浴　　　　　　　B. 酒精擦浴　　　　　　　C. 冰水灌肠

D. 口服退热药　　　　　　E. 头部及大血管处放置冰袋

7. 患者，男性，45 岁。再生障碍性贫血病人，正接受丙酸睾酮治疗，用药指导正确的是（　　）。

A. 该药吸收快，需要深部肌内注射

B. 如用药 1 个月见效，即可停药

C. 副作用少，可适当加大用量

D. 长期用药不损害肝功能

E. 需经常更换注射部位以防注射处发生硬结

（8~9 题共用题干）

患者，男性，48 岁。因高热、皮肤出现小出血点、头晕乏力就诊。入院后诊断为再生障碍性贫血。血常规显示：Hb80g/L，RBC3×10^{12}/L，WBC3×10^9/L，PLT70×10^9/L。

8. 该病的主要病因是（　　）。

A. 铁缺乏　　　　　　　　B. 免疫因素　　　　　　　C. 骨髓受抑制

D. 维生素 B12 缺乏　　　　E. 叶酸缺乏

9. 本病急性型易引起死亡的原因是（　　）。

A. 贫血　　　　　　　　　B. 肾衰　　　　　　　　　C. 缺氧

D. 感染　　　　　　　　　E. 心衰

10. 患者，女性，18 岁。近几个月出现月经量增多伴头晕、心悸。查体：肢体可见散在瘀斑，淋巴结、肝、脾未见增大。血红蛋白 55g/L，红细胞 2.3×10^9/L，白细胞 3.5×10^9/L，血小板 37×10^9/L。骨髓检查示骨髓增生减低，

巨核细胞减少，首选的治疗药物是（　　）。

A. 铁剂　　　　　　　B. 睾酮　　　　　　　C. 地塞米松

D. 维生素 B12　　　　E. 叶酸

【参考答案】

序号	1	2	3	4	5	6	7	8	9	10
答案	A	D	B	D	C	E	E	C	D	B

第五节　特发性血小板减少性紫癜（ITP）

特发性血小板减少性紫癜（ITP）是一种免疫介导的血小板破坏导致外周血中血小板减少的出血性疾病。

一、病　因

感染、免疫因素、脾脏因素、雌激素。

二、临床表现

本病分为急性型和慢性型（见表 5-5-1）。

表 5-5-1　急性型、慢性型特发性血小板减少性紫癜比较

分　型	好发年龄	起病缓急	出血程度	转　归
急性型	儿童	急骤，发病前1~2周常有上呼吸道感染	广泛皮肤、黏膜出血，颅内出血可危及生命	自限性，4~6周恢复
慢性型	青年女性	缓缓隐匿	出血症状较轻，女性以月经过多为主要表现	反复发作，持续数周、数月

三、辅助检查

（1）血象：不同程度的血小板减少，急性型发作期血小板常 $< 20 \times 10^9 / L$，慢性型多在（$30 \sim 80$）$\times 10^9 / L$。出血严重时可合并不同程度的贫血。

（2）骨髓象：粒、红两系一般增生正常，有血小板形成的巨核细胞减少。

（3）其他：出血时间延长，血块收缩不良，血小板相关免疫球蛋白（PAIgG）增高。

四、治疗要点

（1）糖皮质激素为首选药物：机制是抑制血小板抗体产生。待血小板接近正常后，可逐渐减量，常用小剂量（5~10mg）维持 3~6 个月。（**注意：**系统性红斑狼疮、肾病综合征以及特发性血小板减少性紫癜均为免疫性疾病，均首选糖皮质激素治疗）。

（2）脾切除：糖皮质激素无效者可采用；脾切除机制是减少血小板破坏及抗体的产生。

（3）免疫抑制药：以上治疗方法无效、疗效差或不能脾切除者，可加用免疫抑制药。

（4）输血和输血小板：适用于危重出血者，血小板 < 20×10⁹/L 者。

五、护理问题

① 组织完整性受损；② 焦虑；③ 自我形象紊乱；④ 潜在并发症：脑出血。

六、护理措施及健康教育

（1）观察有无颅内出血：如出现烦躁、嗜睡、头痛、呕吐、视物模糊、瞳孔不等大、惊厥、昏迷等，提示有颅内出血。

（2）休息与活动。

① 血小板在 50×10⁹/L 以下者，要少活动，卧床休息。

② 血小板计数 < 20×10⁹/L 时，应绝对卧床，避免严重出血或颅内出血。

③ 饮食：高热量、高蛋白、高维生素、少渣饮食（**注意：三高易消**）。

④ 药物护理：注意观察长期使用糖皮质激素引起的身体外形的变化、胃肠道出血、诱发感染等不良反应。避免使用损伤血小板的药物，如阿司匹林、双嘧达莫、吲哚美辛等。

【**考点练习**】

1. 慢性型特发性血小板减少性紫癜女性病人的主要临床表现是（　　）。

A. 畏寒、发热　　　　　B. 月经过多　　　　　C. 内出血

D. 全细胞减少　　　　　E. 眼结膜黏膜出血常见

2. 血小板减少性紫癜的病因是（　　）。

A. 细菌直接感染　　　　B. 自身免疫

C. 变态反应　　　　　　D. 病毒　　　　　　E. 寄生虫

3. 糖皮质激素治疗特发性血小板减少性紫癜机制是（　　）。

A. 增加毛细血管通透性　　　B. 增加脾功能

C. 增加巨核细胞释放血小板　D. 抑制巨核细胞破裂

E. 抑制抗血小板抗体生产

4. 患者，女性，28 岁。下肢有紫癜，无其他部位出血。血常规检查：血小板减少。应首选的检查项目是（　　）。

A. 抗核抗体　　　　　B. 出血时间　　　　C. 骨髓穿刺

D. 凝血时间　　　　　E. 血清肌酐

E. 输注过程中应加强巡视患者

5. 患者，女性，36 岁。诊断为特发性血小板减少性紫癜，入院后告知患者禁用的药物是（　　）。

A. 泼尼松　　　　　　　　B. 阿司匹林

C. 红霉素　　　　　　　　D. 阿莫西林　　　　E. 地西泮

6. 患者，男性，50 岁。以特发性血小板减少性紫癜收入院，最常见的出血部位为（　　）。

A. 皮肤黏膜　　　　　　　B. 消化道

C. 泌尿道　　　　　　　　D. 生殖道　　　　　E. 颅内

7. 患者，女性，30 岁。诊断特发性血小板减少性紫癜。血常规显示：红细胞 $3.6×10^{12}/L$，血红蛋白 90 g/L，白细胞 $6.8×10^9/L$，血小板 $15×10^9/L$，该患者最大的危险是（　　）。

A. 贫血　　　　　　　　　B. 继发感染

C. 颅内出血　　　　　　　D. 心衰　　　　　　E. 牙龈出血

8. 患者，女性，26 岁。反复发生皮肤黏膜淤点、淤斑入院，诊断为特发性血小板减少紫癜。住院期间护士发现患者出现脉搏增快、视力模糊、瞳孔大小不等。患者最可能出现了（　　）。

A. 心力衰竭　　　　　　　B. 眼部疾病

C. 颅内出血　　　　　　　D. 消化道出血　　　E. 呼吸道出血

9. 患者，女性，28 岁。印刷厂彩印车间工人。因特发性血小板减少性紫癜住院，应用糖皮质激素治疗半月后好转出院。护士进行出院前的健康指导时，错误的是（　　）。

A. 必须调换工种　　　　　B. 坚持饭后服药

C. 避免到人多聚集的地方　D. 注意自我病情监测

E. 若无新发出血可自行停药

（10 ~ 12题共用题干）

患者，女性，26岁。因皮肤淤点、淤斑及月经过多，疑为慢性型特发性血小板减少性紫癜入院。

10. 导致其血小板减少的主要原因是（　　）。

A. 病毒感染　　　　　　　　　B. 颅内出血

C. 脾脏肿大及功能亢进　　　　D. 雌激素抑制血小板生成

E. 自身免疫反应

11. 其血小板计数应在多少时须绝对卧床休息（　　）。

A.（20 ~ 60）×10^9/L　　　　　B.（30 ~ 80）×10^9/L

C.（50 ~ 100）×10^9/L　　　　D. > $100×10^9$/L　　　E < $20×10^9$/L

12. 其治疗首选（　　）。

A. 雄激素　　　　　　　　　　B. 环磷酰胺

C. 输血小板悬液　　　　　　　D. 糖皮质激素　　　E. 脾脏切除

13. 关于慢性特发性血小板减少性紫癜的描述，正确的是（　　）。

A. 多见于儿童　　　　　　　　B. 出血较严重

C. 泌尿道出血常见　　　　　　D.80%有上呼吸道感染史

E. 血小板减少

14. 患者，女性，24岁。慢性特发性血小板减少性紫癜，反复出血。经泼尼松治疗7个月后症状无好转。治疗可采用（　　）。

A. 改用地塞米松　　　　　　B. 输红细胞悬液　　　C. 输全血

D. 脾切除　　　　　　　　　E. 应用止血药

【参考答案】

序号	1	2	3	4	5	6	7	8	9	10
答案	B	B	E	C	B	A	C	C	E	E
序号	11	12	13	14	15	16	17	18	19	20
答案	E	D	E	D						

第六节　白血病

白血病是造血干细胞的克隆性增生的恶性肿瘤。临床上以贫血、发热、出血和组织浸润等为主要表现，外周血中以出现幼稚细胞为特征。

一、分类及病因

1. 分　类

（1）根据细胞成熟程度和病程：可分为急性和慢性两类。

急性白血病起病急、进展迅速、病程短，骨髓及外周血中多为原始细胞及早幼细胞。原始细胞一般超过30%。

慢性白血病起病缓，病程1年以上，白血病细胞多为异常成熟的细胞为主。原始细胞不超过10%~15%。

（2）按照细胞形态分类，可分为急性淋巴细胞白血病（L_1~L_3）与急性非淋巴细胞白血病（M_0~M_7）。

（3）在我国，急性白血病比慢性白血病多见：成人以急性粒细胞白血病最多见，儿童以急性淋巴细胞白血病多见。慢性白血病以慢性粒细胞白血病最多见。

表5-6-1　白血病的分类、特点

成熟程度病程分类	细胞形态分类	人群	化疗药物	病程	骨髓及外周血
急性白血病	急淋（L_1~L_3）	儿童	VP	迅速	原始细胞及早幼细胞
	急非淋（M_0~M_7）	成人	DA	几月	原始细胞＞30%
慢性白血病	慢粒	成人最常见	羟基脲	缓慢数年	异常成熟的细胞
	慢淋	成人	笨丁酸氮芥		原始细胞＜10%~15%

2. 病因与发病机制

可能与发病有关的因素如下。

（1）病毒感染。

（2）物理放射因素：电离辐射。

（3）化学因素：多种化学物质或药物均可诱发白血病，苯及其衍生物已被认为可致白血病。氯霉素、保泰松、烷化剂及细胞毒药物均有可能致白血病。

（4）遗传因素：与染色体异常有关。

二、急性白血病

1. 临床表现

主要表现为发热、出血、贫血及各种器官浸润所引起的症状和体征。

（1）发热：发热的主要原因是感染，感染主要原因是成熟粒细胞缺乏。感染以口腔粘膜、牙龈、咽峡最多见，常见致病菌有铜绿假单胞肺炎杆菌、金黄色葡萄球菌、真菌等机会性感染。

（2）出血：出血最主要的原因是血小板减少。最为严重颅内出血，常表现为头痛、呕吐、瞳孔大小不等，甚至昏迷或突然死亡。

（3）贫血：贫血常为急性白血病首发症状。贫血的原因主要是正常红细胞生成减少及无效性红细胞生成、溶血、出血等。

（4）白血病细胞浸润不同部位的表现。

① 肝脾大及淋巴结肿大：多见于急淋患者。

② 骨骼和关节浸润：胸骨下段局部压痛较为常见，四肢关节痛和骨痛以儿童多见。

③ 中枢神经系统白血病：是由于化疗药物不易通过血-脑屏障，中枢神经系统白血症治疗较困难。可在化疗的缓解期。表现为头痛、呕吐、颈强直，重者抽搐、昏迷，但不发热，脑脊液压力增高。

④其他：浸润皮肤及黏膜如牙龈增生肿胀、浸润眼眶骨膜、睾丸肿大。白血病常见的死因是严重感染、颅内出血、中枢神经系统白血病。

2. 辅助检查

（1）血象。

①白细胞：多数患者白细胞计数增多，大多超过 10×10^9/L。分类中原始和幼稚白细胞增多是白血病血象检查的主要特点。

②红细胞：贫血轻重不同，属正细胞正常色素性贫血。

③血小板：晚期血小板减少明显，血小板计数 $<20\times10^9$/L 时应警惕颅内出血。

（2）骨髓象：骨髓检查是诊断白血病的重要依据，骨髓一般增生明显活跃或极度活跃，主要细胞为原始和幼稚白血病细胞，正常粒系、红系细胞及巨核细胞系均显著减少。

（3）其他：细胞化学染色、免疫学检查、尿酸浓度增加（特别是在化疗期间更显著，这是用于大量白血病细胞被破坏所致）。

3. 治疗要点

（1）对症治疗：病情较重须卧床休息，安置在隔离病室或无菌层流室。

① 防治感染：严重感染是白血病患者主要死亡原因。

② 控制出血：血小板计数 $<20\times10^9$/L 而出血严重者，应输浓缩血小板悬液或新鲜血。

③ 纠正贫血：积极争取白血病缓解是纠正贫血最有效的方法。

④ 预防尿酸肾病：由于大量白血病细胞被破坏，产生的大量尿酸引起肾脏损害，因此，应要求患者多饮水，静脉补液，促进尿酸排泄；给予别嘌醇抑制尿酸合成。

（2）化学治疗：化疗是目前治疗白血病最主要的方法，分为诱导缓解及巩固强化治疗两个阶段。急性淋巴细胞白血病首选 VP 方案（长春新碱、泼尼松）、急性非淋巴细胞白血病首选 DA 方案（柔红霉素、阿糖胞苷）。

（3）中枢神经系统白血病的防治：常用药物是甲氨蝶呤，在缓解前或后进行鞘内注射，可同时加地塞米松。

（4）骨髓或外周干细胞移植：是最有效的方法。

4. 护理问题

① 体温过高；② 有感染的危险；③ 恐惧；④ 疼痛；⑤ 潜在并发症：脑出血与血小板过低有关。

5. 护理措施及健康教育

（1）病情观察：注意生命体征的变化，观察有无感染，皮肤黏膜淤血或出血点。警惕发生颅内出血等严重并发症。

（2）保证休息、适当活动、充足睡眠。

（3）饮食护理：给予高热量、高维生素、高蛋白、易消化饮食（即三高易消化饮食）。

（4）化疗不良反应的护理。

① 局部反应：

柔红霉素、氮芥、长春新碱等多次静脉注射可引起静脉炎，因此，首选中心静脉，外周静脉应选择粗直的血管。

a. 化疗前，先用生理盐水冲管；注射应慢推，并不时回抽；药物输完后再给予生理盐水冲洗后拔针。

b. 如药液不慎溢出，应立即停止注药或输液，保留针头接注射器回抽后，注入解毒剂再拔针，给予利多卡因局部封闭、冷敷，并抬高受累部位。

c. 如出现静脉炎，停止滴注，给予热敷、硫酸镁湿敷或理疗。

② 骨髓抑制：抗肿瘤药物都有不同程度的骨髓抑制不良反应，应定期查血象、骨髓象。

③ 预防感染：谢绝探视，避免交叉感染。加强口腔、皮肤及肛周护理。白细胞降至 $1×10^9$/L、中性粒细胞<$0.5×10^9$/L，应实行保护性隔离。

④ 常见化疗药不良反应：环磷酰胺可引起骨髓抑制、脱发及出血性膀胱炎；鼓励患者多饮水，每天补水 4 000 ml。柔红霉素、三尖杉酯碱等药可引起心肌及心脏传导损害。长春新碱能引起末梢神经炎、手足麻木感。甲氨蝶吟还可引起口腔黏膜溃疡。（巧记："红心"、"长炎"、"溃甲"）

（5）输血或输血浆护理。

三、慢性粒细胞白血病

慢性白血病分为慢性粒细胞、淋巴细胞、单核细胞性白血病，我国以慢性粒细胞白血病多见。

1. 临床表现

慢性粒细胞白血病自然病程可分为慢性期、加速期及急性变期。

（1）慢性期：脾大常为最突出体征，可达脐平面甚至盆腔。如发生脾梗死可突发局部剧烈疼痛和明显压痛。慢性期可持续 1~4 年。

（2）加速期及急性变期：起病后 1~4 年，约 80%慢粒患者可进入加速期。急性变期表现与急性白血病相似。

2. 辅助检查

（1）血象：各阶段中性粒细胞均增多，以中幼、晚幼、杆状核粒细胞为主，晚期白细胞计数多可达 $100 \times 10^9/L$ 以上。血小板降低，可有贫血。

（2）骨髓象：增生明显或极度活跃。以粒细胞为主，中幼、晚幼和杆状粒细胞明显增多；原粒细胞<10%。巨核细胞正常或增多，随病情进展而减少。

（3）染色体检查及其他：多数慢粒患者血细胞中出现 pH 染色体。

3. 治疗原则

（1）化学治疗：化学药物有羟基脲、白消安、氮芥类药物，其中慢性粒细胞白血病首选羟基脲，其次为白消安。

（2）骨髓移植：在慢性期缓解后尽早进行。

（3）其他治疗：服用别嘌醇时每日饮水在 1500 ml 以上，可以预防化疗期间细胞破坏过多过速引起的尿酸肾病。

（4）慢粒急性变的治疗：按急性白血病的化疗方法治疗。

4. 护理问题

① 有感染的危险，与慢粒正常粒细胞减少有关。② 活动无耐力，与慢粒贫血有关。③ 缺乏慢性粒细胞白血病疾病等相关知识。④ 潜在并发症：

为加速期至急变期。

5. 护理措施

（1）休息、饮食：同急性白血病。

（2）脾胀痛护理：脾肿大显著，易引起左上腹不适，可取左侧卧位。避免弯腰和碰撞腹部，以免脾破裂。

表5-6-2　常见血液系统疾病的比较

项目 分类	病　因	临床表现	血　象	首选药物	口服铁剂的护理
缺铁性贫血	需要增加而摄入不足（小儿喂养不当）	皮肤、黏膜苍白	RBC↓ Hb↓	铁剂	服用铁剂的注意事项
再生障碍性贫血	骨髓抑制	贫血、出血、感染，无肝、脾、淋巴结多肿大	RBC↓、WBC↓ Hb↓、PLT↓	雄激素	药物护理监测颅内出血
血小板减少性紫癜	免疫因素	出血	PLT↓	糖皮质激素	PLT<50×10⁹/L，卧床休息，监测脑出血
急性白血病	病毒、物理、化学因素	发热、出血、贫血，有肝、脾、淋巴结多肿大	WBC↑（以原始、幼稚细胞为主） RBC↓、PLT↓ Hb↓	化疗。中枢白血病（鞘内注射甲氨蝶呤），慢粒（羟基脲）	不良反应：骨髓抑制（监测骨髓象）

【考点练习】

1. 与白血病发病无关的是（　　）。

A. 药物化学因素　　　　B. 病毒因素

C. 物理因素　　　　　　D. 免疫功能亢进　　　E. 遗传因素

2. 急性白血病患者出血的主要原因是（　　）。

A. 反复感染　　　　　　B. 弥散性血管内凝血

C. 血小板质和量的异常　　D. 白血病细胞浸润

E. 感染毒素对血管的损伤

3. 血液病病人的白细胞低于下列哪项时需进行保护性隔离（　　）。

A. $1.0×10^9/L$　　　　　　B. $1.5×10^9/L$　　　　　C. $2.0×10^9/L$

D. $2.5×10^9//L$　　　　　　E. $3.0×10^9/L$

4. 慢性粒细胞白血病最突出的体征为（　　）。

A. 肝脏肿大　　　　　　　　B. 巨大脾脏

C. 浅表淋巴结肿大　　　　　D. 胸骨压痛　　　　　E. 体温增高

5. 急性白血病贫血的主要原因是（　　）。

A. 弥散性血管内凝血　　　　B. 血小板减少

C. 血小板功能异常　　　　　D. 凝血因子减少

E. 正常红细胞生成减少

6. 急性白细胞化疗期间多饮水是因为（　　）。

A. 加强血流动　　　　　　　B. 稀释血中药浓度

C. 多尿可缓解对肾的损害　　D. 预防尿酸性肾病

E. 减少对膀胱刺激

7. 患者，男性，55 岁。患急性淋巴细胞白血病。医嘱静脉推注长春新碱。护理措施错误的是（　　）。

A. 静注时边抽回血边注药　　B. 外周静脉应选择粗直的

C. 首选中心静脉　　　　　　D. 输注时若发现外渗，立即拔针

E.推注药物前，先用生理盐水冲管，确定针头在静脉内方能注入

8. 患儿，男性，10 岁。患急性淋巴细胞白血病入院。治疗方案中有环磷酰胺。在化疗期间要特别加强监测的项目是（　　）。

A. 体温　　　　　　　　　　B. 血压　　　　　　　　C. 脱发

D. 血常规　　　　　　　　　E. 食欲

9. 患者，男性，43 岁。慢性粒细胞白血病，脾大至脐平。血常规：WBC $50×10^9/L$，Hb 105 g/L：PLT $450×10^9/L$。护士健康指导时应向患者特别强调的是（　　）。

A. 劳逸结合　　　　　　　　B. 按时服药

C. 保持情绪稳定　　　　　　D. 避免腹部受压

E. 预防感冒

10. 能鉴别再生障碍性贫血与急性粒细胞性白血病的主要检查是（　　）。

A. 红细胞含量　　　　　　　B. 外周血有幼红细胞

C. 外周血有幼粒细胞　　　　D. 血红蛋白含量

E. 骨髓象检查

11. 患者，男性，48 岁。以急性白血病入院化疗，化疗 7 天后，复查血

象：血小板计数为 $15\times10^9/L$，此时最主要的护理措施是预防和观察（　　）。

    A. 口腔溃疡　　　　　　　　　　B. 药物不良反应

    C. 颅内出血　　　　　　　　　　D. 尿道出血

    E. 尿酸性肾病

12. 某急性白血病患者，乏力、消瘦 1 个月，伴发热 1 周，食欲减退。化疗后有恶心的反应，但无呕吐。测血白细胞计数 $2\times10^9/L$，血小板计数 $150\times10^9/L$，该病人的护理问题可排除下列（　　）项。

    A. 潜在的感染　　　　　　　　　B. 营养失调，低于机体需要量

    C. 活动无耐力　　　　　　　　　D. 舒适的改变：发热、恶心

    E. 潜在的颅内出血

13. 患者，女性，20 岁。急性白血病。实验室检查：WBC $43\times10^9/L$，RBC $2.7\times10^{12}/L$，Hb 67g/L，PLT $10\times10^9/L$。此时，应着重观察患者的（　　）。

    A. 月经周期　　　　　　　B. 尿量　　　　　　　C. 营养状况

    D. 活动耐力　　　　　　　E. 颅内出血征兆

14. 患者，女性，28 岁。急性白血病病人，化疗后在缓解期出现头痛、恶心、呕吐、视力障碍。最可能发生了（　　）。

    A. 颅内出血　　　　　　　　　　B. 脑血栓形成

    C. 中枢神经系统继发感染　　　　D. 脑膜白血病　　　　E. 药物不良反应

15. 对血液病诊断，最有价值的实验室检查方法是（　　）。

    A. CT　　　　　　　　　　　B. B 型超声　　　　　C. X 线检查

    D. 骨髓检查　　　　　　　　E. 肝功能检查

16. 急性白血病化疗期间，应着重观察的项目是（　　）。

    A. 口腔溃疡　　　　　　　　　　B. 脑出血　　　　　　C. 血常规

    D. 尿道出血　　　　　　　　　　E. 心力衰竭

17. 急性白血病病人易感染的最主要原因是（　　）。

    A. 缺少白蛋白　　　　　　　　　B. 缺少红细胞　　　　C. 缺乏预防接种

    D. 缺乏成熟粒细胞　　　　　　　E. 缺乏血小板

18. 患者，女性，42 岁。白血病入院化疗 3 个周期后，出现足趾麻木、腱反射消失等外周神经炎的表现。引起此副作用的化疗药物为（　　）。

    A. 泼尼松　　　　　　　　　　　B. 长春新碱　　　　　C. 柔红霉素

    D. 阿霉素　　　　　　　　　　　E. 甲氨蝶呤

19. 患者，女性，28 岁，因发热、咽痛一周入院，诊断为急性淋巴细胞性白血病。体温达 40℃。患者白血病细胞浸润所致的体征是（　　）。

    A. 扁桃体肿大　　　　　　　　　B. 皮肤紫癜　　　　　C. 肺部湿音

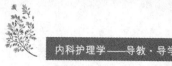

D. 牙龈增生肿胀　　　　　　　E. 心尖区吹风样杂音

20. 患者，女性，49岁。被确诊为急性单核细胞白血病，即予DAH方案化疗（D-柔红霉素、A-阿糖胞苷、H-三尖杉酯碱）。应用化疗药物后，护士应重点观察的是（　　）。

A. 心脏毒性表现　　　　　　　B. 骨髓抑制表现

C. 注射部位局部表现　　　　　D. 膀胱毒性表现

E. 神经毒性表现

【参考答案】

序号	1	2	3	4	5	6	7	8	9	10
答案	D	C	A	B	E	D	D	D	D	E
序号	11	12	13	14	15	16	17	18	19	20
答案	C	E	E	D	D	C	D	B	D	A

第六章 内分泌与代谢性疾病病人的护理

第一节 概　述

　　内分泌系统是由内分泌腺（下丘脑、垂体、甲状腺、甲状旁腺、肾上腺、胰岛、性腺等）及存在于机体某些脏器中的内分泌组织和细胞所组成的一个体液调节系统。调节人体的生长、发育、生殖、代谢、运动、病态、衰老等生命现象，维持人体内环境的相对稳定。

一、下丘脑

　　下丘脑是人体最重要的神经内分泌器官，下丘脑分泌的激素主要是对腺垂体起调节作用。腺垂体又通过其自身分泌的各种促激素调节相关靶腺合成各类激素，构成一个神经内分泌轴。靶腺激素又对垂体和下丘脑进行反馈。三者形成激素网，保持动态平衡。

二、垂　体

　　位于颅底蝶骨的垂体窝内，分前后两叶，前叶为腺垂体，由腺细胞构成；后叶为神经垂体，神经垂体没有腺细胞，但含有丰富的毛细血管。生长激素由腺垂体分泌，刺激骨及身体组织的生长。生长激素及生长激素释放激素缺乏可导致如垂体性侏儒症（儿童期发病）；分泌亢进可致巨人症（儿童期发病）或肢端肥大症（成年人期发病）。神经垂体无分泌作用，只是储存和释放下丘脑运输来的血管升压素和催产素，其功能是血压上升、尿量减少和子宫收缩。

三、甲状腺

　　甲状腺是人体内最大的内分泌腺，呈"H"形，分为左右两叶，中间以峡部相连。甲状腺分泌的生物活性激素有甲状腺(T_4)和三碘甲腺原氨酸(T_3)两种。在正常情况下甲状腺激素主要是促进蛋白质合成，特别是使骨、骨骼肌、肝等蛋白质合成明显增加，这对幼年时的生长、发育具有重要意义。婴幼儿时期甲状腺激素分泌不足则造成呆小病。然而甲状腺激素若分泌过多，则会使蛋白质，特别是骨骼肌的蛋白质大量分解，因而消瘦无力。在糖代谢方面，甲状腺激素有促进糖的吸收，肝糖原分解的作用，同时它还能促进外周组织对糖的利用。

四、甲状旁腺

呈扁椭圆形，形状大小似黄豆，有上下两对，通常埋在甲状腺两侧叶的后缘内。甲状旁腺分泌甲状旁腺素，其主要作用是调节钙、磷代谢，使血钙升高和血磷降低。切除后血钙浓度下降，出现手足抽搐，可导致死亡。

五、肾上腺

肾上腺位于肾上方，左、右各一。肾上腺分为两部分，外周部分为皮质，占大部分；中心部为髓质，占小部分。

（1）肾上腺皮质：球状带分泌盐皮质激素（如醛固酮）；束状带分泌糖皮质激素（如皮质醇）；网状带分泌糖皮质激素和少量性激素。

（2）肾上腺髓质：分泌肾上腺素和去甲肾上腺素，使心跳加快、心脏收缩能力增强、血管收缩和血压上升，是机体的应急器官。

六、胰　岛

散于胰腺腺泡之间的许多细胞团，有5种分泌不同激素的细胞，其中最重要的有A细胞和B细胞。A细胞分泌胰高血糖素。B细胞分泌胰岛素。胰岛素能促进全身各组织，尤其能加速肝细胞和肌细胞摄取葡萄糖，并且促进它们对葡萄糖的储存和利用。胰岛素缺乏时不仅引起糖尿病，而且还可引起脂肪代谢紊乱，出现血脂升高、动脉硬化，引起心、血管系统发生严重病变。胰高血糖素的生物学作用与胰岛素相反，是一种促进分解代谢的激素。它促进肝脏糖原分解和葡萄糖异生作用，使血糖明显升高。它还能促进脂肪分解，使酮体增多。

七、性　腺

男性性腺为睾丸，睾丸的主要功能是产生精子及分泌雄激素，受下丘脑和腺垂体的调节。女性的主要性腺为卵巢，主要分泌雌激素和孕激素。

八、激素分泌和反馈调节

激素分泌入血液后，部分以游离形式随血液运转，另一部分则与蛋白质结合，是一种可逆性过程，只有游离型才具有生物活性。当这种激素在血中达到一定浓度后，能反馈性地抑制腺垂体或下丘脑的分泌，这样就构成了下丘脑-腺垂体-靶腺功能轴，形成一个闭合回路，这种调节称闭环调节。

第二节　内分泌系统疾病常见症状体征的护理

一、色素沉着

色素沉着指皮肤或黏膜色素量增加或色素颜色增深。主要是促肾上腺皮质激素（ACTH）分泌增加。垂体 ACTH 前身物质可刺激黑色素沉积于皮肤、组织，见于慢性上腺皮质功能减退症（Addison 病）、异位 ACTH 综合征等。

二、身材矮小

指身高低于同种族、同性别、同年龄均值以下 3 个标准差者。

（1）生长激素及生长激素释放激素缺乏，如垂体性侏儒症。身高<130 cm，身体比例适当，常有不育，但智力无障碍。

（2）甲状腺激素分泌不足，婴幼儿时期甲状腺激素分泌不足则造成呆小症，下肢短，上部量>下部量；骨龄落后、性发育迟缓，智力低下；部分呈黏液性水肿；地方性呆小症者常伴耳聋及神经病变。

三、消　瘦

实测体重低于标准体重的10%～20%为消瘦，低于20%以上为明显消瘦。常见于：

（1）糖尿病患者、甲状腺功能亢进症患者等营养物质分解代谢增强。

（2）肾上腺皮质功能低下者，由于胃酸及胃蛋白酶分泌减少而出现消化吸收不良。临床表现为畏食、食欲缺乏、消化不良、呕吐、腹泻、体重减轻。

四、肥　胖

实测体重超过标准体重的 10%~20%为超重，超过 20%为肥胖。肥胖者易发生高血压、冠心病，成年人糖尿病发病率在肥胖人群中比非肥胖者高 4 倍。严重肥胖者可按理想体重需热量减少 30%或更多。原因是：

（1）摄入过多或消耗过少。

（2）代谢性疾病，见于甲状腺功能低下、肾上腺皮质增生、垂体功能不全等疾病。

$$男性标准体重（kg）= 身高（cm）-105$$
$$女性标准体重（kg）= 身高（cm）-105-2.5$$

实测体重占标准体重的百分比计算公式：（实测体重-标准体重）/标准体重×100%。

第三节　单纯性甲状腺肿

单纯性甲状腺肿，也称为非毒性甲状腺肿，是指非炎症和非肿瘤原因，不伴有临床甲状腺功能异常的甲状腺肿。

一、病　因

① 甲状腺素原料缺乏；② 甲状腺素需要量增高；③ 甲状腺素合成分泌障碍，单纯性甲状腺肿的主要病因是碘不足。

二、临床表现

甲状腺轻、中度弥漫性肿大，表面平滑，质地较软，随着腺体肿大加重，可压迫邻近组织结构，如气管、食管及喉返神经。甲状腺肿可使大血管受压，颈静脉受压多见，导致面颈部淤血。在严重的地方性甲状腺肿地区，可出现具有明显智力障碍的呆小病患者。

三、辅助检查

（1）甲状腺功能检查：血清 T4、T3 正常，血清 TSH 一般正常。

（2）甲状腺摄 [131]I 率：[131]I 率吸碘率增高，高峰不前移。

（3）促甲状腺激素（TSH）测定：TSH 正常。

四、治疗要点

（1）药物治疗：可用碘剂、甲状腺制剂。

（2）手术治疗：单纯性甲状腺肿一般不作手术治疗，当出现压迫症状、药物治疗无效、结节性甲状腺肿疑恶变可手术治疗。

五、护理问题

① 自我形象紊乱；② 知识缺乏。

六、护理措施及健康教育

（1）饮食指导：进高蛋白、高热量、高维生素及含碘丰富如海带、紫菜等海产类食品的食物饮食。避免摄入大量阻碍甲状腺激素合成的食物和药物，如卷心菜、花生、菠菜、萝卜等，药物有硫氰酸盐、保泰松、碳酸锂等。

（2）病情观察：观察患者甲状腺肿大的程度、质地、表面，有否结节及压痛。

（3）用药护理：嘱患者按医嘱准确服药和坚持长期服药，以免停药后复发。教会患者观察药物疗效及不良反应。

【考点练习】

1. 患者，女性，18 岁。因双侧甲状腺肿大住院。甲状腺扫描可见弥漫性甲状腺肿，均匀分布。医生诊断为单纯性甲状腺肿，支持这一诊断的实验室检查结果是（　　）。

A. T_3、T4 升高，TSH 降低　　　B. T_3、T4 降低，TSH 升高

C. T_3、T4 升高，TSH 正常　　　D. T_3、T4 降低，TSH 正常

E. T_3、T4 正常，TSH 正常

2. 单纯性甲状腺肿的主要病因是（　　）。

A. 食用海产品过多　　　　B. 缺碘　　　　C. 甲状腺素合成障碍

D. 甲状腺素释放障碍　　　E. 垂体功能亢进

【参考答案】

序号	1	2	3	4	5	6	7	8	9	10
答案	E	B								

第四节　甲状腺功能亢进症

甲状腺功能亢进简称甲亢，是指多种原因导致甲状腺功能增强，从而分泌甲状腺素（TH）过多所致的临床综合征。甲亢中以弥漫性毒性甲状腺肿性甲亢（Graves）最多见，为本节重点阐述的内容。

一、病因与分类

自身免疫是本病的主要病因。诱发因素有感染、创伤、精神刺激、劳累等。

二、临床表现

1. 好发人群

女性多见，以 20～40 岁为多见。

2. 典型表现

有甲状腺激素分泌过多所致高代谢综合征、甲状腺肿及眼征。

（1）T_3、T_4过多综合征。

① 高代谢综合征：T_3、T_4分泌过多，患者常有怕热多汗，多食易饥而消瘦。

② 精神、神经系统：神经过敏、多言好动、烦燥易怒，肌肉颤动等，腱反射亢进。

③ 心血管系统：表现为心悸、胸闷，心率增快（睡眠、休息时仍快具有特征性），脉压增大，心律失常以心房颤动最常见；重则出现严重心律失常、心脏扩大、心力衰竭，称甲亢性心脏病。

④ 消化系统：食欲亢进、消瘦，大便频繁，腹泻。

⑤ 肌肉骨骼系统：肌无力及肌萎缩、周期性瘫痪。

⑥ 生殖系统：女性常有月经减少或闭经，男性有阳痿。

⑦ 造血系统：白细胞计数偏低，可伴有血小板减少性紫癜，有轻度贫血。

（2）甲状腺肿。

呈弥漫性、对称性肿大，有震颤及血管杂音，为本病重要的体征。

（3）突眼征（分为单纯性和浸润性突眼）。

① 单纯性突眼（良性突眼）：由于交感神经兴奋性增加，突眼度＜18mm，眼外肌张力增高所致。

② 浸润性突眼（恶性突眼）：与自身免疫有关，眼球后水肿、淋巴细胞浸润，突眼度>18mm；常有怕光、复视、视力减退等自觉症状。

（4）甲状腺危象。

原因为交感神经兴奋，垂体–肾上腺皮质轴反应减弱，大量 T_3、T_4 释放入血有关。

① 主要诱因：应激、感染、手术准备不充分、放射性碘治疗等。

② 临床表现：高热如体温 > 39°C，心率在 > 140 次/min；常有心房颤动或心房扑动，恶心、呕吐、腹泻、大汗、休克、谵妄或昏迷。

三、辅助检查

1. 基础代谢率（BMR）测定

正常 BMR 为-10% ~ +15%。

测定应在禁食 12 小时、睡眠 8 小时以上、静卧空腹状态下进行。BMR 简易计算公式：BMR% = 脉压+脉率−111。+20% ~ +30%为轻度甲亢，+30% ~ +60%为中度甲亢，> +60%为重度甲亢。

2. 血清甲状腺激素测定

（1）FT_4、FT_3增高，是诊断甲亢的首选指标。

（2）TT_4、TT_3增高，是判定甲状腺功能最基本的筛选指标。

（3）促甲状腺激素（TSH）测定：是反应甲状腺功能的最敏感指标。甲亢时 TSH 降低。

（4）促甲状腺激素释放激素（TRH）兴奋试验：静脉注射 TRH 400 μg 后，TSH 不增高则支持甲亢的诊断。

（5）甲状腺摄 ^{131}I 率：^{131}I 率吸碘率增高，高峰前移。本法诊断甲亢的符合率达 90%，可鉴别不同病因的甲亢。

四、治疗要点

1. 一般治疗

适当休息，补充足够热量和营养。失眠者可给予苯二氮卓类镇静药。

2. 甲亢的治疗

药物治疗、放射性碘治疗及手术治疗 3 种。

（1）药物治疗。

首选的治疗药物是咪唑类药物（甲巯咪唑即他巴唑、卡比马唑）或硫脲类药物（甲硫氧嘧啶、丙硫氧嘧啶）。作用机制为抑制甲状腺过氧化物酶，阻断甲状腺激素的合成。在用药过程中若出现甲状腺功能低下或甲状腺明显肿大、突眼加重时加用小剂量左甲状腺素或甲状腺片。妊娠期（1～3个月）甲亢、甲状腺危象应首选丙硫氧嘧啶。

（2）放射性 ^{131}I 治疗：利用 ^{131}I 释放 β 射线破坏甲状腺腺泡上皮，减少甲状腺的合成与释放。放射性 ^{131}I 治疗可致永久性甲状腺功能减退。

（3）手术治疗。

（4）甲状腺危象的防治：积极治疗甲亢是预防甲状腺危象的关键。

① 阿司匹林：高热时禁用阿司匹林（因为阿司匹林可与甲状腺结合球蛋白结合而释放游离甲状腺激素，使病情较重）。

② 丙硫氧嘧啶：可抑制 T_4 转变为 T_3，为治疗甲状腺危象的首选药。

③ 碘化钠或卢戈碘液：抑制已合成的甲状腺激素释放入血。

④ 其他：吸氧，补充足够的液体，给予镇静药、糖皮质激素等治疗。

五、护理问题

① 营养失调；② 活动无耐力；③ 自我形象紊乱；④ 潜在并发症：甲状腺危象。

六、护理措施

（1）一般护理：保持环境安静，避免嘈杂。每日测量体重。根据不同情况与患者共同制订日常活动计划。

（2）饮食护理：给予高热量、高蛋白、高维生素、限制高纤维及含碘的饮食。每日饮水 2 000～3 000　ml（即三高、两限、多饮水、少刺激食物）。

（3）用药护理：有效治疗可使体重增加。①粒细胞减少：硫脲类最严重的不良反应，严重时可致粒细胞缺乏症。当白细胞 < $3×10^9/L$ 或中性粒细胞 < $1.5×10^9/L$ 应及时停药。②还应严密监测肝功能变化及有否药疹出现。

（4）病情观察：观察患者精神状态和手指震颤情况，注意有无焦虑、烦躁等甲亢加重的表现，必要时使用镇静药。

（5）突眼的护理：外出佩戴有色眼镜，减少光线、异物及灰尘的刺激。经常点眼药，睡前涂抗生素眼膏，加盖眼罩，并抬高头部，限制钠盐摄入。

【考点练习】

1. 甲状腺功能亢进中最常见的是（　　）。

A. 多结节性毒性甲状腺肿　　B. 弥漫性毒性甲状腺肿

C. 甲状腺毒性腺瘤　　　　　D. 甲状腺癌　　　　　E. 碘甲亢

2. 弥漫性毒性甲状腺肿性甲亢的主要病因是（　　）。

A. 感染　　　　　　　　　　B. 精神因素　　　　　C. 遗传因素

D. 创伤　　　　　　　　　　E. 自身免疫

3. 甲状腺危象的常见诱因有（　　）。

A. 肥胖　　　　　　　　　　B. 感染　　　　　　　C. 出血

D. 心脏病变　　　　　　　　E. 突眼

4. 甲状腺功能亢进症患者最常见的情绪改变是（　　）。

A. 表情淡漠　　　　　　　　B. 抑郁　　　　　　　C. 激动易怒

D. 悲伤　　　　　　　　　　E. 注意力不集中

5. 甲亢病人的饮食应限制（　　）。

A. 高热量　　　　　　　　　B. 高蛋白　　　　　　C. 高维生素

D. 高纤维素　　　　　　　　E. 富含钾和纳

6. 甲亢病人不宜进食的食物是（　　）。

A. 高糖的食物　　　　　　　B. 高碘的食物　　　　C. 高钾的食物

D. 高磷的食物　　　　　　　E. 高蛋白质的食物

7. 甲亢突眼的眼部护理内容不包括（　　）。

A. 佩戴有色眼镜　　　　　　B. 睡前涂抗生素眼膏

C. 睡觉或休息时，抬高头部　D. 多食碘盐

E. 加盖眼罩防止角膜损害

8. 患者，女性，30 岁。甲状腺功能亢进症入院，医嘱予基础代谢率检查，护士指导患者检查要求静卧空腹的标准是（　　）。

A. 禁食 10 小时，睡眠 8 小时以上

B. 禁食 10 小时，睡眠 6 小时以上

C. 禁食 12 小时，睡眠 6 小时以上

D. 禁食 12 小时，睡眠 10 小时以上

E. 禁食 12 小时，睡眠 8 小时以上

9. 患者，女性，23 岁。甲亢半年，服用甲基硫氧嘧啶治疗，此药的作用机制是（　　）。

A. 抑制甲状腺激素合成　　　B. 抑制抗原抗体反应

C. 抑制甲状腺激素释放　　　D. 降低外周组织对甲状腺激素反应

E. 使甲状腺激素分泌降低

10. 患者，女性，28 岁。甲状腺功能亢进病史半年，妊娠 3 个月后，甲状腺功能症状加重。治疗宜选（　　）。

A. 甲硫咪唑　　　　　　　　B. 卡比马唑

C. 甲基硫氧嘧啶　　　　　　D. 丙硫氧嘧啶　　　　　　E. 普萘洛尔

11. 患者，女性，28岁。患甲亢1年，2天前受凉感冒，出现体温升高达39.3℃，恶心、呕吐、腹泻、心悸、心率120次/分钟，继而出现昏迷，诊断为甲亢危象。治疗中禁用的药物是（　　）。

A. 异丙嗪　　　　　　　　B. 阿司匹林　　　　　　C. 抗生素

D. 丙硫氧嘧啶　　　　　　E. 补液

12. 患者，女性，35岁。因甲亢接受放射性 ^{131}I 治疗。治疗后护士应嘱患者定期复查，以便及早发现（　　）。

A. 甲状腺癌变　　　　　　B. 诱发甲状腺危象　　　　C. 粒细胞减少

D. 突眼恶化　　　　　　　E. 永久性甲状腺功能减退

13. 患者，女性，28岁。双侧甲状腺肿大两年，突眼，食欲亢进。对该患者心理疏导的措施不包括（　　）。

A. 理解患者，态度温和与其沟通

B. 对患者关心的问题予以耐心解释

C. 适当的修饰可增加自信

D. 指导患者多做运动

E. 鼓励患者家属给予患者关爱和理解

14. 患者，男性，35岁。诊断患有甲亢，应用甲巯咪唑治疗1个月后症状好转，但甲状腺肿与突眼加重，此时应采取适宜的治疗措施是（　　）。

A. 加大甲巯咪唑剂量　　　　　B. 停用甲巯治疗

C. 改用碘剂治疗　　　　　　　D. 加用小剂量甲状腺激素

E. 改用手术治疗

15. 治疗甲状腺功能亢进的常用药是硫脲类，其主要作用是（　　）。

A. 阻滞 T4 转变为 T3　　　　　B. 抑制碘的吸收

C. 抑制甲状腺激素的释放　　　　D. 抑制甲状腺激素的合成

E. 抑制促甲状腺激素的合成

16. 患者，女性，47岁。颈前弥漫性肿大，疑为甲状腺功能亢进症，辅助检查意义最小的是（　　）。

A. 基础代谢率　　　　　　B. 甲状腺摄 ^{131}I 率测定

C. 心电图　　　　　　　　D. 血清 T3、T4 含量测定

E. 测血肌酐

17. 甲状腺功能亢进性心脏病患者最常出现的心律失常是（　　）。

A. 期前收缩　　　　　　　B. 室性期前收缩

C. 室上性心动过速　　　　D. 心房颤动　　　　　　E. 心室颤动

　　18. 患者，男性，62 岁。甲状腺功能亢进 5 年。今天体温突然达 40℃，心率 150 次/min，恶心、呕吐、腹泻，大汗淋漓，昏睡。查 FT_3 及 FT_4 显著增高，诊断为甲状腺危象。产生该现象的原因是（　　）。

　　A. 感染使代谢增高　　　B. 机体消耗大量甲状腺素

　　C. 腺垂体功能亢进　　　　D. 大量甲状腺素释放入血

　　E. 自主神经功能紊乱

　　19. 甲状腺功能亢进患者最具特征的心血管体征为（　　）。

　　A. 水冲脉　　　　　　　B. 房性期前收缩　　　C. 脉压减小

　　D. 短细脉　　　　　　　E. 收缩压增高

【参考答案】

序号	1	2	3	4	5	6	7	8	9	10
答案	B	E	B	C	D	B	D	E	A	D
序号	11	12	13	14	15	16	17	18	19	20
答案	B	E	D	D	D	E	D	D	A	

第五节　甲状腺功能减退症

　　由各种原因导致的甲状腺激素（TH）合成和分泌减少或组织利用不足而引起的全身性低代谢综合征，其病理特征是黏多糖在组织和皮肤堆积，表现为黏液性水肿。

一、病因与发病机制

　　原发性甲状腺功能减退症主要是由甲状腺本身疾病所引起，继发性甲状腺功能减退症是由于垂体或下丘脑疾病导致 TSH 不足而继发。常见原因有肿瘤、手术、放疗或产后垂体缺血性坏死等。

二、临床表现

　　多见于中年女性，除手术切除或放疗损毁腺体者外，多数起病隐袭，发展缓慢。

1. 一般表现

畏寒少汗、体温偏低、乏力少言、动作缓慢、少食而体重不减或增加。典型黏液性水肿面容可呈虚肿面容，表情淡漠，呈"假面具样"，鼻、唇增厚；皮肤干燥和粗糙；头发干易脱落；眉毛常脱落。

2. 各系统的表现

（1）心血管系统：窦性心动过缓、心浊音界扩大、心音减弱。超声检查可发现心包积液、胸腔或腹水。久病者由于血胆固醇增高，易并发冠心病。

（2）消化系统：食欲减退，体重增加，便秘。由于胃酸缺乏或维生素B_{12}吸收不良可导致缺铁性贫血或恶性贫血。

（3）呼吸系统：呈缺氧状态。

（4）内分泌系统：表现为性欲减退，女性常表现为月经过多和不孕。男性出现阳痿。

（5）肌肉与关节：肌肉软弱乏力，偶见重症肌无力。可出现进行性肌萎缩。

3. 黏液性水肿昏迷

常见于病情严重者，其诱发因素有寒冷、感染、手术、严重躯体疾病、中断 TH 替代治疗和使用麻醉、镇静药等。临床表现为嗜睡，低体温（体温 < 35℃），呼吸减慢，心动过缓，血压下降，甚至昏迷、休克。

三、辅助检查

（1）一般检查：骨髓检查有轻、中度贫血；血糖正常或偏低；血胆固醇、三酰甘油常增高。

（2）甲状腺功能检查：血清 TSH 升高，TT_4、FT_4降低是诊断的必备指标。

表 6-5-1　单纯性甲状腺肿、甲亢、甲减 T3、T4，TSH 的比较

疾病	T_3	T_4	TSH
单纯性甲状腺肿	正常	正常	正常
甲亢	增高	增高	降低
甲减	降低	降低	增高

四、治疗要点

对症治疗：有贫血者补充铁剂、维生素 B_{12}、叶酸等。

（1）替代治疗：各种类型的甲减，均需要用 TH 替代，永久性甲减者需

要终身服用。药物常用<u>左甲状腺素口服</u>。

（2）黏液性水肿昏迷的治疗：即刻<u>补充 TH</u>；保温，给氧，保持呼吸道通畅；<u>氢化可的松静脉滴注</u>；控制感染，抢救昏迷、休克。

五、护理问题

① 体温过低；② 便秘与肠蠕动减慢有关；③ 潜在并发症：黏液性水肿昏迷。

六、护理措施及健康教育

（1）一般护理：加强皮肤护理，洗澡时<u>避免</u>使用肥皂；避免血液循环不良而造成压疮，给予<u>高蛋白、高维生素、低钠、低脂肪饮食</u>。

（2）体温过低护理：加强保暖；监测生命体征变化，观察患者有无体温过低表现。

（3）用药护理：替代治疗从<u>小剂量开始</u>，<u>解释</u>终身服药的<u>必要性</u>，给患者说明应按时服药，<u>不可随意停药</u>或<u>变更剂量</u>，指导患者定时到医院复查，指导患者<u>自我监测</u>甲状腺素服用过量的症状。

（4）给患者解释黏液性水肿昏迷发生的原因及表现，指导患者慎用催眠、镇静、镇痛药物，避免精神和情绪紧张。

（5）便秘护理：养成良好的<u>排便习惯</u>，进食粗纤维饮食，摄入足够的水分，每天适度运动，必要时根据医嘱使用<u>缓泻药</u>，以<u>保持大便通畅</u>。

【考点练习】

1. 与婴幼儿智力发育密切相关的内分泌腺是（　　）。

A. 下丘脑　　　　　　　　B. 腺垂体　　　　　　C. 神经垂体

D. 甲状腺　　　　　　　　E. 胰腺

2. 患者，女性，25 岁。近一周来出现畏寒、乏力、少言、动作缓慢、食欲减退及记忆力减退、反应迟钝，入院检查后确诊为甲状腺功能减退。使用激素替代治疗，应首先使用（　　）。

A. 性激素　　　　　　　　B. 甲状腺片　　　　　C. 肾上腺皮质激素

D. 促甲状腺素　　　　　　E. 升压激素

3. 甲状腺功能减退症患者病情严重者表现为（　　）。

A. 黏液水肿，昏迷　　　　B. 痴呆，昏睡　　　　C. 木僵，惊厥

D. 智力低下，反应迟钝　　E. 生理功能低下，心动过缓

4. 关于甲状腺制剂治疗甲状腺功能减退症的指导，正确的是（　　）。

A. 长期服用　　　　　　B. 无不良反应　　　　C. 初始量要足

D. 液性水肿患者禁用　　E. 不必监测血清 T_3、T_4 变化

5. 甲状腺功能减退患者便秘时的护理措施不妥的是（　　）。

A. 每天摄入足够水分　　B. 每天适度运动

C. 适当按摩腹部　　　　D. 进食粗纤维食物，促进肠蠕动

E. 严禁使用缓泻药

6. 患者，女性，49 岁。既往体健，近 1 月来发现记忆力减退、反应迟钝、乏力、畏寒。住院检查：体温 35.6℃，心率 60 次/min，黏液水肿，血 TSH 升高，血 FT_4 降低，可能的诊断是（　　）。

A. 甲状腺功能亢进　　　B. 甲状腺功能减退　　C. 痛风

D. 痴呆　　　　　　　　E. 幼年型甲减

【参考答案】

序号	1	2	3	4	5	6	7	8	9	10
答案	D	B	A	A	E	B				

第六节　糖尿病

糖尿病是一种由不同原因引起胰岛素分泌绝对或相对不足以及靶细胞对胰岛素敏感性降低，致使体内糖、蛋白质和脂肪代谢异常，而引起的以慢性高血糖为特征的内分泌代谢疾病。

一、病因与发病机制

糖尿病分为 1 型糖尿病、2 型糖尿病、妊娠糖尿病、其他特殊类型糖尿病 4 型。

1. 1 型糖尿病

胰岛因自身免疫等因素，致 β 细胞破坏引起胰岛素绝对缺乏。主要见于年轻人，易发生酮症酸中毒，需用胰岛素治疗。

2. 2 型糖尿病

主要与遗传有关，多见于 40 岁以上超体重成人。从胰岛素抵抗为主伴

胰岛素相对缺乏。

二、临床表现

1. 代谢紊乱综合征

"三多一少"，即多尿、多饮、多食和体重减轻。

2. 糖尿病急性并发症

（1）糖尿病酮症酸中毒（DKA）：是糖尿病最常见的急性并发症。1型糖尿病患者有自发 DKA 倾向。早期表现为极度口渴、多饮、多尿；呼吸深大（库斯莫呼吸），有烂苹果味（丙酮味）。后期脱水明显，可有休克、昏迷。

（2）高渗性非酮症糖尿病昏迷：因严重高血糖和高渗透压导致脱水、昏迷为主要特征，血糖一般为 33.3～66.6 mmol/L。

表 6-6-1　糖尿病酮症酸中毒与高渗性非酮症昏迷的鉴别

	酮症酸中毒	高渗性昏迷
特点	原有糖尿病症状加重；呼吸深快，有烂苹果味；脱水征	高渗性脱水，昏迷
酮体	血酮体明显升高，尿酮体强阳性	多无酮症
血糖尿糖	血糖 16.7-33.3mmol/L，尿糖强阳性	血糖 33.3mmol/L 以上，尿糖强阳性

3. 糖尿病慢性并发症

（1）血管病变：血管病变所致心、脑、肾等并发症是 2 型糖尿病患者的主要死亡原因。糖尿病肾病表现为蛋白尿，眼睑或下肢水肿，高血压，肾衰竭等（1 型糖尿病的主要死因）。

（2）神经病变：以周围神经病变最为常见，表现为四肢麻木、刺痛感、蚁走感、袜套样等感觉异常。

（3）感染：以皮肤感染、泌尿系感染多见。

（4）眼部病变：视网膜病变是致盲的主要原因之一。

三、辅助检查

（1）血糖测定：空腹血糖 ≥7.0 mmol/L 和（或）任意时间血糖 ≥ 11.1 mmol/L,餐后 2 小时血糖 ≥11.1 mmol/L 是诊断糖尿病的主要依据。

（2）尿糖测定：尿糖阳性为诊断糖尿病的重要线索。

（3）口服葡萄糖耐量试验（OGTT）：适用于有可疑糖尿病而空腹或餐后

血糖未达到诊断标准者。若口服 75g 葡萄糖 2 小时后，血糖 < 7.8 mmol/L，可排除糖尿病；若血糖 ≥11.1 mmol/L，可诊断为糖尿病。

（4）糖化血红蛋白 A_1 和糖化血浆白蛋白测定：糖化血红蛋白测定可反映取血前 8 ~ 12 周血糖水平。

（**注意**：空腹血糖正常值是 3.9~6.0mmol/L，空腹血糖受损是指 6.0mmol/L < 空腹血糖 < 7.0mmol/L；餐后 2 小时血糖的正常值是 < 7.8 mmol/L）。

表 6-6-2　糖尿病的诊断标准

项　目	标　准
糖尿病的症状 + 任意时间血糖水平	≥ 11.1 mmol/L
空腹血糖水平	≥ 7.0 mmol/L
OGTT 试验，2 小时血糖水平	≥ 11.1 mmol/L

四、治疗要点

原则：早期、长期、综合及个体化的方案。具体治疗措施：以适当的饮食治疗和运动锻炼为基础，合理药物治疗。

1. 饮食治疗

控制饮食是治疗糖尿病最基本的措施。饮食治疗原则是定时、定量、控制总热量；采用饮食为低糖、低脂、高纤维素、高维生素、适当蛋白质（即二低二高一适量饮食）。

（1）热量计算：按照理想体重和工作性质计算每日总热量。

（2）食物营养成分分配：总热量糖类占 50%；蛋白质占 20%；脂肪占 30%。

（3）三餐热量分配：可根据饮食习惯，选择每天 3 餐各 1/5，2/5，2/5 或各 1/3 等均可。

2. 口服药物治疗

2 型糖尿病一经诊断，首选生活方式干预和口服降糖药治疗。

（1）双胍类：主要有苯乙双胍（降糖灵）和二甲双胍。机制为通过增加外周组织对葡萄糖的摄取和利用。二甲双胍最适合超重的 2 型糖尿病（**注意**：二甲双胍没有降糖作用）。

（2）磺脲类：直接刺激胰岛 β 细胞释放胰岛素，适用于轻、中度 2 型糖尿病。

（3）葡萄糖苷酶抑制剂：抑制小肠 α-葡萄糖苷酶活性，延缓葡萄糖吸收，主要用于控制餐后高血糖，常用药阿卡波糖（拜糖平）。

3. 胰岛素治疗

（1）适应症：1 型糖尿病；2 型糖尿病经生活方式改变及口服降血糖药治疗未获得良好控制；出现各种严重的糖尿病急性或慢性并发症；外科治疗的围手术期；妊娠和分娩。

（2）制剂类型：胰岛素制剂可分为速（短）效、中效和长（慢）效 3 类。

（3）使用原则和剂量调节：胰岛素应在一般治疗和饮食治疗的基础上进行（注意：患者注射长效胰岛素，低血糖最可能发生于夜间；胰岛素过量可在午夜至凌晨发生低血糖；胰岛素用量不足，常在清晨 5~9 时呈现血糖增高，可加大胰岛素注射剂量或将注射时间往后移即可。）。

4. 糖尿病酮症酸中毒的治疗

（1）补液：补液是治疗的关键。首先补充生理盐水，当血糖<13.9 mmol/L 时，开始输入 5% 的糖水。

（2）胰岛素治疗：先小剂量（0.1 u/kg/h）静脉注射速效胰岛素调整血糖。

（3）纠正电解质及酸碱平衡失调：重点监测缺钾情况，对有尿患者，治疗开始即开始补钾。

（4）防治诱因和处理并发症。

表 6-6-3　不同降糖药物的比较

	机制及适应证	服用方法	副作用	常用药物
磺脲类	刺激 β 细胞释放胰岛素，适用于 2 型糖尿病	餐前半小时口服	低血糖	优降糖（格列苯脲） 达美康（格列齐特） 糖适平（格列喹酮）
双胍类	增加外周组织对葡萄糖利用，适用于肥胖 2 型糖尿病	餐时或餐后服	胃肠道反应，极少低血糖	苯乙双胍 二甲双胍
葡萄糖苷酶抑制剂	减慢葡萄糖吸收用于降低餐后高血糖	与第一口饭同时嚼服	胃肠道反应	阿卡波糖（拜糖平）
胰岛素	1 型糖尿病、2 型糖尿病降糖药无效或酮症酸中毒、妊娠、手术	餐前半小时	低血糖	短、中、长效胰岛素

五、护理问题

① 营养失调；② 活动无耐力；③ 有感染的危险；④ 潜在并发症：酮症

酸中毒、低血糖反应等；⑤ 知识缺乏。

六、护理措施

1. 饮食护理

合适的饮食有利于减轻体重，应根据理想体重和工作性质计算每日所需总热量（**注意**：严格定时进食；控制总热量；严格限制甜食；患者进行体育锻炼时不宜空腹；保持大便通畅；每周定期测量体重，如果体重改变 > 2kg，应报告医师。）。

2. 休息与运动

适当运动，控制体重。运动量的简单计算方法：脉率 = 170-年龄。

3. 口服降糖药物护理

按时服用降糖药，不可自行停、减药物。指导患者按时进餐，切勿提前或推后。

（1）双胍类：进餐时或餐后服。二甲双胍最常见的不良反应是胃肠道反应。

（2）磺脲类：从小剂量开始，早餐前半小时 1 次口服。易发生低血糖反应等。

（3）葡萄糖苷酶抑制剂：阿卡波糖应与第一口饭同时嚼服，不良反应是胃肠道反应。

4. 胰岛素治疗护理

胰岛素不宜冷冻，使用期间宜放在室温 20℃ 以下。采用 1 ml 注射器抽药，避免振荡，注射胰岛素时应严格无菌操作，普通胰岛素于饭前半小时皮下注射，部位宜选择上臂三角肌、臀大肌、大腿内侧、腹部等，最方便的是大腿内侧和腹部注射。如经常参加运动锻炼，应避开大腿、上臂。注射部位应交替使用以免形成局部硬结和脂肪萎缩，影响药物吸收及疗效。两种胰岛素合用时，应先抽吸短效胰岛素，再抽吸长效胰岛素。治疗过程中应定期监测尿糖、血糖变化。

5. 低血糖反应护理

表现为疲乏、强烈饥饿感、出冷汗、脉速、恶心、呕吐，重者可致昏迷甚至死亡。轻者可用白糖以温水冲服；较严重者静脉注射 50%葡萄糖溶液 40 ml。

6. 预防感染

【考点练习】

1. 糖尿病酮症酸中毒多见于（　　）。

A. 1 型糖尿病　　　　　　　　B. 2 型糖尿病

C. 其他特殊类型糖尿病　　　　D. 妊娠糖尿病

E. 非胰岛素依赖型糖尿病

2. 关于 2 型糖尿病的叙述正确的是（　　）。

A. 主要与免疫、环境有关　　　B. 主要见于年轻人

C. 胰岛素绝对缺乏　　　　　　D. 有家族性发病倾向

E. 依赖胰岛素治疗

3. 糖尿病的分型正确的是（　　）。

A. 1 型，2 型，特殊类型，妊娠期糖尿病

B. 自身免疫，特发性，胰岛素抵抗，胰岛素分泌缺陷

C. 正常葡萄糖耐量，IGT，IFG，糖尿病

D. 正常血糖，IGT，IFG，高血糖

E. 1 型、2 型、妊娠期糖尿病

4. 关于 1 型糖尿病的描述，正确的是（　　）。

A. 起病缓慢　　　　　　　　　B. 三多一少症状明显

C. 多见于成年与老年　　　　　D. 血糖波动小而稳定

E. 对胰岛素不敏感

5. 对血糖在正常范围者没有降血糖作用的药物是（　　）。

A. 胰岛素　　　　　　B. 优降糖　　　　　　C. 格列吡嗪

D. 格列喹酮　　　　　E. 二甲双胍

6. 确诊糖尿病的标准之一是（　　）。

A. 空腹血糖 > 6.0 mmol/L　　B. 血脂测定　　　　　C. 尿糖定性

D. 24 小时尿糖定量　　　　　E. 餐后两小时血糖 > 11.1 mmol/L

7. 对可疑糖尿病患者最有诊断价值的检查是（　　）。

A. 尿糖定性试验　　　　　　　B. 尿糖定量测定

C. 空腹血糖测定　　　　　　　D. 口服葡萄糖耐量试验

E. 胰岛细胞抗体测定

8. 某患者 2 型糖尿病，体态肥胖，"三多一少"症状不太明显，血糖偏高，长期采用饮食控制、休息、口服降血糖，但血糖仍高。对此下列处理最恰当的是（　　）。

A. 改用胰岛素治疗　　　　　　B. 增加运动疗法

C. 加大降糖药剂量　　　　　　D. 用抗生素控制感染

E. 住院进一步待查

9. 磺脲类降糖药主要适合于哪种病人（　　）。

A. 食量控制无效的 2 型糖尿病　　B. 1 型糖尿病伴眼底病变

C. 糖尿病酮症酸中毒　　　　　　D. 1 型糖尿病

E. 肥胖饮食控制无效者的糖尿病

10. 糖尿病最基本的治疗措施是（　　）。

A. 饮食治疗　　　　　　　　　　B. 口服降糖药物治疗

C. 胰岛素治疗　　　　　　　　　D. 合适的体育锻炼

E. 胰岛细胞移植

11. 患者，女性，29 岁。初发糖尿病，准备注射胰岛素治疗，胰岛素每瓶为 10 ml 含胰岛素 400 单位，现患者需注射胰岛素 20 单位，应抽吸（　　）。

A. 0.4 ml　　　　　　　　　　　B. 0.5 ml

C. 1 ml　　　　　　　　　　　　D. 2 ml　　　　　　　　　E. 5 ml

12. 患者，男性，18 岁。多饮、多尿、多食，体重下降，被诊断为 1 型糖尿病收入院治疗。其饮食中全日热量的分配方法是（　　）。

A. 早餐 1/5，中餐 2/5，晚餐 2/5

B. 早餐 2/5，中餐 2/5，晚餐 1/5

C. 早餐 1/5，中餐 1/5，晚餐 3/5

C. 早餐 3/5，中餐 1/5，晚餐 1/5

E. 早餐 1/5，中餐 1/5，晚餐 3/5

13. 患者，女性，12 岁。多饮、多尿、多食，被诊断为糖尿病，她的饮食成分的分配为（　　）。

A. 糖 70%，蛋白质 10%，脂肪 30%

B. 糖 60%，蛋白质 20%，脂肪 20%

C. 糖 50%，蛋白质 20%，脂肪 30%

D. 糖 40%，蛋白质 35%，脂肪 25%

E. 糖 30%，蛋白质 30%，脂肪 40%

14. 患者，男性，7 岁。近一年来多饮、多尿、多食，体重下降，被诊断为 1 型糖尿病。其治疗的关键点是（　　）。

A. 控制饮食　　　　　　B. 保持体重　　　　　　C. 运动治疗

D. 胰岛素治疗　　　　　E. 口服降糖药

15. 患者，男性，64 岁。患糖尿病 10 年。常规胰岛素 6 单位餐前 30 分钟用药，患者自己注射恰当的部位是（　　）。

A. 腹部脐周   B. 前臂外侧

C. 股外侧肌   D. 臂中肌   E. 臀大肌

16. 患儿，女性，10岁。患1型糖尿病5年，用胰岛素治疗。体能测试后，患儿出现了心悸、出汗、头晕、手抖、饥饿感。护士正确的判断是（   ）。

A. 胰岛素过量   B. 饮食不足

C. 过度劳累   D. 低血糖反应   E. 心源性晕厥

17. 患者，男性，11岁。被诊断为1型糖尿病，应用胰岛素治疗。近日出现清晨5~9时血糖和尿糖增高，应调整治疗为（   ）。

A. 加大早晨胰岛素用量   B. 减少早晨胰岛素用量

C. 加大晚间胰岛素用量   D. 减少晚间胰岛素用量

E. 加大运动量

18. 患者，女性，8岁。因多饮、多尿、多食，体重下降，被诊断为1型糖尿病，用胰岛素治疗。最近在运动后出现心悸、出汗等症状，应该调整的治疗是（   ）。

A. 加大胰岛素用量   B. 减少胰岛素用量

C. 增加每餐的食量   D. 运动后加餐   E. 不要运动

19. 患者，女性，50岁。有糖尿病史，体温37.8℃，有尿频、尿急症状，尿沉渣中有大量白细胞。诊断考虑为（   ）。

A. 糖尿病   B. 糖尿病肾病

C. 糖尿病合并泌尿系感染   D. 糖尿病合并尿毒症

E. 糖尿病合并肾乳头坏死

20. 患者，男性，28岁。糖尿病病程已有11余年，使用中性胰岛素治疗，但血糖未规律监测。近3月出现眼睑及下肢水肿，尿糖（++），WBC 0~4/Hp，尿蛋白（+++）。考虑的诊断是（   ）。

A. 胰岛素性水肿   B. 肾动脉硬化

C. 肾盂肾炎   D. 急性肾炎   E. 糖尿病肾病

21. 患者，男性，60岁。主诉四肢远端呈手套、袜套样感觉减退，该患者属于（   ）。

A. 末梢型感觉障碍   B. 分离性感觉障碍

C. 交叉型感觉障碍   D. 部分性感觉障碍

E. 完全性感觉障碍

22. 患者，女性，60岁。因视力障碍收入院，查空腹血糖10 mmol/L，餐后血糖18 mmol/L。该患者可能是（   ）。

A. 花眼   B. 糖尿病视网膜病变

C. 动脉硬化　　　　　　　D. 黄斑变性　　　　　　　E. 角膜溃疡

23. 患者,男性,55 岁。糖尿病不规则服药,血糖波动在 8.6~9.8 mmol/L,尿糖（++）~（+++）,近日感尿频、尿痛,昨日起突然神志不清,查血糖 28 mmol/L,尿素氮 7.8 mmol/L,血钠 148 mmol/L,尿糖（+++）,酮体（++）,其诊断为（　　）。

A. 低血糖昏迷　　　　　　　　B. 糖尿病酮症酸中毒
C. 乳酸性酸中毒　　　　　　　D. 高渗性非酮症糖尿病昏迷
E. 急性脑血管病

24. 患者,女性,26 岁。妊娠 7 个月,体格检查发现,尿糖（+++）,血糖:7.8 mmol/L,餐后两小时 16.7 mmol/L。治疗主要选择（　　）。

A. 饮食治疗　　　　　　　　B. 体育锻炼
C. 口服降糖药　　　　　　　D. 胰岛素　　　　　E. 无需治疗

25. 患者,男性,65 岁。颜面水肿,空腹血糖 12.3 mmol/L,血糖（++）,尿蛋白（+）,曾不规则治疗,目前降糖治疗应首选（　　）。

A. 单纯控制饮食　　　　　　　B. 控制饮食+双胍类药
C. 控制饮食+磺脲类　　　　　D. 控制饮食+胰岛素
E. 控制饮食+噻唑烷二酮类

26. 患者,女性,42 岁。糖尿病病史 3 年,某日餐前突然感到饥饿难忍、全身无力、心慌、出虚汗,继而神志恍惚。护士应立即采取的措施是（　　）。

A. 配血、备血　　　　　　　B. 协助患者饮糖水
C. 急性血压监测　　　　　　D. 建立静脉通路　　　E. 专人护理

27. 患者,男性,48 岁。诊断为糖尿病,患者拟在家中自行监测血糖。护士应告知其餐后 2 小时血糖的正常值是（　　）。

A. ＜4.8 mmol/L　　　　　　B. ＜5.8 mmol/L
C. ＜6.8 mmol/L　　　　　　D. ＜7.8 mmol/L　　　E. ＜8.8 mmol/L

28. 患者,男性,52 岁。糖尿病病史 20 余年,目前使用胰岛素治疗,但血糖未规律监测。近 4 月出现眼睑及下肢水肿来诊,尿常规检查,尿糖(+),WBC 0~4/Hp,尿蛋白（++）。。应优先考虑的是（　　）。

A. 胰岛素性水肿　　　　　　B. 肾动脉硬化
C. 肾盂肾炎　　　　　　　　D. 急性肾炎　　　　　E. 糖尿病肾病

29. 患者,女性,56 岁。糖尿病酮酸症中毒。患者排出的尿液气味可能为（　　）。

A. 烂苹果味　　　　　　　　B. 氨臭味
C. 大蒜味　　　　　　　　　D. 苦杏仁味　　　　　E. 苯酚味

30. 患者,男性,58 岁。糖尿病住院,经过治疗血糖得以控制,病情稳定准备出院。护士给该患者进行出院饮食指导时,应告诉患者其每日总热量在三餐中的比例为(　　)。

A. 早餐 1/6、剩下的中餐、晚餐各半

B. 早餐 1/5、中餐、晚餐各 2/5

C. 早餐 1/4、剩下的中餐、晚餐各半

D. 早餐 1/4、中餐 1/2、晚餐为 1/4

E. 早餐 1/2、剩下的中餐、晚餐各半

31. 患者,65 岁,女性。因 2 型糖尿病需注射胰岛素,出院时护士对其进行健康教育。对患者自行注射胰岛素的指导中,不正确的是(　　)。

A. 行皮下注射,进针角度 90°

B. 不可在发炎、有瘢痕、硬结处注射

C. 进针后不能有回血

D. 应在上臂三角肌下缘处注射

E. 注射区皮肤要消毒

32. 患者每日清晨注射长效胰岛素,低血糖最可能发生于(　　)。

A. 注射后半小时　　　　B. 午餐前　　　　C. 午餐后

D. 晚餐前　　　　E. 夜间

33. 患者,男性,62 岁。诊断 2 型糖尿病 5 年,坚持口服降糖药治疗,血糖控制效果较好。患者拟计划春游,出发前测得空腹血糖低于(　　)值应注意低血糖发生。

A. 3.9 mmol/L　　　　B. 4.9 mmol/L

C. 5.9 mmol/L　　　　D. 6.9 mmol/L　　　　E. 7.9 mmol/L

34. 患者,男性,64 岁。诊断 2 型糖尿病 10 年。为患者进行糖尿病预防的健康指导中,不妥的是(　　)。

A. 每天检查清洁足部　　　　B. 选择透气、柔软的鞋袜

C. 每天坚持适度的运动　　　　D. 足部出现破损可自擦药物

E. 外出不宜穿拖鞋

(35~38 题共用题干)

患者,男性,46 岁。发现口渴、多饮、消瘦三个月,突发昏迷两日。血糖 30 mmol/L,血钠 132 mmol/L,血钾 4.0 mmol/L。尿素氮 9.8 mmol/L,二氧化碳结合力 13.8 mmol/L。尿糖、尿酮呈强阳性。

35. 该患者首选治疗为(　　)。

A. 快速静脉点滴生理盐水+小剂量胰岛素

B. 快速静脉点滴高渗盐水+小剂量胰岛素

C. 快速静脉点滴低渗盐水+小剂量胰岛素

D. 快速静脉点滴生理盐水+大剂量胰岛素

E. 快速静脉点滴碳酸氢钠+大剂量胰岛素

36. 治疗8小时后,患者神志渐清,血糖降至12.8 mmol/L,血钾3.2 mmol/L,此时可采用的治疗是(　　)。

A. 输5%葡萄糖+普通胰岛素

B. 输5%葡萄糖+普通胰岛素+适量钾

C. 输10%葡萄糖+普通胰岛素

D. 输碳酸氢钠+普通胰岛素

E. 输低渗盐水+普通胰岛素+适量钾

37. 该患者最可能的诊断是(　　)。

A. 高渗性昏迷　　　　　　　　　　B. 糖尿病酮症酸中毒

C. 糖尿病乳酸性酸中毒　　　　　　D. 糖尿病合并脑血管意外

E. 应激性高血糖

38. 护士应首先采取的护理措施是(　　)。

A. 每两小时监测血糖、神志和生命体征　　　　　　B. 皮肤护理

C. 监测尿量　　　　　　D. 预防感染　　　　　　E. 口腔护理

(39～41题共用题干)

患者,男性,21岁。上呼吸道感染2周后出现明显多饮、多尿,消瘦,诊断为糖尿病。

39. 该患者的糖尿病类型最可能属于(　　)。

A. 胰岛素基因缺陷糖尿病　　　　　B. 遗传性糖尿病

C. 1型糖尿病　　　　　　　　　　　D. 2型糖尿病

E. 一过性血糖增高

40. 患者消瘦的最主要原因是(　　)。

A. 病毒感染消耗过多　　　　　　　B. 多尿排出大量水分

C. 机体脂肪、蛋白质消耗　　　　　D. 食欲减退导致摄入不足

E. 糖尿病导致机体基础代谢率增加

41. 患者最常见的急性并发症是(　　)。

A. 下肢静脉血栓形成　　　　　　　B. 肾血管病变

C. 自主神经病变　　　　　　　　　D. 营养不良

E. 酮症酸中毒

（42～43题共用题干）

患者，男性，19岁。患1型糖尿病多年，注射胰岛素控制血糖，因上感，体温39.2℃，食欲减退，恶心、呕吐、腹痛。护理体检，呼吸深大，可闻烂苹果味，皮肤干燥，烦躁和嗜睡交替。

42. 根据评估结果，判断病人可能合并了（　　）。

A. 酮症酸中毒昏迷　　　　　　B. 低血糖反应

C. 急性胃肠炎　　　　　　　　D. 高渗性非酮症昏迷

E. 急性脑炎

43. 护士在协助医生进行抢救时，应除外的护理措施是（　　）。

A. 卧床休息

B. 建立静脉通道，给予加入大剂量胰岛素的5%的葡萄糖液

C. 胰岛素应小剂量持续点滴　　D. 监测电解质特别是血钾点滴

E. 吸氧

44. 患者，男性，15岁。身高150cm，体重35kg。经检查，患者血糖与尿糖均显著升高，诊断为1型糖尿病。患者空腹血糖受损是指（　　）。

A. 空腹血糖＜6.0mmol/L　　　B. 空腹血糖＜7.8mmol/L

C. 空腹血糖≥11.1mmol/L　　　D. 6.0mmol/L＜空腹血糖＜7.0mmol/L

E. 7.8mmol/L＜空腹血糖＜11.1mmol/L

45. 治疗糖尿病药物阿卡波糖的正确服药时间是（　　）。

A. 第一口饭同时嚼服　　　　B. 空腹服用　　　C. 饭前1小时服用

D. 饭前1小时服用　　　　　　E. 睡前服用

【参考答案】

序号	1	2	3	4	5	6	7	8	9	10
答案	A	D	A	B	E	E	D	B	A	A
序号	11	12	13	14	15	16	17	18	19	20
答案	B	A	C	D	A	D	C	D	C	E
序号	21	22	23	24	25	26	27	28	29	30
答案	A	B	B	D	D	B	D	E	A	B
序号	31	32	33	34	35	36	37	38	39	40
答案	A	E	A	D	A	B	B	A	C	C
序号	41	42	43	44	45	46	47	48	49	50
答案	E	A	B	D	A					

第七节　痛　风

痛风是一种因嘌呤代谢障碍，尿酸的合成增加或排出减少，造成高尿酸血症。好发年龄在 40 岁以上，男性占大多数，常有家族遗传史。

一、病因与发病机制

根据高尿酸血症发病的原因，分为原发性和继发性两类。

（1）原发性：是由于先天性嘌呤代谢紊乱引起，与遗传缺陷有关。诱因主要是高嘌呤食物，此外，肥胖、糖尿病、动脉粥样硬化、冠心病、高血压者易发病。

（2）继发性：① 继发于某些先天性代谢病紊乱，如 1 型糖尿病。② 继发于其他疾病或药物，如白血病等。药物如小剂量阿司匹林、氢氯噻嗪等。

二、临床表现

发病前常有漫长的高尿酸血症病史。

（1）无症状期：仅有血尿酸持续性或波动性增高。从血尿酸增高至症状出现，可长达数年至 10 年，有些终身不出现症状。其症状出现与高尿酸血症的水平和持续时间有关。

（2）急性关节炎期：为痛风的首发症状。好发于下肢关节，典型的首次发作常在夜间突然发病，因足痛而惊醒。以大脚趾及第一跖趾关节最常见。初为单关节炎，以拇指、大脚趾多见，常呈自限性。

（3）痛风石及慢性关节炎期：痛风石是痛风的一种特征性损害，是尿酸盐沉积所致。痛风石以关节内及关节附近与耳轮常见。

（4）肾病变：痛风性肾病是痛风特征性的病理变化之一，最终可因肾衰竭或并发心血管病而死亡。

三、辅助检查

（1）血尿酸测定：是诊断痛风的主要指标。血尿酸男性 > 420 µmol/L，女性 > 350 µmol/L。

（2）X 线检查、关节镜：有助于发现骨、关节的相关病变或尿酸性尿路结石影。

四、治疗要点

防治目的：① 控制高尿酸血症，预防尿酸盐沉积。② 迅速终止急性关节炎发作，防止复发。③ 防止尿酸结石形成和肾功能损害。

1. 一般治疗

调节饮食，控制总热量摄入；限制嘌呤食物，严禁饮酒；适当运动；多饮水，每天 2000ml 以上，增加尿酸的排泄。

2. 急性痛风性关节炎期

（1）秋水仙碱：是治疗痛风急性发作的特效药。

（2）非甾体抗炎药：常用吲哚美辛、布洛芬等，止痛效果较秋水仙碱弱。

（3）糖皮质激素：上述两类药无效或禁忌时用。

3. 发作间歇期和慢性期

目的是使血尿酸维持正常水平。

（1）促进尿酸排泄药：常用有丙磺舒、磺吡酮。用药期间要多饮水，服碳酸氢钠碱化尿液。

（2）抑制尿酸合成药：别嘌醇。

五、护理问题

① 疼痛；② 躯体活动障碍；③ 知识缺乏。

六、护理措施及健康教育

1. 休息与体位

急性关节炎期应绝对卧床休息，抬高患肢，避免受累关节负重。待关节痛缓解 72 小时后，方可恢复活动。

2. 局部护理

手、腕或肘关节受累时，为减轻疼痛，可用夹板固定制动，也可给予冰敷或 25%硫酸镁湿敷，以消除关节的肿胀和疼痛。痛风石严重时，要注意维持患部清洁，避免发生感染。

3. 饮食护理

热量不宜过高，应限制在 1 200～1 500 kcal/d。蛋白质控制在 1 g/kg·d。避免进食高嘌呤食物，如动物内脏、鱼虾类、蛤蟹、肉类、菠菜、蘑菇、黄豆、扁豆、豌豆、浓茶等。饮食宜清淡、易消化，忌辛辣和刺激性食物。严禁饮酒，并指导患者进食碱性食物，如牛奶、鸡蛋、马铃薯、各类蔬菜、柑橘类水果。

4. 心理护理

护士应向其宣教痛风的有关知识，讲解饮食与疾病的关系，并给予精神上的安慰和鼓励。

5. 用药护理

（1）秋水仙碱：常有胃肠道反应。若出现严重胃肠道反应，可采取静脉用药。但静脉用药可产生不良反应，如肝损害、骨髓抑制、DIC、脱发、肾衰竭、癫痫样发作甚至死亡。一旦出现不良反应，应及时停药。静脉用药切勿外漏，以免造成组织坏死。

（2）使用丙磺舒、磺吡酮者，每日大于饮水 2000ml，口服碳酸氢钠等碱性药。

（3）应用非甾体抗炎药时，注意观察有无活动性消化性溃疡或消化道出血发生。

【考点练习】

1. 患者，男性，68 岁。右侧跖骨、踝关节红肿疼痛，诊断为痛风性关节炎。首选的治疗药物是（　　）。

A. 吲哚美辛　　　　　　　　B. 布洛芬

C. 秋水仙碱　　　　　　　　D. 糖皮质激素　　　　　E. 美洛昔康

2. 患者，男性，45 岁。痛风病史 8 年。该患者不需要加以限制的食物有（　　）。

A. 豆腐、蘑菇　　　　　　　B. 土豆、牛奶

C. 红酒、牛排　　　　　　　D. 鸡肝、米饭　　　　　E. 菠菜

3. 患者，男性，66 岁。痛风病史 5 年。因担心疾病的预后，思想负担重，情绪低落。此时，护士给予最恰当的护理措施是向患者说明（　　）。

A. 疾病反复发作会导致关节畸形　　B. 疼痛会影响睡眠

C. 痛风是一种终身性疾病　　　　　D. 疼痛会影响进食

E. 积极坚持规范的治疗可维持正常的生活

4. 患者，女性，41 岁。关节红、肿、痛及尿路结石 5 年，食用肉食症状加重。与患者疾病有关的代谢紊乱是（　　）。

A. 糖代谢紊乱　　　　　　　B. 脂代谢紊乱

C. 嘌呤核苷酸代谢紊乱　　　　D. 嘧啶核苷酸代谢紊乱

E. 蛋白质代谢紊乱

5. 痛风的首发症状是（　　）。

A. 突发跗趾关节疼痛　　　　B. 高尿酸血症

C. 痛风石　　　　　　　　　D. 间质性肾炎　　　　E. 尿路结石

【参考答案】

序号	1	2	3	4	5	6	7	8	9	10
答案	C	B	E	C	A					

第七章　风湿性疾病病人的护理

第一节　概　述

风湿性疾病属于自身免疫疾病，病变累及骨、关节及周围软组织，如肌肉、滑膜、肌腱、神经等的一组疾病。主要表现是关节疼痛、肿胀、活动功能障碍，部分病人可发生脏器功能损害。该类疾病病因复杂，可能与感染、免疫、内分泌、遗传、肿瘤等有关。根据发病机制、病理及临床特点，可以将风湿性疾病（简称风湿病）分为弥漫性结缔组织病、脊椎关节病、退行性病等。其中，弥漫性结缔组织病简称结缔组织病，是风湿性疾病的重要组成部分，它包括类风湿关节炎、系统性红斑狼疮、硬皮病、皮肌炎等。

第二节　风湿性疾病常见症状体征的护理

一、关节疼痛与肿胀、僵硬

1. 关节疼痛

关节疼痛往往是关节受累的首发症状。不同疾病累及关节疼痛的部位、性质及特点有所不同（见表 7-2-1）。

2. 关节僵硬

晨起时表现明显的关节僵硬称为晨僵。晨僵作为判断滑膜性关节炎症活动性的客观指标，其持续时间与炎症的严重程度相一致。晨僵持续 1 小时以上有较显著的临床意义。

3. 功能障碍

早期关节活动功能障碍主要由关节疼痛、肿胀、僵硬所致。

表 7-2-1　不同疾病关节疼痛及功能障碍主要表现

疾病名称	受累关节部位	特点	关节改变
类风湿关节炎	腕、掌指、近端指间关节等小关节	对称性分布	关节畸形
系统性红斑狼疮	近端指间关节，足、膝、踝关节	对称性分布	较少畸形，多脏器受损
风湿性关节炎	膝、踝等大关节多见	多为游走性	关节红、肿、热、无关节畸形
痛风	单侧拇指和第一跖趾关节多见	不对称	关节畸形

4. 护理措施

（1）休息与体位：炎症急性期，关节肿痛或伴体温升高，应卧床休息，尽量保持关节的功能位置，必要时给予小夹板、石膏固定。急性期后，鼓励患者活动及功能锻炼，活动量以病人能够耐受为度。

（2）合理饮食：指导患者摄入高蛋白、高维生素、高钙、富含营养的食物，多食水果及蔬菜。

（3）做好患者的日常生活护理：根据患者活动受限程度，协助患者进食、排便、洗漱、翻身等。

（4）病情观察：观察关节疼痛、肿胀的性质、程度等变化，与活动的关系，观察晨僵的程度，了解病情进展和疗效。

（5）用药护理：遵医嘱应用消炎镇痛等药物，注意观察药物的疗效及不良反应。

二、皮肤损害

1. 病　因

多由血管性炎性反应引起。

2. 临床表现

常见的皮肤损害有皮疹、水肿、皮下结节和溃疡等。系统性红斑狼疮患者典型的皮肤损害为鼻梁两侧的蝶形红斑。类风湿关节炎患者皮肤损害表现为皮下结节。

3. 护理措施

（1）适当休息，保证充足睡眠：保持病室环境安静舒适，温度、湿度适宜。

（2）合理饮食：鼓励患者摄入高蛋白质、高维生素、营养丰富、清淡易消化的食物，满足组织修复的需要。避免食用刺激性的食物。

（3）病情观察：观察皮肤损害部位的变化，注意有无日光过敏及感染。

（4）用药护理：皮疹或红斑处可遵医嘱用药物性软膏涂搽；若局部溃疡合并感染，遵医嘱使用抗生素治疗，并做好局部清创换药护理。注意观察药物疗效及不良反应。

第三节　类风湿关节炎

类风湿关节炎（RA）是周围、对称性、多小关节、慢性炎症的自身免疫性疾病。好发于 20～45 岁女性。其病理为关节的滑膜炎。

一、病　因

可能与环境、感染、遗传等因素密切相关。在诱因（潮湿、寒冷、创伤等）作用下，产生类风湿因子（RF）。RF 引起免疫反应，导致关节滑膜炎症。

二、临床表现

1. 全身表现

有全身不适、发热等表现。

2. 关节症状

（1）关节痛、肿胀：关节痛是最早出现的症状，最常出现的部位腕、掌指关节，多呈对称性、持续性。近端指间关节呈梭形肿胀，称梭状指。

（2）晨僵：晨僵为观察本病活动的指标之一。

（3）关节畸形及关节功能障碍：关节畸形是本病的结局，如手指尺侧偏斜、关节半脱位、天鹅颈样改变等。

（4）关节外表现：可累及中小血管、呼吸循环系统。类风湿结节是本病特异性皮肤表现，出现在前臂伸面肘关节附近、枕部及跟腱处。

三、辅助检查

（1）血液检查：血沉增快、C反应蛋白增高（反映本病的活动性指标）。

（2）免疫学检查：类风湿因子（RF）呈阳性，与类风湿关节炎的活动性、严重性成正比。

（3）X线检查：可监测疾病的进展、分期，以手指及腕关节的X线影像最有价值。

四、治疗要点

早期诊断和早期治疗是本病的治疗关键。恢复期进行适当的关节功能锻炼，防止畸形。

（1）非甾体抗炎药：阿司匹林为类风湿关节炎治疗的首选药物，有消肿、镇痛的作用。常见不良反应为胃肠道反应，严重反应者可出现胃溃疡、胃出血、胃穿孔。

（2）抗风湿药：按序选择下列药物，甲氨蝶呤（MTX）、柳氮磺吡啶、雷公藤等。

（3）糖皮质激素：适用于活动期有关节外症状者或关节炎明显而非甾体抗炎药无效者。

五、护理问题

① 慢性疼痛有关；② 生活自理能力缺陷；③ 悲伤。

六、护理措施及健康教育

（1）密切观察病情：患者关节疼痛、肿胀的程度，活动及自理能力状况。

（2）注意活动与休息：活动期发热或关节肿胀明显时应卧床休息。缓解期尽早指导患者进行功能锻炼，防止肢体出现功能残疾。双侧腕指关节肿胀畸形时，保持腕关节背伸，指关节掌屈，半握拳；膝关节保持伸直位。

（3）疼痛的护理：遵医嘱给予抗炎药；缓解期适当进行功能锻炼；预防晨僵，如晨起后温水浴或用热水泡手15分钟，睡眠时使用弹力手套保暖。

【考点练习】

1. 类风湿关节炎患者的特点是（　　）。

A. 主要侵犯大关节　　　　　　B. 属于单系统性疾病

C. 全身游走性疼痛　　　　　　D. 关节疼痛呈对称性改变

E. 发病者男女之比为 1：2

2. 类风湿关节炎活动期最常见的临床表现是（　　）。

A. 晨僵　　　　　　　　　　　B. 贫血

C. 肘侧皮肤出现浅表淋巴结　　D. 下肢皮肤有大片出血点

E. 指关节畸形

3. 对类风湿性关节炎的描述不正确的是（　　）。

A. 基本病变是滑膜炎　　　　　B. 发病与自身免疫有关

C. 有皮下结节视病情活动　　　D. 类风湿因子可为阳性

E. 不引起脏器损伤

4. 在为预防类风湿性关节炎患者发生晨僵而采取的护理措施中，不正确的是（　　）。

A. 鼓励多卧床休息　　　　　　B. 睡眠时使用弹力手套保暖

C. 晨起后用温水泡僵硬的关节 15 分钟

D. 遵医嘱服用抗炎药　　　　　E. 避免关节长时间不活动

5. 某患者双手掌指关节肿胀疼痛 3 年，晨起有黏着感，活动后缓解，查类风湿因子（＋），诊断为类风湿关节炎，为防止关节畸形，应注意（　　）

A. 长期卧床休息　　　　　　　B. 进食高热量、高蛋白饮食

C. 小夹板固定　　　　　　　　D. 长期服用抗生素防感染

E. 进行关节功能锻炼

6. 患者，女性，48 岁。类风湿关节炎 5 年，双侧腕、指关节肿胀畸形，为保持关节的功能，正确的做法是（　　）

A. 腕关节背伸、指关节背伸　　B. 腕关节背伸、指关节掌屈

C. 腕关节掌屈、指关节侧屈　　D. 腕关节掌屈、指关节背伸

E. 腕关节侧屈、指关节掌屈

7. 患者，女性，49 岁。农民，2 年前无明显诱因出现双腕、双手关节和双膝、踝、足、跖趾关节肿痛，伴晨僵，时间约 10 分钟，疼痛以夜间明显，影响行动。实验室检查：血沉 55mm/h，RF（＋）。关节 X 线检查：双手骨质疏松，腕部关节间隙变窄。有关关节的护理是（　　）

A. 关节保暖　　　　　　　　　B. 抗生素治疗

C. 加强关节运动度　　　　　　D. 关节冷敷

E. 因疼痛保持关节持续不动

【参考答案】

序号	1	2	3	4	5	6	7	8	9	10
答案	D	A	E	A	E	B	A			

第四节　系统性红斑狼疮

系统性红斑狼疮（SLE）是累及多个系统的自身免疫性疾病。好发 15 ~ 35 岁年轻女性，典型症状是面部蝶形红斑并伴有多脏器受累。

一、病因与发病机制

可能与遗传、雌激素水平高、环境因素（日光照射、含补骨素类食物、药物、病毒）等因素作用下，促发了自身免疫反应，从而持续产生了大量的自身抗体，引起组织损伤。其病理改变以血管炎、血管病变为突出。

（注意：日光中的紫外线使皮肤上皮细胞出现凋亡，而产生自身抗原；补骨素类食物，如芹菜、无花果可增强 SLE 病人对紫外线的敏感性）。

二、临床表现

（1）全身症状：约 90% 患者可出现低、中度发热。

（2）皮肤黏膜：80% 患者有皮肤黏膜损害，蝶形红斑是 SLE 最特征性的皮肤改变，表现为鼻梁和双面颊部呈蝶形分布的红斑，可有光过敏、脱发、雷诺现象、口腔溃疡。

（3）骨关节与肌肉：约 85% 患者有关节受累，关节痛是首发症状，近端指间关节常受累，呈对称分布，较少引起畸形。

（4）脏器损害：肾脏是最常受损的脏器，几乎所有的病人均有肾脏损害。早期仅有尿检异常，晚期发生尿毒症，是 SLE 死亡的常见原因，还可累及消化系统、神经系统损害、中枢神经系统的损害。

类风湿关节炎与系统性红斑狼疮的病因、临床表现、辅助检查及治疗等多方面有很多相反或相同的特点（表 7-4-1）。

表 7-4-1　类风湿关节炎与系统性红斑狼疮对比

类别　项目	类风湿关节炎	系统性红斑狼疮
病因	免疫因素	
诱因	寒冷潮湿	阳光照射
好发年龄	年轻女性	
病理	滑膜炎	血管炎
关节痛	对称分布（晨僵是活动性指标）	对称分布
关节畸形	有（最终结局，致残）	无
肾脏损害	少见	多有（尿毒症是 SLE 死亡的常见原因）
皮肤表现	类风湿结节	蝶形红斑
贫血	有（正色素性细胞性贫血）	
免疫学检查	类风湿因子（活动性严重性成正比）	抗核抗体筛选，抗 Sm 抗体特异
首选药物	阿司匹林	糖皮质激素

三、辅助检查

1. 血液检查

贫血，为正色素性细胞性贫血；血沉增快；部分患者白细胞和血小板减少。

2. 免疫学检查

（1）抗核抗体（ANA）：对 SLE 的敏感性高，是 SLE 最佳的筛选检查。

（2）抗双链 DNA 抗体：特异性高。对确诊和判断狼疮的活动性有参考价值。

（3）抗 Sm 抗体：特异性高，抗 Sm 抗体是 SLE 的标志抗体。

四、治疗要点

1. 一般原则

急性期应休息，避免各种诱因，避免阳光照射。

2. 药物治疗

表 7-4-1　　SLE 的药物治疗

	适应症	常用药物	不良反应
糖皮质激素	控制炎症、抗免疫作用。治疗系 SLE 的首选药物	泼尼松、甲泼尼龙	
非甾体抗炎药	用于有发热、关节肌肉疼痛、关节炎	阿司匹林、布洛芬、吲哚美辛	胃肠道反应
免疫抑制药	用于易复发但因严重不良反应而不能使用激素者	环磷酰胺、硫唑嘌呤、环孢素	环磷酰胺（胃肠道反应、出血性膀胱炎、脱发）；硫唑嘌呤（骨髓抑制、肝损害）
抗疟药	治疗盘状红斑	磷酸氯喹	视网膜退行性变致视力下降。

（**注意**：系统性红斑狼疮、特发性血小板减少性紫癜、肾病综合征三种疾病均为免疫性疾病，所以这三种疾病的治疗均首选糖皮质激素。）

五、护理问题

① 疼痛；② 皮肤完整性受损；③ 预感性悲哀。

六、护理措施及健康教育

1. 休息、饮食护理、生育指导

合理的休息与活动。给予营养丰富的食物，忌食含有补骨脂素的食物，如芹菜、香菜、无花果等。育龄女性，患者要注意避孕。

2. 做好皮肤护理

（1）患者应减少日光照射：避免在烈日活动，忌日光浴；外出穿长袖衣裤，戴遮阳帽，打伞。

（2）皮肤的护理：皮肤的清洁可用 30℃ 清水冲洗皮损处，每日 3 次，每次 30 分钟。忌用碱性肥皂、化妆品及化学药品，防止刺激皮肤。脱发的患者应减少洗头次数，忌染发、烫发、卷发。有口腔溃疡的患者，漱口后用中药冰硼散或锡类散涂敷。

3. 药物护理

指导患者遵医嘱用药，勿随意减药、停药。大剂量甲泼尼龙冲击治疗时，防止急性消化道出血。非甾体类抗炎药，宜饭后服用。抗疟药导致视力下降，应定期查眼底。

【考点练习】

1. 系统性红斑狼疮（SLE）好发于（　　）。

A. 儿童　　　　　　　　　B. 年轻男性

C. 年轻女性　　　　　　　D. 老年女性　　　　E. 老年男性

2. 系统性红斑狼疮最常见的皮肤损害是（　　）。

A. 面部蝶形红斑　　　　　B. 紫癜　　　　　　C. 玫瑰疹

D. 血肿　　　　　　　　　E. 荨麻疹

3. 风湿性疾病多系统损害中发生率最高的是（　　）。

A. 肾脏　　　　　　　　　B. 关节　　　　　　C. 心血管

D. 肺和胸膜　　　　　　　E. 皮肤

4. 系统性红斑狼疮最常见的死亡原因是（　　）。

A. 心肌炎　　　　　　　　B. 颅内高压　　　　C. 尿毒症

D. 上消化道大出血　　　　E. 胸膜炎

5. 系统性红斑狼疮病人治疗首选药是（　　）。

A. 泼尼松　　　　　　　　B. 阿司匹林　　　　C. 环磷酰胺

D. 异烟肼　　　　　　　　E. 硝苯地平

6. 系统性红斑狼疮患者皮肤护理错误的是（　　）。

A. 常用清水清洗　　　　　B. 忌用碱性皂液　　C. 忌用化妆品

D. 避免阳光照射　　　　　E. 10℃冷水湿敷

7. 系统性红斑狼疮病人脱发护理不正确的是（　　）。

A. 说明脱发不是永久的　　B. 避免烫发、染发、卷发

C. 温水洗头每日两次　　　D. 梅花针针刺头皮

E. 用假发改善形象

8. 系统红斑狼疮应对症护理，错误的是（　　）。

A. 经常用清水洗脸　　　　B. 用30℃左右的温水湿敷红斑处

C. 面部红斑处涂油膏保护　D. 脱发者用温水洗头

E. 口腔溃疡涂碘甘油

9. 糖皮质激素治疗系统性红斑狼疮的主要机制是（　　）。

A. 抗休克，改善循环　　　B. 抑制过敏反应

C. 控制炎症，抑制免疫反应　D. 降低内毒素反应

E. 抑菌，避免急发感染

10. 患者，女性，33 岁。有系统性红斑狼疮 5 年。一直服用药物治疗，最近视力下降，可能因为服用了（　　）。

    A. 阿司匹林　　　　　　　B. 吲哚美辛

    C. 抗疟药　　　　　　　　D. 布洛芬　　　　　　　E. 地塞米松

11. 患者，女性，25 岁。面部有蝶形红斑，严重关节疼痛，最近查 Hb 90 g/L，Sm 抗体阳性，抗双链 DNA 抗体阳性。需要首先解决的护理问题是（　　）。

    A. 乏力　　　　　　　　B. 疼痛　　　　　　　C. 皮肤完整性受损

    D. 有感染的危险　　　　E. 输营养液

12. 患者，女性，20 岁。一周前因睡眠不好，服用氯丙嗪，出现乏力、发热，体温 38℃，面部蝶形红斑，Sm 抗体阳性。抗双链 DNA 抗体阳性，查患者口腔有白色点状物质，需进行口腔护理，可选用（　　）漱口液。

    A. 1%～4% 碳酸氢钠溶液　B. 2%～3% 硼酸溶液

    C. 1%～3% 过氧化氢溶液　D. 0.1% 醋酸溶液

    E. 0.08% 甲硝唑溶液

13. 周女士，22 岁，未婚。面部有典型蝶形红斑，诊断为系统性红斑狼疮。护理措施错误的是（　　）。

    A. 避免烈日下活动　　　B. 外出时戴宽边帽

    C. 局部用清水冲洗　　　D. 脱屑处用碱性肥皂清洗

    E. 勿用刺激性化妆品

14. 患者，女性，24 岁。患系统性红斑狼疮入院，面部蝶形红斑明显。对该患者进行健康指导时，错误的是（　　）。

    A. 用清水洗脸　　　　B. 不用碱性肥皂　　　C. 禁忌日光浴

    D. 可适当使用化妆品　E. 坚持用消毒液漱口

15. 患者，女性，28 岁。因系统性红斑狼疮入院，使用大剂量甲基强的松龙冲击治疗。用药期间，较少出现的是（　　）。

    A. 继发感染　　　　　B. 血钙升高

    C. 骨质疏松　　　　　D. 高血压　　　　　E. 消化道出血

16. 患者，女性，20 岁。四肢关节疼痛 7 个月，近两月出现面颊部对称性红斑，反复发作，口腔溃疡，诊断为"系统性红斑狼疮"。以下护理措施不恰当的是（　　）。

    A. 避免辛辣等刺激性食物　　B. 坚持饭后漱口

    C. 少食多餐　　　　　　　　D. 优质低蛋白饮食

    E. 可以进食蘑菇、芹菜等食物

17. 系统性红斑狼疮患者，几乎均有的脏器损害是（　　）。

A. 肝　　　　B. 肾　　　　C. 脑　　　　D. 胰腺　　　　E. 肺

18. 系统性红斑狼疮最有特异性的标志物是（　　）。

A. 抗 Sm 抗体　　　　　B. 抗双链 DNA 抗体　　　　C. 抗核抗体

D. 甲胎蛋白　　　　　　E. 补体

19. 治疗红斑狼疮的主要药物是（　　）。

A. 磷酸氯喹　　　　　　B. 泼尼松　　　　　　C. 阿司匹林

D. 环磷酰胺　　　　　　E. 长春新碱

20. 患者，女性，23 岁。因发热、关节痛、面部有蝶形红斑及血中抗 Sm 抗体（＋），确诊为 SLE。医嘱不能食用含有补骨脂素的芹菜、香菜、无花果，原因在于（　　）。

A. 可增强雌激素作用　　　B. 可损害肾小球

C. 可加重表皮细胞损害　　D. 增强对紫外线的敏感性

E. 可加重关节滑膜炎

【参考答案】

序号	1	2	3	4	5	6	7	8	9	10
答案	C	A	A	C	A	E	C	C	C	C
序号	11	12	13	14	15	16	17	18	19	20
答案	B	A	D	D	A	E	B	A	A	D

第八章　神经系统疾病病人的护理

第一节　概　述

神经系统可以分为周围神经系统和中枢神经系统两大部分。

一、周围神经系统

（1）脑神经：共有 12 对。

（2）脊神经：共有 31 对，如乳头线为胸 4，脐为胸 12，腹股沟为腰 1。

二、中枢神经系统的组成

1. 脑

脑又分为大脑、间脑、脑干和小脑。

（1）大脑：与躯体运动、语言及高级思维活动、听觉、视觉有关。

（2）间脑：位于大脑半球与中脑之间。

（3）脑干：由中脑、脑桥和延髓组成，与呼吸中枢、血管运动中枢、呕吐中枢、呃逆中枢等生命中枢互相关联。

（4）小脑：与运动的平衡、协调有关。

2. 脊　髓

脊髓位于椎管内，上端与延髓相连，成人脊髓下端平于第一腰椎。发出 31 对脊神经，是四肢和躯干的初级反射中枢。脊髓损害的临床表现为运动障碍、感觉障碍和自主神经功能障碍。

第二节　神经系统疾病常见症状体征的护理

一、头痛

头痛是指额、顶、颞、枕部的疼痛。

（1）病因：分颅内因素和颅外因素。颅内因素包括感染、血管病变、占位性病变、脑外伤等；颅外因素包括颅脑附近器官或组织病变（头颅五官、颈椎、颈肌）以及全身性疾病。

（2）头痛的观察：应注意头痛的部位、性质、持续时间、伴随症状，与睡眠、活动体位变化有无关系等。

二、感觉障碍

1. 临床表现

感觉障碍分为抑制性症状和刺激性症状两大类。抑制性症状出现感觉减退或消失；刺激性症状包括感觉过敏、感觉过度、感觉异常、感觉倒错、疼痛。

2. 感觉障碍类型

表 8-2-1　感觉障碍类型、表现

类型	末梢型	内囊病变	脊髓横贯损	脑干病变	皮质病变
感觉障碍表现	手套-袜套分布	对侧偏身感觉障碍伴对侧偏瘫对侧同向偏盲	损伤平面以下感觉障碍，伴运动障碍及大小便障碍	交叉型感觉障碍	对侧上、下肢的单肢感觉障碍

3. 护理措施

（1）生活护理：保持床单整洁、干燥、无渣屑，避免过热或过冷刺激，慎用热水袋或冰袋，以防烫伤、冻伤。

（2）知觉训练：每天用温水擦洗感觉障碍的身体部位，肢体被动运动、按摩、理疗及针灸。

三、运动障碍

人体随意运动减弱或消失即瘫痪。

1. 瘫痪程度

瘫痪的程度采用 0~5 级分级记录方法（见表 8-2-2）。

表 8-2-2　肌力分级记录方法

肌　力	表　现
0 级	肌肉无任何收缩（完全瘫痪）
1 级	肌肉收缩，但无肢体移动
2 级	肢体仅能做水平运动，但不能抬起
3 级	肢体能离开床面，但不能抵抗阻力
4 级	肢体能作抗阻力动作，但未达到正常
5 级	肌力正常

2. 瘫痪分类

瘫痪分为上运动神经元瘫痪（中枢性瘫痪）和下运动神经元瘫痪（周围性瘫痪）。

表 8-2-3　上、下运动神经元瘫痪鉴别

分类	肌张力	腱反射	病理反射	肌萎缩
上运动神经元瘫痪	肌张力增强	腱反射亢进	病理反射阳性	多无
下运动神经元瘫痪	肌张力减退	腱反射消失	病理反射阴性	明显

3. 瘫痪类型

随意运动是评估肢体有否瘫痪的重要检查。

表 8-2-4　瘫痪的类型、表现

类型	内囊病变	一侧脑干病变	脊髓横贯伤	颈髓横贯伤
表现	对侧偏瘫、对侧偏身感觉障碍、对侧同向偏盲，称"三偏征"（注意：偏瘫是指一侧上、下肢均瘫痪。）	一侧脑神经下运动神经元瘫痪及对侧上、下肢上运动神经元瘫痪	双下肢瘫痪，称截瘫	双侧上、下肢均瘫痪，称"四肢瘫"

4. 护理措施

（1）心理支持：增强患者自我照顾的能力和信心。

（2）生活护理：鼓励患者用健侧肢体活动。患侧肢体保持功能位，每 2 小时翻身 1 次，避免压疮发生。尽量避免半卧位及不舒适的体位。

（3）安全护理：防止其跌倒，床铺要有保护性床栏。地面要平整干燥，防湿、防滑、防止受伤。

（4）口腔护理：防止口腔炎和吸入性肺炎。

（5）排泄护理：对于排尿困难的患者予以按摩膀胱以助排尿，训练患者自主排小便，留管患者4小时开放1次，做好会阴护理。每周更换尿管1次。鼓励患者多饮水，每日2 000 ml以上，以防止泌尿道感染发生。多食粗纤维饮食，保持大便通畅。

（6）功能锻炼：根据患者肢体瘫痪程度制订锻炼计划，强调合理、适度、循序渐进、主动与被动相结合的原则。急性期后（约发病1周左右），应尽早对患肢进行被动运动及按摩；出现自主运动后，鼓励患者以自主运动为主。

四、昏　迷

（1）病情观察：监测患者的生命体征、昏迷程度、瞳孔变化，有无肢体瘫痪、脑膜刺激征和抽搐等。

（2）防止呼吸道感染：患者平卧位，头偏向一侧。张口呼吸的患者口部覆盖温湿纱布。在翻身时叩背吸痰。长期卧床的患者防止坠积性肺炎。

（3）每日清洁口腔护理两次，口腔溃疡涂锡类散和溃疡膏。

（4）大小便护理：如便秘使用开塞露，大便失禁做好肛门及会阴护理。防止尿路感染，观察尿量和尿色。

【考点练习】

1. 瘫痪病人一般不会发生的并发症是（　　）。

A. 大小便失禁　　　　　　　B. 呼吸道感染　　　　C. 压疮

D. 肾衰竭　　　　　　　　　E. 泌尿道感染

2. 末梢型感觉障碍特点是（　　）。

A. 节段性带状分布　　　　　B. 有大小便功能障碍

C. 引起病变对侧肢体痛温觉障碍

D. 呈手套、袜套型分布　　　E. 有三偏征

3. 感觉障碍者极易产生的并发症是（　　）。

A. 烫伤　　　　　　　　　　B. 外伤

C. 窒息　　　　　　　　　　D. 感染　　　　　　　E. 褥疮

4. 瘫痪病人护理措施，不正确的是（　　）。

A. 保持室内空气流通　　　　B. 不吃含粗纤维饮食、少饮水

C. 保持床褥整洁、干净　　　D. 定时翻身更换体位

E. 导尿时应注意无菌操作

5. 不属于上运动神经元瘫痪的特点（　　）。

A. 肌张力增强　　　　　　　B. 腱反射亢进

C. 病理反射阳性　　　　　　D. 病理反射阴性

E. 多无肌萎缩

6. 内囊病变三偏征不包括（　　）。

A. 对侧上肢瘫痪　　　　　　B. 对侧偏身感觉障碍

C. 对侧同向偏盲　　　　　　D. 对侧下肢瘫痪

E. 同侧偏身感觉障碍

7. 男性，29 岁。因突发左侧肢体活动不利伴恶心、呕吐及头痛来诊，以"脑栓塞"收入院。今晨护士进行肌力评估时其左侧肢体的肌肉可轻微收缩，但不能产生动作。按 6 级肌力记录法，该患者的肌力为（　　）

A. 0 级　　　　B. 1 级　　　　C. 2 级　　　　D. 4 级　　　　E. 5 级

【参考答案】

序号	1	2	3	4	5	6	7	8	9	10
答案	D	D	A	B	D	E	B			

第三节　脑血管疾病

脑血管疾病是脑血管病变所致。按功能性质可分为缺血性脑血管疾病和出血性脑血管疾病两大类。缺血性脑血管疾病包括（短暂性脑缺血发作、脑血栓形成、脑栓塞），出血性脑血管疾病包括（脑出血、蛛网膜下腔出血）。

一、缺血性脑血管疾病

1. 病　因

（1）短暂性脑缺血发作：主要病因是动脉粥样硬化。发病机制有微栓子学说、血流动力学障碍学说、脑血管痉挛学说等。

（2）脑血栓形成：最常见的病因是脑动脉粥样硬化。

（3）脑栓塞：最常见的病因是风湿性心瓣膜病。（注意：脑栓塞通常是

颅外其他病变部位形成的栓子到达大脑，如瓣膜病、法洛四联征、感染性心内膜炎等。）

2．临床表现

（1）短暂性脑缺血发作：发作突然，历时短暂，反复发作，为脑某一局部的神经功能丧失，一般在 24 小时完全恢复，不留神经功能障碍。

（2）脑血栓形成：多见于动脉粥样硬化的中、老年人，有短暂脑缺血发作等前驱症状。在休息或睡眠时发病，一般无意识障碍，早上起床时出现感觉或视觉障碍、偏瘫、交叉瘫或四肢瘫等。

（3）脑栓塞：起病急骤，多无前驱症状，在静止期或活动后发病，意识障碍较轻且恢复快，临床症状同脑血栓形成。

3．辅助检查

（1）CT 检查：脑血栓形成、脑栓塞 24 小时后脑梗死区出现低密度影像；

（2）脑脊液检查正常；

（3）脑血管造影：可显示血栓形成的部位、程度及侧支循环。

4．治疗要点

早期溶栓是急性期的主要治疗原则，在发病 6 小时内采用溶栓治疗；辅以调整血压、防治脑水肿、抗血小板聚集、抗凝治疗。重症患者急性期生命体征不稳定时，不宜口服桂利嗪和倍他司汀，因其虽有扩血管作用，但并不利于脑缺血的改善。

5．护理问题

①躯体移动障碍；②吞咽困难；③语言沟通障碍；④焦虑、恐惧；⑤有失用性肌萎缩、关节畸形的危险。

6．护理措施

（1）严密观察病情变化：定时监测生命体征、意识、瞳孔的变化，有无颅压增高、脑疝早期表现。

（2）充分休息、体位：缺血性脑血管疾病急性期，患者取平卧位，头部禁止放置冰袋及冷敷。

（3）保证患者营养，满足生活活动需要。

（4）指导功能锻炼，促进肢体功能恢复。

（5）指导语言训练。

表 8-3-1　缺血性脑血管疾病的比较

分类＼项目	病因	诱因	临床表现	CT	治疗、护理
短暂性脑缺血发作	脑动脉硬化	安静状态	24小时内恢复正常，不留神经功能障碍	正常	抗血小板聚集、抗凝治疗
脑血栓形成	脑动脉硬化	安静状态	肢体瘫痪，多无意识障碍	低密度影像（24小时后）	溶栓（6小时内），抗凝治疗；平卧位，头部禁止放置冰袋及冷敷
脑栓塞	风湿性心脏瓣膜病	静止或活动后	起病急骤，肢体瘫痪，多无意识障碍	低密度影像（24小时后）	同上

二、出血性脑血管疾病

1. 病　因

（1）脑出血：为脑实质内出血。脑出血最常见的原因是高血压伴动脉硬化，以内囊出血最多见。

（2）蛛网膜下腔出血：为脑表面血管破裂，血液进入蛛网膜下腔。最常见的病因为先天性脑动脉瘤、脑部血管畸形等。诱因是用力或情绪激动。

2. 临床表现

（1）脑出血。

① 多在活动中或情绪激动时突然发生，可出现剧烈头痛、呕吐、肢体瘫痪，迅速意识障碍，可伴大小便失禁。

② 内囊出血：最多见，是由于大脑中动脉的垂直分支豆纹动脉破裂出血所致；主要表现为"三偏征"，出血灶的对侧偏瘫、对侧偏身感觉障碍、对侧同向偏盲。

③ 脑桥出血：较少见，意识障碍轻，脑桥一侧出血时表现为交叉瘫，即出血灶侧周围性面瘫，对侧肢体中枢性瘫痪；两侧出血时可出现四肢瘫，瞳孔呈针尖样（脑桥出血的特征性表现）。

④ 小脑出血：较少见，表现为枕后痛、不能站立、步态不稳、共济失调、构音障碍等。

（2）蛛网膜下腔出血。

常在活动中突然发病，剧烈头痛、喷射性呕吐、脑膜刺激阳性。一般无肢体瘫痪。

3. 辅助检查

（1）CT、MRI 检查：是确诊的首选方法，脑出血发病后立即呈现高密度影像，蛛网膜下腔出血立即表现为蛛网膜下腔高密度影像。

（2）脑脊液检查：脑出血性疾病可见血性脑脊液。

（3）DSA：是蛛网膜下腔出血最具定位意义的辅助检查，可明确蛛网膜下腔出血病因。

4. 治疗要点

（1）脑出血：控制脑水肿，降低颅内压是重要环节；合理调整血压，当血压≥200/100mmHg 时，应采取降压治疗，一般收缩压维持在 140~180mmHg 为宜。

（2）蛛网膜下腔出血：止血治疗，制止继续出血和预防再出血；降低颅内压；解除血管痉挛；颅内血管畸形及颅内动脉瘤应尽早手术治疗。

5. 护理问题

① 躯体移动障碍（脑出血）；② 疼痛（蛛网膜下腔出血）；③ 有失用性肌萎缩、关节畸形的危险。

6. 护理措施

（1）严密观察病情变化：定时监测生命体征、意识、瞳孔的变化，脑出血注意有无颅压增高、脑疝早期表现。蛛网膜下腔出血观察有无再出血、脑血管痉挛。

（2）休息、体位：病室保持安静，头胸抬高 15°~30°，减轻脑水肿。脑出血卧床休息 2~4 周，发病 24~48 小时避免搬动患者。蛛网膜下腔出血绝对绝对卧床休息 4~6 周。

（3）饮食护理：急性脑出血患者，在发生 24 小时内禁食，保证患者营养，满足生活活动需要。进食时患者取坐位或高侧卧位（健侧在下），进食缓慢，食物应送至口腔健侧近舌根处，有利吞咽。

（4）促进肢体功能恢复：瘫痪肢体保持功能位，指导功能锻炼。病情稳定后，特别是脑血栓病人的瘫痪肢体的在发病1周后就应进行康复功能锻炼。

（5）指导语言训练。

表 8-3-2　出血性脑血管疾病的比较

项目 分类	病因	部位	诱因	症状、体征	辅 查			治疗、护理
					CT	CSF	DSA	
脑出血	高血压伴动脉硬化	基底节区（内囊，豆纹动脉）	活动或情绪激动	内囊出血"三偏征" 脑桥出血"交叉瘫"	高密度影像	压力↑血性脑脊液	发现血管病变	控制脑水肿，防止脑疝 24～48 小时避免搬动；头胸抬高 15°～30°
蛛网膜下腔出血	先天性脑动脉瘤	脑底	活动或情绪激动	头部剧痛、脑膜刺激征阳性，多无肢体瘫痪	高密度影像	压力↑均匀血性	病因诊断	止血治疗，手术治疗 绝对卧床休息4～6周，头胸抬高 15°～30°

【考点练习】

1. 脑出血的好发部位在（　　）。

A. 大脑　　　　　　　　　B. 小脑　　　　　　　　　C. 脑桥

D. 脑干　　　　　　　　　E. 内囊

2. 属于出血性脑血管疾病的是（　　）。

A. 短暂性脑缺血发作　　　B. 蛛网膜下腔出血　　　　C. 脑梗死

D. 脑血栓形成　　　　　　E. 脑栓塞

3. 脑出血以内囊出血最常见，其特征性的临床表现为（　　）。

A. 同侧偏瘫　　　　　　　B. 对侧偏瘫　　　　　　　C. 同侧偏盲

D. 三偏征　　　　　　　　E. 交叉性偏瘫

4. 缺血性脑血管疾病的主要治疗措施是（　　）。

A. 血管扩张剂　　　　　　B. 利尿剂　　　　　　　　C. 脱水剂

D. 抗凝治疗　　　　　　　E. 镇静剂

5. 脑出血患者，医嘱给予 20%甘露醇静脉滴注，其主要作用是（　　）。

A. 降低血压　　　　　　　B. 营养脑细胞　　　　　　C. 帮助止血

D. 降低颅内压　　　　　　E. 保护血管

6. 患者，女性，67 岁。脑动脉硬化 5 年，因与家人发生矛盾，突然出现眩晕、枕后痛，呕吐，伴共济失调和眼球震颤。CT 显示高密度影，根据临床特点，判断出血部位在（　　）。

A. 脑干　　　　　　　　B. 脑桥　　　　　　　　C. 小脑

D. 内囊　　　　　　　　E. 蛛网膜下腔

7. 患者，男性，30 岁。因突然头痛、呕吐，脑膜刺激征阳性入院，初步诊断蛛网膜下腔出血，病因诊断主要依靠（　　）。

A. 脑脊液检查　　　　　B. CT 检查　　　　　　C. MRI 检查

D. 脑血管造影　　　　　E. 脑超声检查

8. 患者，女性，70 岁。高血压 15 年，晨起发现右侧肢体瘫痪，当时意识清楚，被家人送到医院进行治疗。CT 结果为低密度影，选择溶栓的时间是（　　）。

A. 发病后 2 小时内　　　　　　B. 发病后 3 小时内

C. 发病后 4 小时内　　　　　　D. 发病后 5 小时内　　　E. 发病 6 小时内

9. 患者，女性，58 岁。高血压 10 年，因情绪激动后出现剧烈头痛、呕吐，意识障碍，大小便失禁。测血压 220/110 mmHg，CT 显示高密度影。最恰当的护理措施是（　　）。

A. 发病 1~12 小时内避免搬动患者，患者侧卧位，头部稍抬高

B. 发病 12~24 小时内避免搬动患者，患者侧卧位，头部稍抬高

C. 发病 24~48 小时内避免搬动患者，患者侧卧位，头部稍抬高

D. 发病 48~72 小时内避免搬动患者，患者侧卧位，头部稍抬高

E. 发病 72~96 小时内避免搬动患者，患者侧卧位，头部稍抬高

10. 患者，女性，66 岁。在家宴请客人时突然跌倒在地，当时意识清醒，自己从地上爬起，后因左侧肢体无力再次跌倒，并出现大小便失禁，随后意识丧失呈嗜睡状态，以脑出血入院。该患者可能出现并发症是（　　）。

A. 呼吸衰竭　　　　　　　　B. 肾衰竭

C. 心力衰竭　　　　　　　　D. 脑疝　　　　　　　　E. DIC

11. 患者，男性，80 岁。脑出血入院，出现意识模糊，频繁呕吐，右侧瞳孔大，血压 208/120 mmHg，左侧偏瘫，应禁止使用的护理措施是（　　）。

A. 绝对卧床休息，头偏向一侧　　　B. 应用脱水，降颅压治疗

C. 遵医嘱降血压　　　　　　　　　D. 置瘫痪肢体功能位

E. 协助生活护理，采用灌肠保持大便通畅

12. 患者，男性，81 岁。脑动脉硬化，医嘱服用阿司匹林，该药物治疗的原理是（　　）。

A. 扩张小动脉　　　　　　　B. 扩张小静脉

C. 降低血液黏滞度　　　　　D. 增加血管壁弹性

E. 降低毛细血管通透性

13. 患者，女性，43 岁。有风湿性心脏瓣膜病史，患者于户外运动时，突然出现右侧肢体无力，站立不稳，并有口角歪斜。该患者最有可能是并发了（　　）。

　　A. 脑栓塞　　　　　　　　B. 短暂性脑缺血发作

　　C. 颅内肿瘤　　　　　　　D. 蛛网膜下腔出血

　　E. 颅内动静脉瘤破裂

14. 患者，男性，64 岁。高血压病史 10 年，2 小时前看电视时突然跌倒在地，神志不清，急诊入院。查体：浅昏迷，血压 150/100 mmHg，P 64 次/分钟，头颅 CT：左侧基底节区高密度影。患者最可能发生了（　　）。

　　A. 脑梗死　　　　　　B. 高血压脑病　　　　　　C. 脑脓肿

　　D. 脑出血　　　　　　E. 脑肿瘤

15. 患者，男性，49 岁。因突发左侧肢体活动不便伴恶心、呕吐及头痛来诊，以"脑栓塞"收入院。今晨护士进行肌力评估时其左侧肢体可轻微收缩，但不能产生动作。按 6 级肌力记录法，该患者的肌力为（　　）。

　　A. 0 级　　　　　　　　B. 1 级　　　　　　　　C. 2 级

　　D. 4 级　　　　　　　　E. 5 级

16. 患者，女性，66 岁。高血压病史多年，曾多次发生短时间肢体麻木或眩晕，持续几分钟后恢复正常，发作时曾有跌倒现象。目前最重要的护理措施是（　　）。

　　A. 给予低脂、低盐、低胆固醇饮食

　　B. 营造安静、舒适的进餐环境

　　C. 安抚患者情绪

　　D. 指导患者配合，进行有效安全防护

　　E. 嘱患者戒烟限酒

17. 患者，男性，61 岁。急诊以"脑栓塞"收入院。入院后护士经评估判断该患者能够经口进食，但存在吞咽困难。为防止因进食所致的误吸或窒息，护士采取的措施不妥的是（　　）。

　　A. 食物应送至口腔健侧近舌根处

　　B. 营造安静、舒适的进餐环境

　　C. 嘱患者进餐时不要讲话

　　D. 嘱患者使用吸管喝汤

　　E. 进餐后保持坐位半小时以上

18. 患者，男性，67 岁。突发脑梗死住院治疗 10 天，病情稳定后，出院返回社区，患者伴有脑梗死后的语言障碍，右侧肢体无力，走路不太稳。

社区护士在进行家庭访视时应特别指出近期应首要注意的问题是（　　）。

    A. 压疮的预防　　　　　　　　B. 抑郁情绪的观察

    C. 跌倒的预防　　　　　　　　D. 肢体功能的康复锻炼

    E. 非语言性皮肤沟通技巧的使用

19. 患者，男性，62 岁。吸烟史 13 年，每日 1 包。脑出血，经治疗后病情稳定，拟出院。错误的出院指导是（　　）。

    A. 保证充足睡眠　　　　　　　B. 低盐、低胆固醇饮食

    C. 戒烟　　　　　　　　　　　D. 绝对卧床休息　　　E. 避免情绪激动

（20～21 题共用题干）

患者，男性，70 岁。有高血压病史 10 年，2 小时前大便用力后突然出现头痛、喷射状呕吐，言语不清，跌倒在地，急诊就诊。

20. 分诊护士最恰当的处理是（　　）。

    A. 优先心血管内科急诊　　　　B. 优先神经外科急诊

    C. 优先普外科急诊　　　　　　D. 优先骨科就诊

    E. 进一步询问病史

21. 接诊护士在配合医生体检时，不正确的做法是（　　）。

    A. 扶患者做起，听双肺呼吸音

    B. 测量生命体征，观察瞳孔、意识

    C. 迅速建立静脉通道

    D. 头部放置冰袋

    E. 禁食禁水

（22～23 题共用题干）

患者，男性，35 岁。风湿性心脏病伴心房颤动 6 年。今天下午患者突然右侧肢体瘫痪，右侧偏身感觉障碍，失语。查脑脊液正常。

22. 考虑该患者最可能发生的情况是（　　）。

    A. 左侧大脑中动脉栓塞　　　　B. 左侧大脑中动脉出血

    C. 右颈内动脉栓塞　　　　　　D. 脑桥旁正中动脉血栓形成

    E. 右侧内囊栓塞

23. 护士采取的措施不妥的是（　　）。

    A. 严密观察患者的意识状态　　B. 不能吞咽时给予鼻饲高蛋白饮食

    C. 患者取头高足低位　　　　　D. 颅内压增高时给予甘露醇

    E. 头部禁止放置冰袋

（24～25 题共用题干）

患者，女性，48 岁。原发性高血压史 10 年。患者于情绪激动后突发昏

迷，并呕出咖啡样液体，急送入院。查体：体温 39.5 ℃，右侧肢体瘫痪、偏身感觉障碍，双侧同向偏盲。初步诊断为脑出血。

24. 根据患者的病情，估计其出血部位在（　　）。

A. 左侧内囊　　　　　　　　B. 小脑　　　　　　　　C. 脑干

D. 右侧内囊　　　　　　　　E. 蛛网膜下腔

25. 护士施行的护理措施，正确的是（　　）。

A. 头部放置冰袋　　　　　　B. 去枕平卧，抬高床尾

C. 不限制对患者的探视　　　D. 给予营养丰富的流质饮食

E. 肢体康复后可进行语言训练

26. 符合脑血栓形成患者的临床特点是（　　）。

A. 头痛、呕吐剧烈，双侧肢体活动受限

B. 晨起时发现一侧口角歪斜

C. 情绪激动可并发脑血栓

D. 突然偏瘫，脑脊液正常

E. 晨起时发现一侧肢瘫，神志不清

（27~29 题共用题干）

患者，男性，65 岁。主因右侧肢体活动不便 4 小时入院，患者神志清楚，有高血压及糖尿病史。曾有过短暂性缺血发作史，右侧肢体肌力为 2 级。

27. 确诊最有价值的辅助检查是（　　）。

A. 头颅 CT 或 MRI　　　　　B. 肌电图　　　　　　　C. 腰穿

D. 脑血管造影　　　　　　　E. 颈部血管超声

28. 如进行 CT 检查无高密度显影，此患者可诊断为（　　）。

A. 脑出血　　　　　　　　　B. 脑梗死

C. 蛛网膜下腔出血　　　　　D. 颅内肿瘤　　　　　　E. 硬膜下血肿

29. 该疾病最常见的病因是（　　）。

A. 劳累　　　　　　　　　　B. 伤风感冒

C. 动脉粥样硬化　　　　　　D. 肥胖　　　　　　　　E. 动脉瘤

（30~31 题共用题干）

患者，女性，48 岁。晚餐后洗衣时突然出现剧烈头痛，恶心、喷射状呕吐，随后意识模糊，被家人送到医院，急性 CT 检查，图像上呈高密度影像，脑膜刺激呈阳性，无肢体瘫痪，既往体健。

30. 该病的临床诊断是（　　）。

A. 脑出血　　　　　　　　　B. 脑血栓　　　　　　　C. 脑梗死

D. 蛛网膜下腔出血　　　　　E. 短暂性脑缺血发作

31. 本病最常见的病因为（　　）。

A. 先天性脑动脉瘤　　　　　B. 高血压　　　　　　C. 血小板减少

D. 凝血机制障碍　　　　　　E. 身体健康

32. 患者，男性，60 岁。高血压病史 5 年，家务劳动时突然昏迷。诊断为脑出血。急诊护士应为患者采取的卧位是（　　）。

A. 左侧半卧位　　　　　　　B. 右侧半卧位

C. 平卧位，头偏向一侧　　　D. 端坐位，头偏向一侧

E. 头胸抬高 15°~30°

33. 患者，男性，72 岁。高血压病史 30 年。今晨突然出现剧烈头痛、头晕伴意识障碍，左侧上、下肢瘫痪，入院诊断为"脑出血"。下列护理措施正确的是（　　）。

A. 头部热敷　　　　　　　　B. 发病 48 小时内避免搬动

C. 无须限制探视　　　　　　D. 头低足高位

E. 12 小时候给予鼻饲流质

34. 患者，女性，60 岁。急诊以"脑梗塞"收入院。护士采取的措施不妥的是（　　）。

A. 严密观察患者的意识状态　B. 不能吞咽时给予鼻饲高蛋白饮食

C. 患者取头高足低位　　　　D. 颅内压增高时给予甘露醇

E. 头部禁止放置冰袋

35. 双侧脑干损伤的瞳孔变化特点是（　　）。

A. 双侧瞳孔正常　　　　　　B. 双侧瞳孔针尖样大小

C. 双侧瞳孔大小不定　　　　D. 双侧瞳孔散大

E 一侧瞳孔不大

【参考答案】

序号	1	2	3	4	5	6	7	8	9	10
答案	E	B	D	D	D	C	D	E	C	D
序号	11	12	13	14	15	16	17	18	19	20
答案	E	C	A	D	B	D	D	D	D	B
序号	21	22	23	24	25	26	27	28	29	30
答案	A	A	C	A	A	B	A	B	C	D
序号	31	32	33	34	35	36	37	38	39	40
答案	A	E	B	C	B					

第四节　三叉神经痛

三叉神经痛是一种原因未明的三叉神经分布区内闪电样反复发作的剧痛。

一、病因与发病机制

可能为三叉神经脱髓鞘产生异位冲动或伪突触传递所致。

二、临床表现

1. 疼痛性质

三叉神经分布区域内反复发作的阵发性剧烈疼痛，犹如刀割、烧灼、针刺或电击样，持续数秒至 2 分钟，突发突止，间歇期正常。

2. 疼痛部位

多为单侧，右侧居多。以面颊部、上下颌或舌疼痛最明显；轻叩即可诱发，有"触发点"之称。

三、治疗要点

迅速有效镇痛是治疗本病的关键。

（1）药物治疗：本病的首选药物为卡马西平。

（2）封闭治疗：行三叉神经纯乙醇或甘油封闭治疗。

（3）射频电凝治疗或手术治疗。

四、护理问题

① 疼痛；② 进食困难；③ 忧郁、焦虑。

五、护理措施及健康教育

（1）避免发作诱因：选择清淡、无刺激的软食，严重者可进食流质；帮助患者尽可能减少刺激因素（洗脸、刷牙、咀嚼等动作时轻柔）。

（2）疼痛护理：与患者讨论减轻疼痛的方法与技巧，鼓励患者运用指导式想象、听轻音乐、阅读报纸杂志等分散注意力。

（3）用药护理：不要随意更换药物或自行停药。卡马西平可导致头晕、步态不稳、肝功能损害、皮疹和白细胞减少等不良反应；服用卡马西平期间，不得独自外出，不能开车或高空作业；每1～2个月检查1次肝功能和血常规。

【考点练习】

1. 患者，男性，41岁。既往体健，今日因寒冷突然出现左侧面部剧痛，医院诊断为三叉神经痛，首选的治疗药物是（   ）。

A. 阿司匹林　　　　　　　B. 6-氨基己酸

C. 卡马西平　　　　　　　D. 地西泮　　　　　E. 新斯的明

2. 患者，女性，30岁。近两周来刷牙出现左侧面颊和上牙部疼痛，每次持续3～4分钟，神经系统检查未发现异常，应考虑为（   ）。

A. 牙周炎　　　　　　　　B. 三叉神经痛　　　　C. 面神经炎

D. 口腔炎　　　　　　　　E. 癫痫单纯部分发作

【参考答案】

序号	1	2	3	4	5	6	7	8	9	10
答案	C	B								

第五节　急性炎症性脱髓鞘性多发性神经病

一、病因与发病机制

急性炎症性脱髓鞘性多发性神经病又称吉兰-巴雷综合征，是由于病毒感染引起的自身免疫反应性疾病。主要侵犯脊神经根、脊神经和脑神经，主要病变是周围神经广泛的炎症节段性脱髓鞘。

二、临床表现

（1）发病情况：多数患者病前1～4周可有病毒感染表现，少数有疫苗接种史。

（2）运动障碍：首发症状多为双下肢对称性无力。特点：双侧对称性的下运动神经元瘫痪。如呼吸肌瘫痪可引起呼吸困难，急性呼吸衰竭是本病死亡的主要原因。

（3）脑神经受损：成年人双侧面瘫，儿童常有吞咽困难、饮水呛咳、声音嘶哑等。

（4）感觉障碍：感觉障碍较运动障碍轻，可有肢体远端感觉异常和（或）手套-袜套型感觉减退或缺失。

（5）自主神经障碍：多汗、皮肤潮红。

三、辅助检查

典型的脑脊液检查为细胞数正常而蛋白质明显增高，称蛋白-细胞分离现象，为本病的重要特点，通常在病后第三周明显增高。血清免疫球蛋白 IgM 显著增高。

四、治疗要点

（1）呼吸肌麻痹处理：保持呼吸道通畅，维持呼吸功能，是提高治愈率，降低死亡率的关键。及时气管切开，使用呼吸机人工呼吸。

（2）血浆置换疗法：清除血中抗体及免疫复合物、炎性物质、补体等。

（3）激素疗法。

（4）免疫抑制药：环磷酰胺对本病有效。

（5）神经营养：应用 B 族维生素治疗。

五、护理问题

① 清理呼吸道无效；② 呼吸形态改变，与呼吸肌麻痹、不能维持正常呼吸有关。

六、护理措施及健康教育

（1）保持呼吸道通畅。

（2）急性期保持瘫痪肢体于功能位，进行被动运动，当肌力恢复时，鼓励患者做主动运动。

（3）做好口腔、皮肤、大小便护理，防止感染。

【考点练习】

1. 吉兰-巴雷综合征累及的部位是（　　）。

A. 神经末梢、脊神经根、脑神经　B. 神经末梢、脊神经根、脑干

C. 神经末梢、脑神经根、脊髓　　　D. 神经末梢、脑神经、脊髓

E. 双侧眼外肌瘫痪

2. 吉兰-巴雷综合征的主要临床表现是（　　）。

A. 肢体对称性麻木　　　　　　B. 肢体对称性无力

C. 发作性肢体无力　　　　　　D. 发作性肢体麻木

E. 双侧眼外肌瘫痪

3. 急性炎症性脱髓鞘性多发性神经病的主要临床表现是（　　）。

A. 四肢痉挛性瘫痪伴手套-袜套型感觉障碍

B. 四肢弛缓性瘫痪伴手套-袜套型感觉障碍

C. 一侧周围性面瘫　　　　　　D. 括约肌功能障碍

E. 呼吸肌麻痹

4. 吉兰-巴雷综合征的典型临床表现之一为四肢远端（　　）。

A. 感觉障碍比运动障碍明显　　B. 感觉和运动障碍均十分严重

C. 仅有感觉障碍　　　　　　　D. 疼痛明显

E. 感觉障碍比运动障碍轻

5. 吉兰-巴雷综合征脑脊液蛋白细胞分离现象开始出现于（　　）。

A. 起病后 1 周　　　　　　　　B. 起病后 1～2 周

C. 起病后 3 周　　　　　　　　D. 起病后 4 周

E. 起病后 1 个月

6. 吉兰-巴雷综合征脑脊液检查的特征，正确的是（　　）。

A. 细胞数增高，糖降低　　　　B. 蛋白增高，细胞数正常

C. 蛋白降低，细胞数增高　　　D. 细胞数增高，糖含量正常

E. 红细胞数减少，细菌培养阴性

7. 吉兰-巴雷综合征对生命威胁最大的是（　　）。

A. 运动障碍　　　　　　B. 感觉障碍　　　　　　C. 脑神经麻痹

D. 呼吸肌瘫痪　　　　　　E. 自主神经障碍

8. 患者，女性，34 岁。急性炎症性脱髓鞘性多发性神经病患者。病后 5 天出现严重面神经麻痹、吞咽困难、构音含糊、呼吸麻痹。首要的治疗措施是（　　）。

A. 糖皮质激素治疗　　　　　　B. 鼻饲营养丰富的流质

C. 营养神经治疗　　　　　　　D. 抗生素治疗

E. 气管切开，呼吸机辅助呼吸

【参考答案】

序号	1	2	3	4	5	6	7	8	9	10
答案	A	B	B	E	C	B	D	E		

第六节　帕金森病

帕金森病，又称震颤麻痹，以静止性震颤、运动迟缓、肌强直和姿势步态异常为临床特征。

一、病因与发病机制

帕金森病是由于黑质多巴胺能神经元变性和路易小体形成。多巴胺的生成减少，造成乙酰胆碱系统功能相对亢进，导致肌张力增高、运动减少等临床表现。

二、临床表现

常见于 60 岁以上的中、老年男性。以动作不灵活和震颤为疾病早期首发症状。

（1）静止性震颤：为本病特征性症状。始于一侧上肢远端，逐渐扩展到同侧下肢和对侧上下肢。具有静止时明显、精神紧张时加重，做随意动作时减轻、睡眠时消失等特征。

（2）肌强直：本病的主要特征之一。表现为铅管样肌强直、齿轮样肌强直。

（3）运动迟缓：随意运动减少，写字过小症、慌张步态、面具脸。

三、治疗要点

1. 药物治疗

早期使用多巴胺替代药物和抗胆碱药物是最主要的治疗方法。

（1）抗胆碱药：适用于早期轻症病人。常用药物有苯海索（安坦）。

（2）多巴胺受体激动剂：适用于中、晚期病人。常用溴隐亭。

（3）多巴胺替代药：常用左旋多巴口服。

2. 外科治疗

适用于药物治疗无效者。

四、护理问题

① 躯体移动障碍；② 自尊紊乱；③ 知识缺乏；④ 语言沟通障碍；⑤ 营

养失调，与吞咽困难有关；⑥潜在并发症为外伤、压疮、感染。

五、护理措施及健康教育

1. 生活护理

注意床的高度适中，两边有床栏保护；用物放于患者伸手可触及处，方便取用；室内或走道配备扶手等辅助设施。

2. 安全护理

（1）防烫伤和烧伤。

（2）防自伤、自杀、走失、伤人等意外发生；禁止患者自行使用锐利器械和危险品；按时服药，送服到口等。

3. 饮食护理

（1）给予高热量、高维生素、低脂、优质蛋白、易消化饮食。

（2）增加饮食中的热量和纤维素的含量。

（3）给予有粗大把手的叉子或汤匙，使患者易于进食。

4. 用药指导

（1）左旋多巴：早期会有食欲减退、恶心、呕吐、腹痛、直立性低血压、失眠等不良反应，应在进食时服用或减少剂量，以减轻消化道症状。

（2）抗胆碱能药物：常见不良反应为口干、眼花、少汗、便秘、排尿困难等，前列腺肥大及青光眼患者忌用。（**注意**：帕金森病以及早使用替代性药物和抗胆碱药物治疗为主，从小剂量开始，缓慢递增。本病需要长期或终身服药治疗，不能同时服用维生素 B_6、利血平、氯丙嗪等药物，以免降低药效。）

5. 康复指导

（1）做关节的全范围运动，防止和推迟关节僵直和肢体挛缩，克服运动障碍的不良影响，参与散步、太极拳等运动。温水浴、按摩等物理治疗有助于缓解肌肉僵硬，并可预防挛缩。

（2）有目的、有计划地锻炼，鼓励患者自主活动，如说话、写字和进食、穿衣、移动等，尽可能减少生活对他人的依赖。

（3）注意头颈部直立姿势，预防畸形。躺在床上时不应垫枕头，还应定时取仰卧姿势。

（4）有起步困难和步行时突然僵住不动者，指导其思想放松，目视前方，不要注视地面；尽量跨大步，双臂自然摆动，脚抬高，足跟先着地。

（5）过度震颤者，可坐在有扶手的椅子上，手抓住椅臂，控制震颤。

（6）有显著运动障碍而卧床不起者，应帮助患者采取舒适体位，被动活动，按摩四肢肌肉，注意动作轻柔，避免造成疼痛和骨折。

【考点练习】

1. 帕金森病的典型症状是（　　）。

A. 头痛　　　　　　　　　B. 呕吐　　　　　　　　C. 意识丧失

D. 静止性震颤　　　　　　E. 姿势步态异常

2. 患者，女性，56 岁。帕金森病。患者在进行康复训练时，护士要求其关节活动要达到最大范围，其主要目的是（　　）。

A. 减轻不自主震颤　　　　B. 防止肌肉萎缩

C. 促进血液循环　　　　　D. 提高平衡能力

E. 防止关节僵直

3. 患者，女性，72 岁。患帕金森病 5 年。随诊中患者表示现在多以碎步、前冲动作行走，并对此感到害怕。患者进行行走训练时，护士应提醒患者避免（　　）。

A. 思想尽量放松　　　　　B. 尽量跨大步　　　　　C. 脚尽量抬高

D. 双臂尽量摆动　　　　　E. 将注意力集中于地面

4. 患者，男性，58 岁。有帕金森病病史。面部表情呆板，活动笨拙，起床、翻身、步行及转身都迟缓，手指精细动作困难，拟给予药物治疗。关于药物治疗的叙述，以下正确的是（　　）。

A. 从小剂量开始，缓慢递增

B. 用足量以达到满意疗效

C. 一旦症状改善，即可逐渐减量

D. 首选抗胆碱能药物

E. 可在晚上加用单胺氧化酶 B 型抑制剂

【参考答案】

序号	1	2	3	4	5	6	7	8	9	10
答案	D	E	E	A						

第七节　癫　痫

癫痫是一组反复发作的由于大脑神经元突然异常放电所引起的短暂的大脑功能失调的反复发作的慢性疾病，临床上表现为短暂的运动、感觉、意识、自主神经障碍。

一、病　因

（1）原发性（特发性）癫痫：与遗传因素有关，多数患者在儿童或青年期首次发病。

（2）继发性（症状性癫痫）：由脑部器质性病变如颅脑外伤、感染、颅内肿瘤、脑血管病引起。

二、临床表现

表 8-7-1　癫痫的分类及临床表现

部分性发作	单纯部分性发作	一侧肢体、局部肌肉感觉障碍或节律性抽搐，但无意识障碍
	复杂部分性发作	意识障碍，精神症状及自动症为特征
全面性发作	失神发作	（又称小发作）意识短暂丧失，持续 3~15 秒，发作后对发作无记忆
	强直-阵挛性发作	（又称大发作）为最常见的发作类型之一，以意识丧失和全身抽搐为特征。牙关紧闭，呼吸暂停，瞳孔散大，对光反射消失，持续 10~20 秒
	其他：肌阵挛发作、阵挛性发作	
癫痫持续状态		癫痫发作持续30分钟以上或连续多次发作，发作间歇期意识仍未恢复正常水平。最常见的原因是不适当地停用抗癫痫药物

三、辅助检查

（1）脑电图：可有特异性脑电图改变，是癫痫首选的辅助检查，对癫痫的诊断有重要的价值。

（2）头部 CT、MRI 检查、脑血管造影：可发现继发性癫痫的病因。

四、治疗要点

（1）继发性癫痫应积极治疗原发病，进行病因治疗。

（2）合理用药。

强直性发作、部分性发作、部分性发作继发全面性发作首选卡马西平；全面强直-阵挛性发作、阵挛性发作首选丙戊酸钠。

（3）癫痫持续状态的治疗。

① 给予吸氧。

② 迅速制止发作：首选地西泮 10~20mg 静脉缓慢注射，注射速度不超过每分钟 2mg，以免抑制呼吸。还可使用 10%水合氯醛灌肠或苯妥英钠、异戊巴比妥钠等药物。

五、护理问题

① 有窒息的危险；② 有意外受伤的危险；③ 有潜在的并发症：脑水肿、酸中毒、及水电解质紊乱。

六、护理措施及健康教育

1. 发作时的护理

（1）保持呼吸道通畅是首要的急救措施。

① 立即取平卧位，头偏向一侧。解开衣领和裤带。② 及时吸痰，必要时气管切开。③ 不可强行喂药、喂水，防止窒息发生。

（2）防止外伤。

①·癫痫发作勿用力按压患者四肢，防止骨折及关节脱位。② 应及时使用牙垫或压舌板、厚纱布垫置于上下臼齿之间，防止舌咬伤。

（3）去除环境中的危险因素，床旁加床栏，防止发作时引起外伤。

2. 病情判断

观察发作类型，发作的时间及次数，发作时呼吸频率及意识。

3. 癫痫持续状态的护理

密切监测患者的生命体征；应立即按医嘱给予地西泮缓慢静脉注射。控制液体入量和速度，必要时输入脱水药、吸氧，尽快控制抽搐，防治脑水肿，纠正水、电解质失衡；保持环境安静，避免强光刺激。

4. 用药护理

癫痫患者在间歇期应定时服用抗癫痫药物，其用药原则是：

（1）单一用药，从小剂量开始，最多两种药物，尽量避免联合用药；

（2）坚持长期服药，疗程一般在完全控制发作 4 ~ 5 年后，根据患者情况逐渐减量，减量 1 年左右无发作者方可停药。一般至少需要 6 个月才能完全停药。

（3）停药遵循缓慢和逐渐减量的原则。不可随意增减药物剂量，不能随意停药或换药。

5. 指导患者规律生活

适当参加体力与脑力劳动，避免过劳、便秘、睡眠不足和情感冲突。避免淋雨、过度换气、过度饮水、声光刺激等，预防感冒。禁止从事高风险活动，如攀登、游泳、驾驶及在炉火旁、高压电机旁作业，以免发作时危及生命。女性病人服药期间不宜怀孕，以免药物引起胎儿畸形。特发性癫痫婚后不宜生育。

【考点练习】

1. 下列不是癫痫全面性强直-阵挛发作表现的是（   ）。

A. 尖叫一声后倒地   B. 瞳孔缩小

C. 全身肌肉强直收缩   D. 眼球上翻   E. 小便失禁

2. 关于癫痫患者长期服药的描述，正确的是（   ）。

A. 服药量要大   B. 采用顿服法

C. 症状控制后及时停药   D. 最好单一药物治疗

E. 根据病情随时增减药量

3. 癫痫大发作患者在完全控制发作后应再持续用药

A. 半年   B.1~2 年   C. 4~5 年

D. 6~7 年   E. 8 年

4. 下列不符合癫痫药物治疗原则的是（   ）。

A. 大剂量开始   B. 单一用药无效者可联合用药

C. 达疗效后继续正规用药   D. 连续 4 年无发作可缓慢减量

E. 以小剂量维持后停药

5. 判断癫痫持续状态的关键是（   ）。

A. 癫痫持续发作超过 24 小时   B. 发作间歇期仍有意识障碍

C. 癫痫发作伴呼吸衰竭   D. 意识丧失伴抽搐

E. 全身肌肉张弛交替阵挛

6. 患者，女性。在商场突然倒地，随后出现四肢痉挛性抽搐，牙关紧闭，疑为癫痫发作急诊，以下哪种检查对帮助诊断最有意义（　　）。

　　A. 头部 CT　　　　　　　　B. 脑血管造影　　　　　C. 脑电图

　　D. 核磁共振　　　　　　　　E. 脑多普勒彩色超声

7. 患儿，男，2 岁。发热一天，体温 39℃，伴有轻咳来诊，既往有癫痫病史。门诊就诊过程中突然出现惊厥，立即给予输液、镇静。此刻首选药物是（　　）。

　　A. 苯巴比妥肌注　　　　　　B. 地西泮静注　　　　　C. 水合氯醛灌肠

　　D. 氯丙嗪肌注　　　　　　　E. 肾上腺皮质激素静注

8. 患者，女性，28 岁。因癫痫发作突然跌倒。护士赶到时患者仰卧，意识不清，牙关紧闭，上肢抽搐。首要的急救措施是（　　）。

　　A. 应用简易呼吸机　　　　　　B. 保持呼吸道通畅

　　C. 胸外心脏按压　　　　　D. 氧气吸入　　　　　E. 人工呼吸

9. 患者，男性，45 岁。无诱因突发四肢抽搐，呼吸急促、面色发绀、两眼上翻、口吐白沫，呼之不应。症状持续约 3 分钟后，抽搐停止但仍昏迷。家属急送医院救治，医生查体时患者再次出现类似发作。此时不应当（　　）。

　　A. 解开患者的衣领、衣扣和腰带　　　　B. 将患者的头部侧向一边

　　C. 在患者的上、下白齿间放压舌板　　　D. 按压患者的肢体以制止抽搐

　　E. 安定静脉推注

10. 全面强直-阵挛性发作的特点是（　　）。

　　A. 意识丧失和全身对称性抽搐　　　B. 感觉障碍或节律性抽搐

　　C. 精神症状及自动症　　　　　　　D. 短暂意识丧失

　　E. 肌肉强直

11. 患儿，女性，9 岁。因癫痫入院治疗好转后出院。患儿家长的陈述中提示对疾病认知不足的是（　　）。

　　A. "我要和学校联系，说明孩子的病情"

　　B. "孩子可以参加集体活动，如春游等"

　　C. "我会监护孩子，不要受外伤"

　　D. "我要孩子适当锻炼，多跑步、游泳"

　　E. "孩子在家休息时我会安排家人时刻照顾"

12. 患者，男性，28 岁。有癫痫大发作史，今晨起有多次抽搐发作，间歇期意识模糊，两便失禁，中午来院急诊，紧急处理措施是（　　）。

　　A. 鼻饲抗癫痫药　　　　　　　B. 静脉推注地西泮

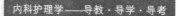
C. 肌注苯巴比妥   D. 0.1%水和氯醛保留灌肠

E. 20%甘露醇静脉滴注

（13~15题共用题干）

患者，男性，20岁。有癫痫史，昨天因睡眠不足，出现疲乏、麻木感，半小时前突然尖叫倒地，全身肌肉强直收缩，牙关紧闭，青紫、瞳孔散大，对光反射消失。

13. 该病人首要的护理措施是（   ）。

A. 防止脑水肿   B. 保持呼吸道通畅

C. 氧气吸入保护脑细胞   D. 防止外伤   E. 防止继发感染

14. 该病人用药护理不妥的是（   ）。

A. 坚持长期、规律用药   B. 有选择、联合用药

C. 饭后服用以减少胃肠道刺激   D. 注意观察副作用

E. 切勿自行停药和减量

15. 该病人健康指导错误的是（   ）。

A. 生活规律劳逸结合   B. 饮食易消化、富营养

C. 勿参加带有危险性的活动如登高、游泳

D. 减少外出，防止意外   E. 随身携带简要病情诊疗卡

16. 患者，女性，25岁。突然意识丧失，两眼上翻，口唇发绀，牙关紧闭，四肢抽搐，大小便失禁。抽搐停止后昏睡2小时，醒后对发作无记忆，此前有数次发作。护士考虑该患者可能是（   ）。

A. 瘫痪发作   B. 脑血管意外

C. 震颤麻痹   D. 癫痫小发作

E. 癫痫大发作

【参考答案】

序号	1	2	3	4	5	6	7	8	9	10
答案	B	D	C	A	B	C	B	B	D	A
序号	11	12	13	14	15	16	17	18	19	20
答案	D	B	B	B	D	E				

参考文献

[1] 尤黎明，吴瑛. 内科护理学[M]. 北京：人民卫生出版社，2017.

[2] 葛均波，徐永键，王晨. 内科学[M]. 北京：人民卫生出版社，2018.

[3] 陆再英，钟南山. 内科学[M]. 北京：人民卫生出版社，2010.

[4] 全国护士执业资格考试用书专家委员会. 全国护士执业资格考试指导 [M]. 北京：人民卫生出版社，2018，2019，2020，2021.

[5] 郭爱敏，周兰姝. 成人护理学[M]. 北京：人民卫生出版社，2016.

[6] 罗先武，王冉. 护士执业资格考试轻松过[M]. 北京：人民卫生出版社，2020，2021.

[7] 程少贵. 护士执业资格考试辅导讲义[M]. 北京：人民卫生出版社，2020，2021.